Guia de Bolso de
NEONATOLOGIA
3ª Edição

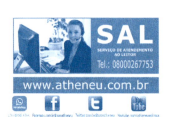

Guia de Bolso de
NEONATOLOGIA
3ª Edição

Editores

Mauricio Magalhães
Francisco Paulo Martins Rodrigues
Clery Bernardi Gallacci
Paulo Roberto Pachi
Maria Renata Tollio Chopard

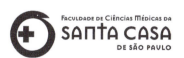

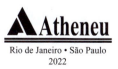

Rio de Janeiro • São Paulo
2022

EDITORA ATHENEU

São Paulo	— Rua Maria Paula, 123 – 18º andar Tel.: (11)2858-8750 E-mail: atheneu@atheneu.com.br
Rio de Janeiro	— Rua Bambina, 74 Tel.: (21)3094-1295 E-mail: atheneu@atheneu.com.br

CAPA: Equipe Atheneu
PRODUÇÃO EDITORIAL: Efe Pe - Editoração

Dados Internacionais de Catalogação na Publicação (CIP)
(Câmara Brasileira do Livro, SP, Brasil)

G971
3. ed.

Guia de bolso de neonatologia / editores Mauricio Magalhães ... [et al.]. - 3. ed. - Rio de Janeiro: Atheneu, 2022.
    il. ; 18 cm.

    Inclui bibliografia e índice
    ISBN 978-65-5586-353-6

    1. Neonatologia. 2. Recém-nascidos - Cuidado e tratamento. I. Magalhães, Mauricio.

21-74209   CDD: 618.9201
               CDU: 616-053.31

Camila Donis Hartmann - Bibliotecária - CRB-7/6472

01/11/2021 03/11/2021

MAGALHÃES, M.; RODRIGUES, F.P.M; GALLACCI, C.B; PACHI, P.R.; CHOPARD, M.R.T.
Guia de Bolso de Neonatologia – 3ª Edição

©Direitos reservados à Editora Atheneu – Rio de Janeiro, São Paulo, 2022.

Sobre os Editores

Mauricio Magalhães

- Mestre em Pediatria pela Faculdade de Ciências Médicas da Santa Casa de São Paulo – FCMSCSP.
- Professor da Faculdade de Ciências Médicas da Santa Casa de São Paulo.
- Chefe do Serviço de Neonatologia da Unidade de Pediatria da Santa Casa de São Paulo.
- Diretor Científico da Protecting Brains & Saving Futures – PBSF.

Francisco Paulo Martins Rodrigues

- Mestre e Doutor em Medicina pela Faculdade de Ciências Médicas da Santa Casa de São Paulo – FCMSCSP.
- Professor da FCMSCSP. Médico Assistente do Serviço de Neonatologia da Santa Casa de São Paulo.
- Médico Neonatologista do Hospital Municipal Dr. Fernando Mauro Pires da Rocha, São Paulo.
- Instrutor em Reanimação pela Sociedade Brasileira de Pediatria – SBP.

Clery Bernardi Gallacci

- Doutora em Medicina pela Faculdade de Medicina da Universidade de São Paulo – FMUSP.
- Professora da Faculdade de Ciências Médicas da Santa Casa de São Paulo – FCMSCSP.
- Médica Assistente do Serviço de Neonatologia da Santa Casa de São Paulo.
- Médica Responsável pelos Berçários Setoriais do Hospital e Maternidade Santa Joana.

Paulo Roberto Pachi

- Mestre e Doutor em Medicina pela Faculdade de Ciências Médicas da Santa Casa de São Paulo – FCMSCSP.
- Professor da FCMSCSP.
- Professor do Departamento de Pediatria da Santa Casa de São Paulo.
- Médico Neonatologista da Maternidade Pro Matre Paulista.
- Chefe de Clínica Adjunto da Irmandade Santa Casa de São Paulo.

Maria Renata Tollio Chopard

- Mestre em Pediatria pela Faculdade de Ciências Médicas da Santa Casa de São Paulo – FCMSCSP.
- Médica Assistente do Serviço de Neonatologia da Santa Casa de São Paulo.
- Médica Neonatologista do Hospital Municipal Vila Santa Catarina – Sociedade Beneficente Israelita Brasileira Albert Einstein – SBIBAE.

Irmandade da Santa Casa de Misericórdia de São Paulo

Vicente Renato Paolillo
- Provedor da Santa Casa de São Paulo

Maria Dulce G. L. Cardenuto
- Superintendente da Santa Casa de São Paulo

Rogério Pecchini
- Diretor de Operações em Saúde da Santa Casa de São Paulo

Ronaldo Fernandes Rosa
- Diretor Técnico do Hospital Central da Santa Casa de São Paulo

José Eduardo Lutaif Dolci
- Diretor da Faculdade de Ciências Médicas da Santa Casa de São Paulo

Adriano Namo Cury
- Diretor do Curso de Medicina da Faculdade de Ciências Médicas da Santa Casa de São Paulo

Cid Fernando Gonçalves Pinheiro
- Coordenador Médico da Unidade de Pediatria e Puericultura da Santa Casa de São Paulo

Mauricio Magalhães

- Chefe do Serviço de Neonatologia da Unidade de Pediatria da Santa Casa de São Paulo.

Maria Augusta Junqueira Alves

- Gestora Médica UTIs/BLH da Santa Casa de São Paulo

Sobre os Colaboradores

Adriana Nishimoto Kinoshita

- Médica Assistente do Serviço de Neonatologia da Santa Casa de São Paulo.

Alexandre Netto

- Médico Especialista em Pediatria e Neonatologia pela Sociedade Brasileira de Pediatria (SBP).
- Pós-Graduado em Administração pela Fundação Getulio Vargas – FGV.
- Pós-Graduação em Nutrição do Recém-Nascido na The University of Western Australia.
- Cofundador da Protecting Brains & Saving Futures – PBSF.

Ana Luiza Fogo Pereira

- Médica Assistente do Serviço de Neonatologia da Santa Casa de São Paulo.

Ana Maria Vilarinho Ofranti

- Médica com Especialização em Neonatologia pela Santa Casa de São Paulo.

Angela M. Ikeda

- Responsável pelo Serviço de Cuidados Paliativos do Departamento de Pediatria da Santa Casa de São Paulo.
- Coordenadora da Liga de Cuidados Paliativos da Faculdade de Ciências Médicas da Santa Casa de São Paulo – FCMSCSP.
- Especialização em UTI Pediátrica na Universidade Federal de São Paulo – UNIFESP.
- Especialização em Cuidados Paliativos na Casa do Cuidar.

Anna Carolina Annes Cardoso

- Médica com Especialização em Neonatologia pela Santa Casa de São Paulo.

Bianca Geddo Figueiredo

- Médica Assistente do Serviço de Neonatologia da Santa Casa de São Paulo.
- Médica da Equipe da Protecting Brains & Saving Futures – PBSF.

Fernando Perroud da Silveira Foresti

- Médico Assistente do Serviço de Neonatologia da Santa Casa de São Paulo.

Flávia Jacqueline Almeida

- Mestre e Doutora em Ciências da Saúde pela Faculdade de Ciências Médicas da Santa Casa de São Paulo – FCMSCSP.
- Títulos de Especialista em Pediatria e Infectologia Pediátrica pela Sociedade Brasileira de Pediatria – SBP.
- Professora-Assistente de Pediatria da FCMSCSP.
- Coordenadora da Disciplina de Propedêutica Pediátrica.
- Médica Assistente do Serviço de Infectologia Pediátrica da Santa Casa de São Paulo.
- Membro do Departamento de Infectologia da Sociedade de Pediatria de São Paulo – SPSP.
- Tem experiência na área de Medicina, com ênfase em Pediatria e Infectologia Pediátrica, atuando principalmente nos seguintes temas: infecções comunitárias em pediatria, infecções congênitas e crianças e adolescentes vivendo com HIV.

Gabriel F. T. Variane

- Médico Neonatologista Coordenador da UTI Neonatal Neurológica da Santa Casa de São Paulo. Fundador do Instituto Protegendo Cérebros Salvando Futuros. Co-Chair, Communication and Networking Committee, Newborn Brain Society.

Giovanna Lomonaco Evangelista Pinto

- Médica com Especialização em Neonatologia pela Santa Casa de São Paulo. Médica da Equipe da Protecting Brains & Saving Futures – PBSF.

Izabel Lima Bahia

- Enfermeira com Graduação pela Universidade Nove de Julho – UNINOVE. Pós-Graduada em UTI Pediátrica e UTI Neonatal pela UNINOVE.
- Docente no Curso de Pós-Graduação de Urgência e Emergências da Faculdade de Ciências Médicas da Santa Casa de São Paulo – FCMSCSP.

Jéssica Almeida Rangel Regino de Castro

- Médica Residente de Neonatologia da Unidade de Pediatria da Santa Casa de São Paulo.

Joana Rizzo de Medeiros Ferreira

- Médica Assistente do Serviço de Neonatologia da Santa Casa de São Paulo.
- Médica Responsável pelo Ambulatório de Seguimento de Prematuros da Santa Casa de São Paulo.
- Médica da Equipe da Protecting Brains & Saving Futures – PBSF.
- Atua em Pediatria Geral na Clínica Vialiv.

Juliana Garcia Letra

- Médica Assistente do Serviço de Neonatologia da Santa Casa de São Paulo.
- Médica Assistente do Serviço de Neonatologia do Hospital Vila Santa Catarina – Sociedade Beneficente Israelita Brasileira Albert Einstein –SBIBAE.
- Médica da Equipe da Protecting Brains & Saving Futures – PBSF.

Karina Fontes Csibak

- Fisioterapeuta com Pós-Graduação em Fisioterapia Neurofuncional.

Leandro Laureano de Souza

- Fisioterapeuta com Pós-Graduação em Fisioterapia Neurofuncional.

Luciana Oliveira Martins Pereira de Almeida

- Médica Assistente do Serviço de Neonatologia da Santa Casa de São Paulo.
- Médica da Equipe da Protecting Brains & Saving Futures – PBSF.

Mara Silvia Battaglini Sanchez

- Médica Assistente do Serviço de Neonatologia da Santa Casa de São Paulo.
- Médica da UTI Pediátrica do Hospital Infantil Cândido Fontoura, São Paulo.
- Médica da UTI Pediátrica do Hospital São Luiz, Unidade Morumbi, São Paulo.

Marcela C. M. P. Bosco

- Médica Assistente e Preceptora do Serviço de Neonatologia da Santa Casa de São Paulo.
- Médica Pediatra e Neonatologista da Clínica Vialiv.

Marcelo Massanori Okuma

- Médico Assistente do Serviço de Neonatologia da Santa Casa de São Paulo.
- Médico Neonatologista do Hospital e Maternidade Santa Joana.

Marco Aurélio P. Sáfadi

- Mestre em Pediatria pela Universidade Federal de São Paulo – UNIFESP.
- Doutorado em Ciências da Saúde pela Faculdade de Ciências Médicas da Santa Casa de São Paulo – FCMSCSP.
- Professor Adjunto da FCMSCSP.

Maria Eduarda da Rocha Santos Santana Neiva

- Médica com Especialização em Neonatologia pela Santa Casa de São Paulo.

Mariana Aparecida Brunossi Moura Proença

- Médica com Especialização em Neonatologia pela Santa Casa de São Paulo.

Mariana Menezes Azevedo

- Médica com Especialização em Neonatologia pela Santa Casa de São Paulo.
- Médica com Especialização em Cardiologia Pediátrica pela Faculdade de Medicina da Universidade de São Paulo – FMUSP.
- Médica da Equipe da Protecting Brains & Saving Futures – PBSF.

Mariana Volpe Arnoni

- Doutora em Medicina pela Faculdade de Ciências Médicas da Santa Casa de São Paulo – FCMSCSP.
- Especialista em Pediatria e Infectologia Pediátrica pela Sociedade Brasileira de Infectologia – SBI.
- Coordenadora Médica do Serviço de Controle de Infecção Hospitalar da Santa Casa de São Paulo.

Mariana Werneck Costa

- Fisioterapeuta Supervisora da Unidade de Terapia Intensiva Neonatal da Santa Casa de São Paulo
- Especialista em UTI Neonatal e Pediátrica pelo Conselho Federal Fisioterapia – COFFITO.
- Especialização em Fisioterapia Hospitalar.
- Especialização em Transplante de Captação e Doação de Órgãos Sólidos.

Marta Lucas Teixeira Caldeirão

- Enfermeira Assistencial do Serviço de Neonatologia da Santa Casa de São Paulo.
- Especialista em Neonatologia pelo Hospital das Clínicas da Faculdade de Medicina da Universidade de São Paulo – FMUSP.
- Docente da Universidade Nove de Julho – UNINOVE – e da Escola de Enfermagem da Santa Casa de São Paulo.

Paulo Woon Ki Hong

- Médico Assistente do Serviço de Neonatologia da Santa Casa de São Paulo.
- Coordenador Médico do Hospital Regional da OGS Saúde.

Pôla Francine Cassiano Morais Silva

- Médica Assistente do Serviço de Neonatologia da Santa Casa de São Paulo.
- Médica da Equipe da Protecting Brains & Saving Futures – PBSF.

Rafaela Fabri Rodrigues Pietrobom

- Médica Assistente do Serviço de Neonatologia da Santa Casa de São Paulo.
- Coordenadora Médica da Protecting Brains & Saving Futures – PBSF.

Renata Pereira Condes

- Mestre em Psicologia Clínica pela Pontifícia Universidade Católica de São Paulo – PUC-SP.
- Especialista em Teoria, Pesquisa e Intervenção em Luto pelo 4 Estações Instituto de Psicologia.
- Membro do Departamento de Saúde Mental da Sociedade de Pediatria de São Paulo – SPSP.

Renato Gasperini

- Médico Assistente do Serviço de Neonatologia da Santa Casa de São Paulo.
- Médico Neonatologista da Unidade Materno-Infantil do Hospital Israelita Albert Einstein – HIAE.
- Médico da Equipe da Protecting Brains & Saving Futures – PBSF.

Rodrigo de Jesus Gonçalves Figueredo

- Médico Assistente do Serviço de Neonatologia da Unidade de Pediatria da Santa Casa de São Paulo.
- Médico Neonatologista do Hospital São Luiz Gonzaga.
- Médico Neonatologista do Hospital Municipal Vila Santa Catarina – Sociedade Beneficente Israelita Brasileira Albert Einstein – SBIBAE.
- Medico da Equipe da Protecting Brains & Saving Futures – PBSF.

Sabrina Carreira Godoy

- Fisioterapeuta do Serviço de Neonatologia da Santa Casa de São Paulo.
- Especialização em Fisioterapia Respiratória.

Sandra Yuriko Kanashiro

- Médica Assistente do Serviço de Neonatologia da Santa Casa de São Paulo.
- Médica Neonatologista do Hospital e Maternidade Santa Joana.

Simone Dutra Rodrigues Santos

- Médica Assistente do Serviço de Neonatologia da Santa Casa de São Paulo.

Susana Cendón Porto
- Médica Assistente do Serviço de Neonatologia da Santa Casa de São Paulo.
- Médica Neonatologista do Hospital e Maternidade Santa Joana.

Tamara Stahl Cardoso Todero
- Fisioterapeuta com Especialização em Fisioterapia Respiratória.

Tatiana Paula de Souza Pereira
- Fonoaudióloga da Irmandade da Santa Casa de São Paulo.
- Especialista em Psicopedagogia e Neuropsicopedagogia.

Tiago Luna Lacerda
- Médico Assistente do Serviço de Neonatologia da Santa Casa de São Paulo.
- Médico da Equipe da Protecting Brains & Saving Futures – PBSF.

Prefácio

Novamente, o Departamento de Pediatria e Puericultura da Irmandade da Santa Casa de Misericórdia de São Paulo vem apresentar um magnífico trabalho, realizado pelos médicos e professores do Serviço de Neonatologia, que com muita competência e dedicação visitaram todas as etapas necessárias à prática do conhecimento e cuidados a serem oferecidos ao recém-nascido.

Este é um momento de orgulho, pois esta obra trata dos mais importantes temas da área de Neonatologia, unindo, além das práticas aprendidas em pesquisa e a melhor técnica descrita, a experiência pessoal e conjunta, incluindo a multidisciplinaridade e os mais recentes avanços tecnológicos, o que faz com que o seu resultado seja ímpar no acompanhamento desses pequenos pacientes.

Este compêndio científico traz o há de mais atual do ponto de vista científico aos pediatras e neonatologistas, oferecendo uma medicina segura e de alta qualidade, de forma didática e objetiva, com foco extremamente prático.

O objetivo foi oferecer a você, leitor, tudo aquilo que fosse necessário para a sua melhor prática médica, e às crianças, o que mais elas necessitam, a melhor medicina.

Boa leitura e ótima aplicação desses conhecimentos!

Cid Fernando Gonçalves Pinheiro
Coordenador da Unidade de Pediatria
Irmandade da Santa Casa de Misericórdia de São Paulo

Apresentação

A Neonatologia é uma das especialidades médicas que mais evoluiu nas últimas décadas, passando pela utilização de incubadoras no início do século XX, com diminuição expressiva da mortalidade neonatal, sobretudo dos prematuros, juntamente com os cuidados respiratórios e a evolução da ventilação pulmonar mecânica e o seu desenvolvimento tecnológico, e o estímulo ao uso do CPAP nasal, com repercussão na diminuição da incidência e da gravidade da displasia broncopulmonar. Um salto histórico foi o uso do surfactante exógeno, iniciado por Fugiwara em 1980, diminuindo a mortalidade neonatal por problemas respiratórios e hoje melhorando ainda mais a qualidade com técnicas minimamente invasivas de reposição, em que fomos pioneiros no país.

E, mais recentemente, o uso de hipotermia neuroprotetora, impactando na redução da mortalidade e nas sequelas neurológicas nos asfixiados, associado à monitorização cerebral com o eletroencefalograma de amplitude integrada e o NIRS (*Near Infrared Spectroscopy*), cujas monitorizações e a telemedicina conseguem integrar a equipe que está à beira leito, com equipe altamente treinada para diagnóstico e melhor conduta, evitando, assim, as sequelas neurológicas a longo prazo.

Com toda a evolução dos conhecimentos fisiológico, fisiopatológico e da terapêutica, notamos que cada vez mais o médico pediatra e o neonatologista necessitam de ferramentas que os auxiliem no dia a dia, estando ao lado e cuidando do recém-nascido, seja na UTI, na sala de parto, nos cuidados intermediários ou no alojamento conjunto. A partir daí, surgiu a necessidade de escrevermos um livro com essas características específicas, para que o aluno de medicina, o residente ou o pediatra tenha em sua mão ou no bolso do jaleco um manual para consulta sobre os problemas que acontecem no neonato e a sua melhor conduta. Esgotadas a primeira e a segunda edição, surgiu a necessidade de atualização e, ainda, a inclusão de capítulos inéditos, o que tornará esta obra uma ferramenta mais valorizada.

Nós, do Serviço de Neonatologia da Unidade de Pediatria da Santa Casa de São Paulo e da Faculdade de Ciências Médicas, pela experiência, conhecimento e análise da literatura, nos sentimos à vontade para elaborar, cuidadosamente, o presente livro, que auxiliará a todos que querem e se preocupam em oferecer o melhor cuidado médico-humanizado ao pequeno paciente e à sua família, que depende disso para se tornar um adulto melhor.

Mauricio Magalhães

Sumário

Seção 1 – O feto e o parto

1. Nomenclaturas, avaliação de idade gestacional e curvas de crescimento neonatal 3
Mariana Menezes Azevedo
Tiago Luna Lacerda

2. Repercussões fetais e neonatais de doenças maternas 11
Mariana Menezes Azevedo
Tiago Luna Lacerda

3. Reanimação neonatal 15
Francisco Paulo Martins Rodrigues
Adriana Nishimoto Kinoshita

4. Tocotraumatismo 21
Francisco Paulo Martins Rodrigues

5. Humanização – na sala de parto 25
Pôla Francine Cassiano Morais Silva

Seção 2 – O recém-nascido e condições especiais

Parte 1 – Balanço Hídrico e Distúrbios Hidroeletrolíticos e Metabólicos

6. Balanço hídrico e distúrbios hidroeletrolíticos e metabólicos 29
Clery Bernardi Gallacci
Mara Silvia Battaglini Sanchez
Luciana Oliveira Martins Pereira de Almeida
Ana Luiza Fogo Pereira

7. Nutrição parenteral prolongada 43
Francisco Paulo Martins Rodrigues
Luciana Oliveira Martins Pereira de Almeida

8. Alimentação enteral no recém-nascido 47
Francisco Paulo Martins Rodrigues

9. Níveis de recomendação de fármacos para tratamento de condições comuns e uso de outras substâncias durante a amamentação 51
Mariana Menezes Azevedo
Francisco Paulo Martins Rodrigues

10. Protocolo de umidificação em incubadora 57
Ana Luiza Fogo Pereira
Mauricio Magalhães

Parte 2 – Neurologia e Seus Distúrbios

11. Asfixia perinatal 61
Francisco Paulo Martins Rodrigues
Mauricio Magalhães

12. Hipotermia neuroprotetora para recém-nascidos com encefalopatia hipóxico-isquêmica 65
Mauricio Magalhães
Rafaela Fabri Rodrigues Pietrobom
Gabriel F. T. Variane
Alexandre Netto

13. Eletroencefalograma de amplitude integrada – Indicações e interpretação 73
Gabriel F. T. Variane
Mauricio Magalhães
Renato Gasperini
Rafaela Fabri Rodrigues Pietrobom

14. Convulsão neonatal 79
Gabriel F. T. Variane
Mauricio Magalhães
Renato Gasperini

15. Hemorragia intra e periventricular 85
Joana Rizzo de Medeiros Ferreira
Mauricio Magalhães

16. Protocolo de manipulação mínima na UTI neonatal........................ 87
Giovanna Lomonaco Evangelista Pinto
Renato Gasperini

17. Uso do NIRS (*Near Infrared Spectroscopy*) em neonatologia 89
Alexandre Netto
Rafaela Fabri Rodrigues Pietrobom

Parte 3 – Distúrbios Respiratórios

18. Distúrbios respiratórios no período neonatal 95
Mauricio Magalhães
Paulo Roberto Pachi
Rodrigo de Jesus Gonçalves Figueredo

19. Uso de surfactante e protocolo do uso minimamente invasivo 103
Ana Luiza Fogo Pereira
Mauricio Magalhães

20. Apneia da prematuridade 107
Mauricio Magalhães
Giovanna Lomonaco Evangelista Pinto

21. Ventilação mecânica em neonatologia... 109
Maria Renata Tollio Chopard
Paulo Roberto Pachi
Rodrigo de Jesus Gonçalves Figueredo

22. Broncodisplasia pulmonar 117
Francisco Paulo Martins Rodrigues
Susana Cendón Porto

Parte 4 – Infecção

23. Prevenção e tratamento da doença perinatal causada pelo estreptococo do grupo B 121
Clery Bernardi Gallacci
Maria Eduarda da Rocha Santos Santana Neiva

24. Sepse neonatal 129
Fernando Perroud da Silveira Foresti
Anna Carolina Annes Cardoso

25. Protocolo de uso do antifúngico profilático 135
Joana Rizzo de Medeiros Ferreira
Mauricio Magalhães
Mariana Volpe Arnoni

26. Enterocolite necrosante 137
Francisco Paulo Martins Rodrigues
Fernando Perroud da Silveira Foresti

27. Infecções congênitas 139
Ana Maria Vilarinho Ofranti
Francisco Paulo Martins Rodrigues
Flávia Jacqueline Almeida
Simone Dutra Rodrigues dos Santos

28. HIV 147
Fernando Perroud da Silveira Foresti
Francisco Paulo Martins Rodrigues
Simone Dutra Rodrigues Santos
Mariana Aparecida Brunossi Moura Proença
Jéssica Almeida Rangel Regino de Castro

29. Hepatites B e C...151
Rafaela Fabri Rodrigues Pietrobom
Simone Dutra Rodrigues Santos
Luciana Oliveira Martins Pereira de Almeida

30. Tuberculose 155
Simone Dutra Rodrigues dos Santos

31. Prevenção da infecção pelo vírus sincicial respiratório –
Palivizumabe 157
Paulo Roberto Pachi
Marcelo Massanori Okuma
Paulo Woon Ki Hong

32. Microcefalia: conduta nos casos suspeitos de
infecção pelo Zika Vírus 159
Susana Cendón Porto
Francisco Paulo Martins Rodrigues
Marco Aurélio P. Sáfadi

33. COVID-19 – recomendações assistenciais ao RN 163
Susana Cendón Porto
Mariana Volpe Arnonl

Parte 5 – Cardiologia e Distúrbios Hemodinâmicos

34. Hipertensão pulmonar persistente neonatal e uso do óxido
nítrico inalatório..169
Joana Rizzo de Medeiros Ferreira
Marcela C. M. P. Bosco
Mauricio Magalhães

35. Cardiopatias congênitas..173
Juliana Garcia Letra
Marcela C. M. P. Bosco

36. Choque neonatal...177
Mauricio Magalhães
Juliana Garcia Letra
Marcela C. M. P. Bosco

37. Ecocardiografia funcional..181
Rodrigo de Jesus Gonçalves Figueredo
Marcela C. M. P. Bosco
Mariana Menezes Azevedo

38. Persistência do canal arterial..187
Fernando Perroud da Silveira Foresti
Rodrigo de Jesus Gonçalves Figueredo

Parte 6 – Doenças Hematológicas no Neonato

39. Anemias no período neonatal 193
Maria Renata Tollio Chopard
Juliana Garcia Letra

40. Anemia da prematuridade 199
Juliana Garcia Letra
Maria Renata Tollio Chopard

41. Policitemia neonatal...201
Juliana Garcia Letra
Maria Renata Tollio Chopard

42. Síndromes hemorrágicas do recém-nascido 205
Juliana Garcia Letra
Maria Renata Tollio Chopard

43. Trombose..211
Juliana Garcia Letra
Maria Renata Tollio Chopard

Parte 7 – Miscelânea

44. Icterícia neonatal 219
Clery Bernardi Gallacci
Francisco Paulo Martins Rodrigues
Maria Eduarda da Rocha Santos Santana Neiva

45. Doença metabólica óssea 227
Alexandre Netto
Sandra Yuriko Kanashiro
Tiago Luna Lacerda

46. Patologias cirúrgicas no período neonatal 231
Mauricio Magalhães
Marcela C. M. P. Bosco
Juliana Garcia Letra

47. Doença do refluxo gastroesofágico no período neonatal 237
Mauricio Magalhães
Rafaela Fabri Rodrigues Pietrobom

48. Insuficiência renal aguda 241
Joana Rizzo de Medeiros Ferreira
Marcela C. M. P. Bosco

49. Retinopatia da prematuridade 245
Paulo Roberto Pachi

50. Procedimentos em neonatologia 249
Mariana Aparecida Brunossi Moura Proença
Sandra Yuriko Kanashiro
Simone Dutra Rodrigues dos Santos

51. Principais drogas utilizadas em neonatologia 255
Alexandre Netto
Joana Rizzo de Medeiros Ferreira

52. Analgesia e sedação no recém-nascido, e manejo da síndrome de abstinência 261
Marcelo Massanori Okuma
Maria Eduarda da Rocha Santos Santana Neiva

53. Valores laboratoriais 273
Alexandre Netto
Maria Eduarda da Rocha Santos Santana Neiva

54. Triagem auditiva neonatal...279
Ana Maria Vilarinho Ofranti
Clery Bernardi Gallacci

55. Índice prognóstico em UTI Neonatal 283
Bianca Geddo Figueiredo
Mariana Aparecida Brunossi Moura Proença

56. Vacinação do prematuro 287
Anna Carolina Annes Cardoso
Mauricio Magalhães

Parte 8 – Equipe Multiprofissional

57. Cateter central de inserção periférica..293
Marta Lucas Teixeira Caldeirão
Izabel Lima Bahia

58. Humanização na unidade neonatal..297
Renata Pereira Condes

59. A Psicologia na UTI Neonatal..301
Renata Pereira Condes

60. Fisioterapia respiratória na UTI Neonatal...305
Mariana Werneck Costa
Tamara Stahl Cardoso Todero
Sabrina Carreira Godoy

61. Fisioterapia motora em Neonatologia...311
Karina Fontes Csibak
Leandro Laureano de Souza

62. O fonoaudiólogo na unidade neonatal...317
Tatiana Paula de Souza Pereira

63. Cuidados paliativos e de fim de vida em Unidade de Terapia
Intensiva Neonatal..321
Angela M. Ikeda
Pôla Francine Cassiano Morais Silva

Parte 9 – Alta e Seguimento

64. Critérios e preparo de alta do prematuro.......................................331
Adriana Nishimoto Kinoshita
Paulo Roberto Pachi

65. Protocolo de seguimento ambulatorial do prematuro....................333
Paulo Roberto Pachi
Ana Luiza Fogo Pereira

66. Rotinas do alojamento conjunto..339
Mauricio Magalhães
Francisco Paulo Martins Rodrigues

Índice Remissivo...349

Seção 1

O FETO E O PARTO

1

Nomenclaturas, Avaliação de Idade Gestacional e Curvas de Crescimento Neonatal

- Mariana Menezes Azevedo
- Tiago Luna Lacerda

MORTALIDADE INFANTIL

- Coeficiente de Mortalidade Infantil (CMI):

$$\frac{\text{Número de mortes de menores de um ano de vida}}{\text{Número de nascidos vivos}} \times 1.000$$

- Mortalidade neonatal precoce: 0 a 6 dias de vida.
- Mortalidade neonatal tardia: 7 a 27 dias de vida.
- Mortalidade pós-neonatal: 28 a 364 dias de vida.

NOMENCLATURA TÉCNICA

- *Nascido vivo:* produto de concepção que, após expulsão ou extração completa do corpo materno, apresente qualquer sinal de vitalidade (respiração, batimento cardíaco, pulsação de cordão umbilical ou contração muscular voluntária), estando ou não desprendida a placenta. Para indicar procedimentos de reanimação neonatal, vale este conceito, independentemente da idade gestacional ou do peso.
- *Óbito fetal ou natimorto:* produto de concepção com idade gestacional de 22 semanas ou mais, ou peso de 500 g ou mais,

que, após expulsão ou extração completa do corpo materno, não apresente nenhum sinal de vitalidade.
- *Aborto:* produto de concepção com menos de 22 semanas completas de idade gestacional ou peso menor que 500 g.

CLASSIFICAÇÃO DO RECÉM-NASCIDO

A classificação da idade gestacional e do peso do nascimento fornecem importantes dados ao neonatologista no sentido de orientação do tratamento e na avaliação dos riscos de morbidade e mortalidade do recém-nascido (RN).

PESO DE NASCIMENTO

- Extremo baixo peso: < 1.000 g.
- Muito baixo peso: < 1.500 g.
- Baixo peso: < 2.500 g.

IDADE GESTACIONAL

- Prazo: ≥ 37 semanas.
- Prematuridade tardia: 34 a < 37 semanas.
- Prematuro moderado: 32 a < 34 semanas.
- Muito prematuro: < 32 semanas.
- Extremamente prematuro: < 28 semanas.
- Termo: 37 a 41 semanas e 6 dias.
- Pós-termo: a partir de 42 semanas.

CORRESPONDÊNCIA ENTRE O PESO AO NASCIMENTO E A IDADE GESTACIONAL

- Adequado para a Idade Gestacional (AIG): p10 < peso < p90.
- Grande para a Idade Gestacional (GIG): peso > p90.
- Pequeno para a Idade Gestacional (PIG): peso < p10.

PIG SIMÉTRICO: PC < P10

Nesse contexto, é valido considerar que a inibição do crescimento na primeira fase da gestação, de hiperplasia celular, resultará em fetos menores, com menor número de células. O peso e a circunferência craniana são proporcionalmente prejudicados.

PIG ASSIMÉTRICO: PC > P10

Decorrente de fatores que prejudicam o crescimento fetal em fase tardia. Resultam em menores efeitos na quantidade de células, mas, podem reduzir o tamanho celular, e consequentemente, o peso fetal.

No Serviço de Neonatologia da Santa Casa, utilizamos as seguintes curvas de crescimento em recém-nascidos termo e pré-termo, respectivamente (Figuras 1.1 a 1.4).

AVALIAÇÃO DA IDADE GESTACIONAL

NOVO ESCORE DE BALLARD

É um método validado e preciso para avaliação da idade gestacional pós-conceitual em recém-nascidos a partir de 20 semanas. Dessa forma, consiste em um método que além da avaliação física leva em consideração o desenvolvimento neurológico.

Deve ser realizado dentro das primeiras 12 horas de vida, na avaliação de RN menores que 26 semanas. Em casos de RN com IG maior que 26 semanas, pode ser realizado até 96 horas de vida.

Procedimento para realização

O exame é dividido em 6 critérios neuromusculares e 6 critérios físicos. Lembrar que a maturidade neurológica ocorre pela substituição do tônus extensor pelo flexor em direção caudocefálica. O exame deve ser realizado por dois examinadores diferentes.

- Maturação neuromuscular:
  - *Postura:* atribuir 0 se os membros estiverem completamente estendidos, +1 se o RN estiver com flexão inicial dos membros, e assim por diante conforme a Tabela 1.1.
  - *Angulação do punho:* realizar flexão do punho sobre o antebraço, até o momento de máxima flexão. A pontuação será baseada no ângulo formado entre a eminência hipotenar e a porção ventral do antebraço.
  - *Recuo do braço:* realizar flexão dos braços por cerca de 5 segundos e, em seguida, estendê-lo e soltar. Avaliar a posição final de retorno do braço.
  - *Ângulo poplíteo:* manter a coxa em posição genupeitoral e, em seguida, realizar extensão da perna, mantendo o dedo indicador atrás do tornozelo. A pontuação será a angulação do espaço poplíteo.
  - *Sinal do cachecol:* levar a mão do RN até o ombro oposto, a máxima distância possível será a posição final.
  - *Calcanhar a orelha:* levar o pé do RN até a posição mais próxima à cabeça quanto possível, manter a pelve horizontalizada.

CAPURRO SOMÁTICO

Método clássico para avaliação da idade gestacional baseado nas características físicas do concepto. Melhores resultados com recém-nascidos a termo ou próximos do termo.

Em nosso serviço, utilizamos este método quando não dispomos de informações fidedignas sobre a idade gestacional, ou quando há incongruência das informações com as características do recém-nascido (Tabela 1.2).

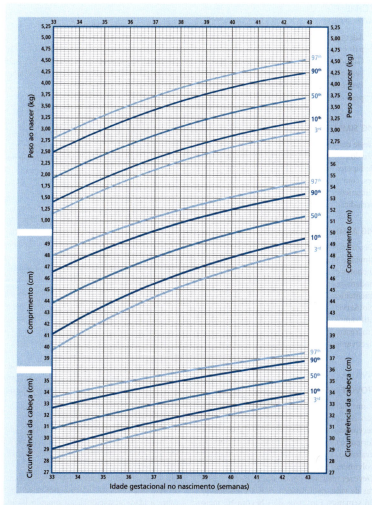

FIGURA 1.1 – PADRÃO INTERNACIONAL DE MEDIDAS AO NASCIMENTO – MENINOS. FONTE: © UNIVERSITY OF OXFORD REF: VILLAR J ET AL. LANCET. 2014; 384:857-68.

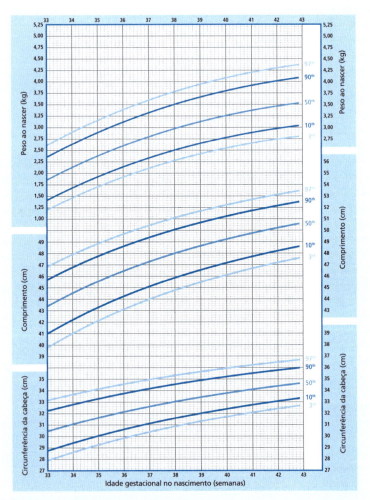

FIGURA 1.2 – PADRÃO INTERNACIONAL DE MEDIDAS AO NASCIMENTO – MENINAS. *FONTE:* © UNIVERSITY OF OXFORD REF: VILLAR J *ET AL.* LANCET. 2014; 384:857-68.

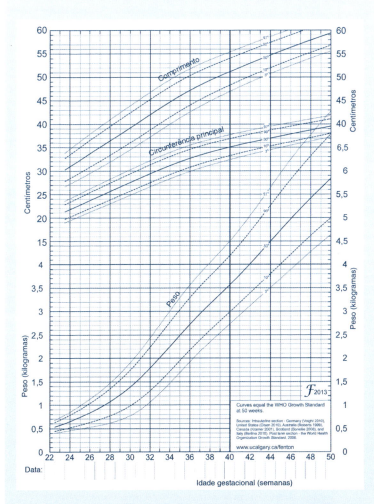

FIGURA 1.3 – GRÁFICOS DE FENTON PARA O SEGUIMENTO DO CRESCIMENTO DO PREMATURO – MENINOS.

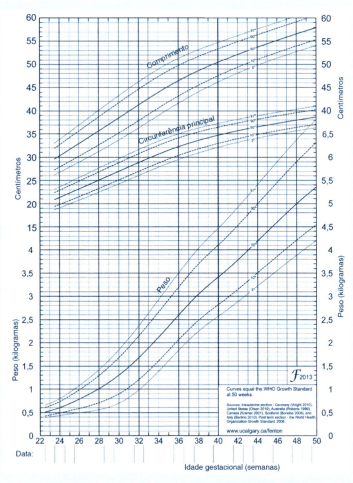

FIGURA 1.4 – GRÁFICOS DE FENTON PARA O SEGUIMENTO DO CRESCIMENTO DO PREMATURO – MENINAS.

GUIA DE BOLSO DE NEONATOLOGIA | CAPÍTULO 1

TABELA 1.1 – ESCORE DE MATURIDADE – NOVO MÉTODO DE BALLARD

Sinais	Pontos							Pontos
	-1	0	1	2	3	4	5	
Postura								
Angulação do punho	>90°	90°	60°	45°	30°	0°		
Recuo do braço		180°	140–180°	110–140°	90–110°	<90°		
Ângulo poplíteo	180°	160°	140°	120°	100°	90°	<90°	
Sinal do cachecol								
Calcanhar à orelha								

Total neuromuscular escore

MATURIDADE FÍSICA

Sinais	Pontos							Pontos
	−1	0	1	2	3	4	5	
Pele	Úmida, friável, transparente	Gelatinosa, vermelha, translúcida	Homogêneo róseo, veias visíveis	Descamação superficial e/ou erupções, poucas veias	Áreas pálidas, rachaduras, raras veias	Apergaminhada com sulcos	Tipo "couro" enrugada	
Lanugem	Nenhuma	Esparsa	Abundante	Diminuída	Áreas desprovidas de pelos	Quase totalmente sem pelos		
Superfície plantar	Calcanhar hálux 40 a 50 mm: 1 < 40 mm: 2	> 50 mm sem sulcos	Discretas marcas vermelhas	Somente sulcos transversais anteriores	Sulcos nos 2/3 anteriores	Sulcos toda a planta do pé		
Nódulo mamário, aréola	Imperceptível	Pouco perceptível	Aréola achatada, sem nódulo	Aréola pontilhada, nódulo 1 a 2 mm	Aréola saliente, nódulo 3 a 4 mm	Aréola completa, nódulo 5 a 10 mm		
Olho e orelha	Fenda palpebral fechada frouxamente −1 firmemente −2	Pálpebras abertas, borda achatada, permanece dobrada	Borda levemente curta, macia, com recuo lento	Borda bem recurvada, macia, com recuo rápido	Formada e firme, com recuo instantâneo	Cartilagem espessa, orelha rígida		
Genitália masculino	Escroto plano e liso	Escroto vazio sem rugas	Testículos no canal alto, raras rugas	Testículos descendo, poucas rugas	Testículos na bolsa, mais rugas	Testículos pendentes, rugas completas		
Genitália feminina	Clitóris proeminente e lábios planos	Clitóris proeminente pequenos lábios reduzidos	Clitóris proeminente pequenos lábios aumentados	Grandes e pequenos lábios igualmente proeminentes	Grandes lábios proeminentes, pequenos lábios mais reduzidos	Grandes lábios recobrem clitóris e lábios menores		

Escore de maturidade física total

Fonte: Ballard JL, Khoury JC, Wedig K et al. New Ballard score, expanded to include extremely premature infants. J Pediatrics. 1991; 119:417-23.

O FETO E O PARTO | SEÇÃO 1

TABELA 1.2 – ESCORE DE MATURIDADE – MÉTODO CAPURRO SOMÁTICO

Formação do mamilo	0 ponto	5 pontos	10 pontos	15 pontos	20 pontos
	Mamilo pouco visível, sem aréola	Mamilo nítido, aréola lisa diâmetro menor 0,75 cm	Mamilo puntiforme, aréola de bordo não elevado > 0,75 cm	Mamilo puntiforme, aréola de bordo elevado > 0,75 cm	Grossa apergaminhada com sulcos profundos
Textura da pele	0 ponto	5 pontos	10 pontos	15 pontos	20 pontos
	Fina, gelatinosa	Fina e lisa	Lisa, com discreta descamação superficial	Grossa, com sulcos superficiais, descarnação de mãos e pés	Sulcos em mais da metade anterior da planta
Forma da orelha	0 ponto	8 pontos	16 pontos	24 pontos	
	Chata, disforme, pavilhão não encurvado	Pavilhão parcialmente encurvado no bordo	Pavilhão parcialmente encurvado em todo bordo superior	Pavilhão totalmente encurvado	
Tamanho da glândula mamária	0 ponto	5 pontos	10 pontos	15 pontos	
	Ausência de tecido mamário	Diâmetro < 0,5 cm	Diâmetro 0,5 a 1 cm	Diâmetro > 1,0 cm	
Sulcos plantares	0 ponto	5 pontos	10 pontos	15 pontos	
	Ausentes	Marcas mal definidas Na metade anterior da planta	Marcas bem definidas na metade anterior e sulcos no 1/3 anterior	Sulcos na metade anterior da planta	

IDADE GESTACIONAL = (Somatório dos pontos + 204)/7

Fonte: Capurro H, Korichzky S, Fonseca O, Caldeiro-Barcia R. A simplified method for diagnosis of gestational age in the newborn infant. J Pediatr. 1978; 93:120-2.

REFERÊNCIAS BIBLIOGRÁFICAS

1. Stokowski LA. Age terminology during the perinatal period. Advances in Neonatal Care. 2005; 5(2):62.
2. Alexander GR, Tompkins ME, Cornely DA. Gestational age reporting and preterm delivery. Public Health Reports. 1990; 105(3):267.
3. Fenton TR et al. An attempt to standardize the calculation of growth velocity of preterm infants – evaluation of practical bedside methods. The Journal of Pediatrics. 2018; 196:77-83.

4. Villar J, Ismail LC, Victora CG et al. International standards for newborn weight, length, and head circumference by gestational age and sex: The Newborn Cross-Sectional Study of the INTERGROWTH-21st Project. The Lancet. 2014; 384:857-68.
5. Ballard JL, Khoury JC, Wang L et al. New Ballard Score, expanded to include extremely premature infants. The Journal of Pediatrics. 1991; 119(3): 417-23.
6. Capurro H, Korichzky S, Fonseca O, Caldeiro-Barcia R. A simplified method for diagnosis of gestational age in the newborn infant. J Pediatr. 1978; 93:120-2.

2

Repercussões Fetais e Neonatais de Doenças Maternas

■ Mariana Menezes Azevedo
■ Tiago Luna Lacerda

INTRODUÇÃO

É de extrema relevância que o pediatra e o neonatologista conheçam as repercussões fetais e neonatais das principais doenças que acometem as mulheres durante a gestação para o manejo assertivo durante o período neonatal e até mesmo ao longo da vida.

Serão abordados neste capítulo:
- Hipertensão arterial.
- Diabetes melito.
- Distúrbios da tireoide (hipotireoidismo e hipertireoidismo).
- Lúpus eritematoso sistêmico.

HIPERTENSÃO ARTERIAL

Assim como ocorre na maioria das doenças maternas que serão discutidas neste capítulo, o prognóstico materno-fetal é diretamente relacionado com a gravidade da doença. A hipertensão arterial é uma das doenças mais comuns e de maior morbimortalidade materna.

REPERCUSSÕES FETAIS E NEONATAIS

Alterações vasculares na circulação placentária, decorrente da hipertensão arterial materna levam a insuficiência uteroplacentária crônica, justificando a fisiopatologia das repercussões encontradas desde o período fetal.
- Mortalidade perinatal.
- Prematuridade.
- Baixo peso ao nascer/recém-nascido pequeno para idade gestacional.
- Hipoxemia: eleva eritropoetina, levando a hiperviscosidade, policitemia e hiperbilirrubinemia.
- Hipermagnesemia: em casos de uso materno de sulfato de magnésio.
- Neutropenia: contribuem o estresse oxidativo, a hipoxemia crônica e o estímulo aumentado à série vermelha.
- Trombocitopenia.
- Provas coagulação alteradas.
- Alterações imunológicas.
- Timo até 50% menor em seu tamanho.
- Diminuição do número linfócitos periféricos.

MANIFESTAÇÕES TARDIAS

Ocorrem principalmente secundárias a prematuridade, baixo peso ao nascer (em sua maioria, pequenos para idade gestacional).
- Atraso no desenvolvimento neuropsicomotor nos primeiros anos de vida.

- Diabetes tipo II: associado a sensibilidade dos receptores de insulina na vida adulta levando a resistência insulínica.
- Doença cardíaca: baixo IMC ao nascimento predispõe a doença coronariana na vida adulta.
- Hipertensão arterial.
- Dislipidemias.
- Doenças psiquiátricas: principalmente alteração do afeto e depressão.

RECÉM-NASCIDO DE MÃE DIABÉTICA

A morbidade e as complicações desses recém-nascidos têm relação com a gravidade e o nível de controle da doença durante a gestação. Nesse sentido, quando houver necessidade do uso medicações e, principalmente, de insulina, as chances de repercussão serão maiores. Porém, a relação direta se dá com o sucesso no controle dos níveis glicêmicos maternos.

REPERCUSSÕES FETAIS E NEONATAIS

- **Macrossomia:** é a apresentação mais frequente em recém-nascidos. Resultado do estado de hiperglicemia e hiperinsulinemia fetais, levando à hiperplasia e hipertrofia dos adipócitos.
- **Hipoglicemia:** ainda decorrente do estado de hiperinsulinemia. Em geral, apresenta-se precocemente, em torno de 1 a 2 horas depois do nascimento e pode ocorrer até as 72 horas de vida.
- **Asfixia perinatal:** resultante da hipoxemia fetal e redução do fluxo placentário, com maior risco de desenvolver hiperviscosidade sanguínea, hiperbilirrubinemia e trombose vascular renal.
- **Síndrome do desconforto respiratório:** o hiperinsulinismo fetal pode prejudicar a maturação pulmonar, além disso pode reduzir a produção de surfactante pelos pneumócitos tipo II.

- **Taquipneia transitória:** nesses casos frequentemente relacionada com a via de parto (maior indicação de cesarianas por macrossomia).
- **Hipocalcemia:** segundo distúrbio metabólico mais frequente. Surge entre 24 e 72 horas de vida.
- **Hipomagnesemia:** comumente associado a hipocalcemia.
- **Alterações cardíacas:** hipertrofia do septo ventricular e miocardiopatia hipertrófica, muitas vezes assintomáticos ou pouco sintomáticos, mas podem evoluir com insuficiência cardíaca congestiva e baixo débito.
- **Malformações congênitas:** alterações cardíacas (defeitos de septo ventricular ou atrial, transposição dos grandes vasos), defeitos renais (até agenesia), defeitos do trato gastrintestinal e defeitos neurológicos (mielomeningocele, até anencefalia). O risco de desenvolvimento dessas malformações é maior nos casos de diabetes insulinodependentes.

DISTÚRBIOS DA TIREOIDE

As repercussões da disfunção tireoidiana na gestação são relevantes, tendo em vista as alterações hormonais e imunológicas que ocorrem neste período, bem como a dependência dos hormônios tireoidianos e do iodo maternos evidenciados no feto.

Foi demonstrado até o momento que a maioria dos recém-nascidos de mães com disfunções tireoidianas não apresenta repercussões no período neonatal.

HIPOTIREOIDISMO – REPERCUSSÕES FETAIS E NEONATAIS

- Prematuridade.
- Aumento da natimortalidade.
- Baixo peso ao nascer.
- Hipotireoidismo neonatal em caso de uso materno de iodo radioativo.

HIPERTIREOIDISMO – REPERCUSSÕES FETAIS E NEONATAIS

- Prematuridade.
- Recém-nascido pequeno para idade gestacional.
- Bócio.
- Hipotireoidismo neonatal: ocorre por meio da passagem de T4 materno em altas concentrações, levando a supressão da hipófise fetal. É recomendado o tratamento do recém-nascido, com bom prognóstico e retorno da função tireoidiana normal.
- Hipertireoidismo central neonatal: incidência menor que 1%, ocorre pela transferência materna de anticorpos estimuladores da tireoide. Altos títulos de anticorpos estimuladores identificados no terceiro trimestre da gestação são preditores de hipertireoidismo neonatal.

LÚPUS ERITEMATOSO SISTÊMICO

Em razão do risco de arritmia cardíaca e repercussões precoces para o recém-nascido, recomenda-se que após o nascimento seja monitorado ritmo cardíaco por 24 horas e realizados ecocardiograma e investigação laboratorial. Idealmente, deve-se saber o perfil imunológico materno para ser correlacionado com o risco de repercussões.

REPERCUSSÕES FETAIS E NEONATAIS

- *Lúpus neonatal:* a passagem transplacentária dos anticorpos Ro/SSA, La/SSB e RNP, após a 16ª semana de gestação pode acarretar lesões em órgãos alvo, a maioria é de caráter transitório, exceto as lesões cardíacas.
  - *Lesões cutâneas:* lesões eritematosas maculosas ou papulosas, ocorrem preferencialmente na face principalmente regiões periorbitária, perinasal e em couro cabeludo.
  - *Lesões cardíacas:* afetam na maior parte das vezes o sistema de condução, podendo ocorrer bloqueio atrioventricular (BAVT),

que pode ser fatal. Podem ocorrer também miocardiopatia difusa, fibroelastose endocárdica e outras alterações eletrocardiográficas.
  - *Alterações hematológicas:* anemia, trombocitopenia e neutropenia.
- Abortamento.
- Prematuridade.
- Baixo peso ao nascer.

REFERÊNCIAS BIBLIOGRÁFICAS

1. Say L, Chou D, Gemmill A et al. Global causes of maternal death: a WHO systematic analysis. The Lancet Global Health. 2014 Jun; 2(6):323-33.
2. Umesawa M, Kobashi G. Epidemiology of hypertensive disorders in pregnancy: prevalence, risk factors, predictors and prognosis. Hypertension Research. 2017 Mar; 40(3):213-20.
3. Hall DR, Odendaal HJ, Kirsten GF, Smith J, Grové D. Expectant management of early on set, severe pre-eclampsia: perinatal outcome. BJOG. 2000; 107(10):1258-64.
4. Rosenn B, Tsang RC. The effects of maternal diabetes on the fetus and neonate. Annals of Clinical & Laboratory Science. 1991; 21(3):153-70.
5. Adamkin DH. Clinical report – postnatal glucose homeostasis in late-preterm and term infants. Pediatrics. 2011; 127(3):575-9.
6. Rudge MVC, Calderon IM, Ramos MD, Abbade JF et al. Perinatal outcome of pregnancies complicated by diabetes and by maternal daily hyperglycemia not related to diabetes. Gynecol Obstet Invest. 2000; 50(2):108-12.
7. Smallridge RC, Ladenson PW. Hypothyroidism in pregnancy: consequences to neonatal health. J Clin Endocrinol Metab. 2001; 6:2349-53.
8. Peleg D, Cada S, Peleg A, Ben-Ami M. The relationship between maternal serum thyroid-stimulating immunoglobulin and fetal and neonatal thyrotoxicosis. Obstet Gynecol. 2002; 99:1040-3.
9. Maciel LMZ, Magalhães PKR. Tireoide e gravidez. Arquivos Brasileiros de Endocrinologia & Metabologia. 2008; 52(7):1084-95.
10. Lee LA. The Clinical Spectrum of Neonatal Lupus. Archives of Dermatological Research 2009; 301:107-10.
11. Teixeira V, Gonçalo M. Lúpus eritematoso neonatal – revisão da fisiopatologia e implicações clínicas. Acta Reumatológica Portuguesa. 2012; 37(4).

3

Reanimação Neonatal

- Francisco Paulo Martins Rodrigues
- Adriana Nishimoto Kinoshita

INTRODUÇÃO

O Programa de Reanimação Neonatal baseado no Consenso em Ciência e Recomendações Terapêuticas do International Liaison Committee on Resuscitation (ILCOR – publicado em 20 de outubro de 2015) e na Reunião de Consenso para as diretrizes da Sociedade Brasileira de Pediatria realizada em 25 e 26 de novembro de 2015, em São Paulo-SP, com o Grupo Executivo e as Coordenações Estaduais do PRN-SBP publicou um documento de atualização em reanimação neonatal válido a partir de 2016.

Principais tópicos de atualização neonatal:

CLAMPEAMENTO DO CORDÃO UMBILICAL

- RN ≥ 34 semanas: com boa vitalidade: 1 a 3 minutos.
- RN pré-termo < 34 semanas: com boa vitalidade: > 30 segundos.
- RN que precisa de reanimação: clampear imediatamente o cordão, pois as evidências são insuficientes para recomendar clampeamento tardio nessa situação.
- Ordenha de cordão: só no contexto de pesquisa clínica.

MANUTENÇÃO DA TEMPERATURA CORPORAL

- Manter normotermia: 36,5 a 37,5°C.
- Em todos os partos: temperatura da sala de parto 23 a 26°C; campos aquecidos e fonte de calor radiante.
- RN ≥ 34 semanas: secar e desprezar campos úmidos.
- RN pré-termo < 34 semanas: envolver o corpo no saco plástico sem secar; touca dupla cobrindo o couro cabeludo com plástico e, por cima, outra touca de lã ou algodão; colchão térmico no pré-termo < 1.000 g.
- Lembrar que a aspiração está reservada aos pacientes que apresentam obstrução de vias respiratórias por excesso de secreções.

AVALIAÇÃO DO RN

- Avaliação simultânea da respiração e frequência cardíaca (FC).
- RN pré-termo < 34 semanas: posicionar o oxímetro na avaliação.
- A frequência cardíaca é o principal parâmetro que determina a indicação e a eficácia da reanimação.
- RN termo e pré-termo: avaliação inicial da frequência cardíaca com estetoscópio.

O FETO E O PARTO | SEÇÃO 1

- Após início da ventilação com pressão positiva, considerar o monitoramento da FC por eletrocardiograma (ECG – 3 eletrodos) – evidências indicam que a ausculta do precórdio e a oximetria de pulso podem subestimar a FC nos primeiros minutos após o nascimento.

VENTILAÇÃO

- No RN em que foram realizados os passos iniciais da estabilização e a avaliação a seguir mostrou respiração ausente ou irregular ou FC < 100 bpm, iniciar a ventilação com pressão positiva (VPP) nos primeiros 60 segundos após o nascimento e acompanhar a FC pelo monitor cardíaco e a saturação de oxigênio (SatO$_2$) pelo oxímetro de pulso.
- A ventilação pulmonar é o procedimento mais simples, importante e efetivo na reanimação do RN.
- Balão autoinflável: baixo custo e não precisa de fonte de gás. Não dá pressão expiratória final positiva (PEEP) confiável e não permite pressão positiva contínua nas vias aéreas (CPAP).
- Ventilador mecânico manual em T: fácil de usar, oferece PEEP e CPAP. Precisa de fonte de gás pressurizada e tem custo mais elevado.
- Recomenda-se o uso do ventilador mecânico manual em T se o nascimento ocorrer em local com infraestrutura.
- 40 a 60 movimentos/minuto.
- Pressão suficiente para normalizar a FC.
- **Não** usar insuflação sustentada (1ª ventilação > 5 segundos).

OXIGÊNIO NA VENTILAÇÃO

- Considerar uso de oximetria de pulso para monitorar o uso de O$_2$ suplementar.
- RN ≥ 34 semanas: iniciar com ar ambiente.
- RN pré-termo < 34 semanas: iniciar com 30%.
- O uso de [O$_2$] > 60% é extremamente raro e deve ser desencorajado.

- Titular a fração inspirada de gás de acordo com o monitoramento de SatO$_2$ pré-ductal recomendada.
- Diante da **não melhora** com ventilação em 30%, SEMPRE corrigir a **técnica antes de aumentar o [O$_2$]**.
- Nos pacientes em que houver necessidade de aumento de O$_2$, fazer incrementos de 20% e aguardar cerca de 30 segundos para verificar a SatO$_2$ e indicar novos incrementos.

INTUBAÇÃO TRAQUEAL E CONDUTA NO RN COM LÍQUIDO MECONIAL

- Ventilação com **máscara não** efetiva/prolongada.
- Necessidade de massagem cardíaca.
- Suspeita ou presença de hérnia diafragmática.
- Não existem evidências para indicar de modo rotineiro a aspiração sob visualização direta do RN não vigoroso com líquido amniótico meconial (ILCOR/2015). Assim, no RN com líquido amniótico meconial que apresenta apneia, respiração irregular e/ou FC < 100 bpm, iniciar a VPP com máscara facial e ar ambiente nos primeiros 60 segundos de vida. Se após 30 segundos de ventilação efetiva, o neonato não melhorar e houver forte suspeita de obstrução de vias respiratórias, pode-se indicar a retirada do mecônio residual da hipofaringe e da traqueia sob visualização direta. A aspiração traqueal propriamente dita é feita por meio da cânula traqueal conectada a um dispositivo para aspiração de mecônio e ao aspirador a vácuo, com uma pressão máxima de 100 mmHg. Nessa situação, aspirar o excesso de mecônio uma única vez.

MASSAGEM CARDÍACA

- A massagem cardíaca é iniciada se a FC estiver < 60 bpm após 30 segundos de VPP com técnica adequada por meio da cânula traqueal e uso de concentração de oxigênio de 60 a 100%.

- Massagem coordenada à ventilação (paciente intubado) – 3 compressões:1 ventilação.
- Paciente: a única situação em que se pode considerar a aplicação de 15 compressões cardíacas intercaladas com 2 ventilações é a do paciente internado em unidade neonatal, cuja origem da parada cardiorrespiratória é provavelmente cardíaca, como nos portadores de cardiopatias congênitas.
- Local: terço inferior do esterno.
- Técnica dos 2 polegares (sobrepostos) com as mãos envolvendo o tórax é a mais efetiva para manter o débito cardíaco.
- Equipe: quem massageia fica atrás do RN e quem ventila se desloca para o lado.
- Deve-se aplicar a massagem cardíaca coordenada à ventilação por 60 segundos, antes de reavaliar a FC, pois este é o tempo mínimo para que a massagem cardíaca efetiva possa restabelecer a pressão de perfusão coronariana.

MEDICAÇÕES

- O uso de adrenalina está indicado se FC < 60 bpm após 30 segundos de ventilação com insuflação pulmonar por cânula traqueal e mais 60 segundos de massagem cardíaca coordenada com a ventilação e o O_2 a 100%.
- Uma dose endotraqueal de adrenalina pode ser feita, mas se não houver melhora imediata, administrar a 2ª dose por cateter umbilical venoso. O cateter umbilical venoso deve ser inserido de emergência e assim que houver indicação do uso de medicações na sala de parto. Introduzir o cateter na veia e progredir apenas 1 a 2 cm após o ânulo, mantendo-o periférico, de modo a evitar sua localização em nível hepático.
- Quando não houver reversão da bradicardia com a adrenalina endovenosa, assegurar que a VPP e a massagem cardíaca estão adequadas. Repetir a administração de adrenalina a cada 3 a 5 minutos (sempre por via endovenosa) e considerar o uso do expansor de volume (Tabela 3.1).

TRANSPORTE DO RECÉM-NASCIDO PRÉ-TERMO DA SALA DE PARTO À UNIDADE NEONATAL

- Para qualquer recém-nascido pré-termo (RNPT) < 34 semanas, transferir do centro obstétrico à unidade neonatal em incubadora de transporte de dupla parede. Manter a temperatura da incubadora entre 35 e 37°C. O saco plástico que envolve o corpo do paciente e a dupla touca (plástica e de algodão ou lã) devem ser mantidos durante o transporte e retirados depois da chegada ao destino, quando já houver estabilidade térmica, com a temperatura axilar entre 36,5 e 37,5°C.
- Após sua estabilização ao nascimento, o RNPT pode se encontrar em três diferentes situações em relação ao suporte respiratório:
  - O paciente está com FC > 100 bpm, respiração rítmica e regular e em ar ambiente, com $SatO_2$ nos limites desejáveis. Nesse caso, não há necessidade de suporte respiratório, devendo-se ter cuidado com a permeabilidade de vias respiratórias durante o transporte.
  - O paciente está com FC > 100 bpm e respiração espontânea, mas com desconforto respiratório e/ou necessitando de oxigênio suplementar para manter a $SatO_2$ nos limites desejáveis. Nesse caso, há indicação de transporte em CPAP por máscara facial.
  - O paciente está com FC > 100 bpm, mas com respiração irregular ou ausente ou, ainda, a equipe fez a opção de manter a cânula traqueal durante o transporte. Nesse caso, o suporte respiratório deve ser feito com ventilador mecânico/ventilador mecânico manual em T conectado à cânula traqueal. Para as duas últimas

O FETO E O PARTO | SEÇÃO 1

situações, deve ser ofertada a menor concentração possível de oxigênio, de maneira a a manter a SatO$_2$ nos limites desejáveis. O ventilador deve ser ajustado com fluxo de 5 a 10 L/minuto (ventilador mecânico) ou 5 a 15 L/minuto (ventilador manual em T), pressão inspiratória de 15 a 20 cmH$_2$O, PEEP ao redor de 5 cmH$_2$O, frequência respiratória de 40 a 60 movimentos/minutos.

REANIMAÇÃO PROLONGADA – QUANDO INTERROMPER

- Apgar = 0 aos 10 minutos é um forte preditor de mortalidade e morbidade em RN termo e pré-termo tardio.
- Em RN com Apgar = 0 após 10 minutos de reanimação, se a frequência cardíaca não for detectada, é razoável interromper a reanimação.
- Entretanto, a decisão de continuar ou interromper a **reanimação precisa ser individualizada**.

ASPECTOS ÉTICOS DA ASSISTÊNCIA AO RN NA SALA DE PARTO

- No que concerne à prematuridade, uma das controvérsias mais importantes refere-se à decisão de não iniciar a reanimação na sala de parto. Os dados disponíveis indicam que, em geral, recém-nascidos com menos de 23 semanas de gestação são muito imaturos para sobreviver com a tecnologia atual e a oferta de cuidados para esse grupo de neonatos, que não sejam os de conforto, não parece ser razoável na maioria dos países desenvolvidos. Tais pacientes precisam ser recepcionados por uma equipe apta a fornecer cuidados paliativos ao concepto e apoio à mãe, ao pai e à família. Já os recém-nascidos com 25 semanas ou mais de idade gestacional

apresentam taxas significativas de sobrevida e, em grande proporção, sem sequelas graves, sendo justificada a máxima intervenção nesse grupo em termos de reanimação na sala de parto. O problema maior se concentra naqueles que nascem entre 23 e 24 semanas de idade gestacional, sendo tal intervalo crítico e polêmico, pois suscita dúvidas éticas a respeito de como proceder. Esse período é referido como "zona cinzenta", pois a sobrevivência e o prognóstico são incertos e há dúvida sobre qual a melhor conduta a ser adotada e sobre o grau de investimento e intervenção a ser feito. Os desejos da família precisam ser ouvidos, de preferência e, quando possível, antes do nascimento, pela equipe multiprofissional que atende à gestante, o que inclui a conversa do pediatra com a família.

- Para o RN ≥ 34 semanas, o aspecto ético controverso só se coloca diante de malformações congênitas letais ou potencialmente letais. Nesses casos, é necessário ter a comprovação diagnóstica antenatal e considerar a vontade dos pais e os avanços terapêuticos existentes para decidir quanto à conduta em sala de parto. A possibilidade de reanimação deve ser discutida de preferência antes do parto, mas a decisão final, diante das incertezas acima mencionadas, é feita no momento do nascimento. Se não houver certeza quanto à decisão de não reanimar o RN, todos os procedimentos necessários devem ser feitos de acordo com o fluxograma da reanimação neonatal (Figura 3.1).

Bicarbonato de sódio, naloxone e vasopressores não são recomendados na reanimação. Só administrar se o neonato estiver ventilado de maneira efetiva. Indicado de modo excepcional quando não houver resposta às outras medidas terapêuticas.

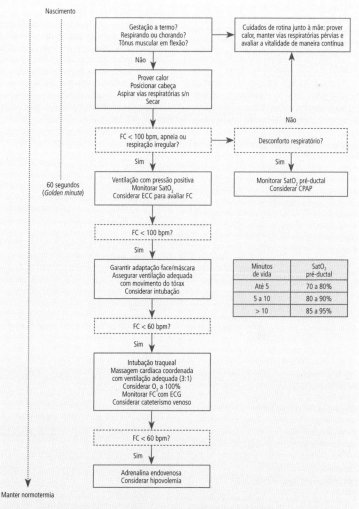

FIGURA 3.1 – REANIMAÇÃO NEONATAL EM SALA DE PARTO. DIRETRIZES 2016 DA SOCIEDADE BRASILEIRA DE PEDIATRIA.

BOLETIM DE APGAR

Em 1953, a anestesista Virginia Apgar, desenvolveu um boletim para objetivar a condição de nascimento do concepto a partir de 5 parâmetros clínicos: frequência cardíaca, regularidade da respiração, tônus muscular, reflexos e coloração da pele. Estes parâmetros são utilizados mundialmente até hoje e expressam o grau de anoxia que o recém-nascido esteve submetido, classificando a anoxia em grave (Apgar 0,1,2,3), moderada (Apgar 4,5,6) e leve (Apgar 7).

É importante salientar que o boletim de **Apgar** não deve ser utilizado para indicar **o início das manobras de reanimação**, pois estas devem ser instituídas tão logo o recém-nascido não estabeleça movimentação respiratória eficiente e regular. Entretanto, o boletim é útil para avaliar a resposta do neonato às manobras de reanimação no 1º e no 5º minuto de vida e, se necessário, no 10º, 15º e 20º minuto (Tabela 3.2).

TABELA 3.1 – MEDICAÇÕES PARA REANIMAÇÃO NEONATAL NA SALA DE PARTO

	Adrenalina endovenosa	Adrenalina endotraqueal	Expansor de volume
Diluição	1:10.000 1 mL adrenalina 1:1000 em 9 mL de SF 0,9%	1:10.000 1 mL adrenalina 1:1000 em 9 mL de SF 0,9%	SF 0,9%
Preparo	1 mL	5 mL	2 seringas de 20 mL
Dose	0,1 a 0,3 mL/kg	0,5 a 1,0 mL/kg	10 mL/kg EV
Peso ao nascer			
1 kg	0,1 a 0,3 mL/kg	0,5 a 1,0 mL/kg	10 mL/kg EV
2 kg	0,2 a 0,6 mL/kg	1,0 a 2,0 mL/kg	20 mL/kg EV
3 kg	0,3 a 0,9 mL/kg	1,5 a 3,0 mL/kg	30 mL/kg EV
4 kg	0,4 a 1,2 mL/kg	2,0 a 4,0 mL/kg	40 mL/kg EV
Velocidade e precauções	Infundir rápido na veia umbilical e, a seguir, infundir 0,5 a 1,0 mL de SF 0,9%	Infundir diretamente na cânula traqueal e ventilar a seguir. USO ÚNICO	Infundir o expansor de volume na veia umbilical lentamente, em 5 a 10 minutos

TABELA 3.2 – BOLETIM DE APGAR (MODIFICADO)

Sinal	0	1	2
Frequência cardíaca	Ausente	< 100	> 100
Respiração	Ausente	Irregular	Choro forte
Tônus muscular	Flacidez	Alguma flexão de extremidades	Boa movimentação
Reflexos (estímulo nasal)	Ausente	Algum movimento	Espirros
Cor	Cianose e/ou palidez	Corpo róseo e extremidades cianóticas	Róseo

REFERÊNCIAS BIBLIOGRÁFICAS

1. American Heart Association, American Academy of Pediatrics. Textbook of Neonatal Ressuscitation. 7. ed. USA, 2015.

2. Apgar V. A proposal for a new method of evaluation of newborn infant. Aesth Analg. 1953; 32:260.

4

Tocotraumatismo

■ Francisco Paulo Martins Rodrigues

CLASSIFICAÇÃO

TABELA 4.1 – CLASSIFICAÇÃO QUANTO À GRAVIDADE

Gravidade	Traumatismo
Tipo I – leve	Escoriações, adiponecrose, ferimentos cortocontusos de partes moles, fratura de clavícula, hemorragia subconjuntival, Baudeloque (marca de fórceps)
Tipo II – moderada	Paresia: braquial, facial, céfalo-hematoma, trauma do esternocleidomastoideo, paralisia unilateral de cordas vocais
Tipo III – grave	Hemorragia intracraniana, rotura de vísceras, fratura de face, crânio, ossos longos, paralisia: diafragma, facial, braquial

CARACTERÍSTICAS CLÍNICAS E MANEJO

TABELA 4.2 – LESÕES DE PARTES MOLES

Lesão	Fatores de risco	Quadro clínico	Conduta	Atenção
Hematomas	Parto fórcipe, extração a vácuo, posição pélvica	Edema e hematoma	Se grandes, observar ↑ bilirrubina	Reavaliação de icterícia, após a alta
Petéquias	Posições defletidas	Face e pescoço, não progressivas	Observação	Afastar coagulopatias se necessário
Adiponecrose	Parto traumático	Nódulos/placas firmes e endurecidas, eritematosos ou azulados	Autolimitado; resolução em até 6 a 8 semanas	Pode ocorrer hipercalcemia
Lacerações	Parto cesárea	Escalpo e face são mais comuns	Curativo comum, com aproximação; plástica se necessário	Se ocorrer em face ou periocular

O FETO E O PARTO | SEÇÃO 1

TABELA 4.3 – LESÕES EXTRACRANIANAS

Lesão	Fatores de risco	Quadro clínico	Conduta	Atenção
Bossa	Expulsivo prolongado, extração a vácuo	Tumefação do escalpo sobre o periósteo e sobre as linhas de sutura	Observar	Se sanguinolenta, pode levar a ↑ bilirrubina
Céfalo-hematoma	Parto fórcipe ou extração a vácuo	Coleção sanguínea subperiostal, que respeita as linhas de sutura	Regride em algumas semanas. Podem ocorrer calcificações e infecção	As calcificações podem levar a deformidades ósseas. Tomografia de Crânio/Ressonância Magnética se necessário
Hemorragia subgaleal	Parto traumático, parto fórcipe, extração a vácuo	Rotura venosa: sangramento entre o periósteo do crânio e a aponeurose. Progressivo, flutuante, pode ser móvel	Monitorar sinais vitais, seriar Ht e PC; afastar coagulopatias	↑ Mortalidade se não controlado. Tomografia de Crânio/Ressonância Magnética se necessário
Lesões de face				
Nasal	Compressão contra a sínfise púbica materna	Narinas assimétricas e achatamento	Redução por otorrino ao terceiro dia	Desconforto respiratório obstrutivo
Ocular	Parto traumático	Leve (hemorragia subconjuntival ou retiniana, edema palpebral) ou grave (hifema, hemorragia vítrea, fratura órbita)	Se leve, aguardar resolução. Se grave, avaliação oftalmológica	

TABELA 4.4 – LESÕES INTRACRANIANAS

Lesão hemorrágica	Fatores de risco	Quadro clínico	Conduta	Atenção
Subdural (é a mais comum)	Parto fórcipe, extração a vácuo	Entre a dura-máter e a m. subaracnóidea. Sintomas nas 24-48 h: depressão respiratória, apneia e convulsões; irritabilidade, hipotonia, ↓ nível de consciência	TC . Cirurgia se sinais de hipertensão intracraniana. Fenobarbital se convulsão	Hipertensão intracraniana pode ocorrer, principalmente, se fossa posterior (menor plasticidade local do crânio)
Subaracnóidea (segunda mais comum)	Parto fórcipe, extração a vácuo	Rotura venosa no espaço subaracnóideo, sintomas nas 24 a 48 horas: dep. respiratória, apneia, convulsões	TC	Raramente hidrocefalia por obstrução (coágulos)
Epidural (rara)	Parto fórcipe, extração a vácuo	Entre a dura-máter e a tábua óssea, lesão arterial (meníngea média). Hipotonia e convulsões	TC; monitorar sinais vitais e de hipertensão intracraniana. Em geral, tratamento conservador	Potencialmente letal, pelo sangramento arterial
Intraventricular	Parto fórcipe, extração a vácuo	Em geral, assintomática, a não ser em prematuridade, asfixia ou distúrbio de coagulação	Observação. Monitorar PC	Hidrocefalia por obstrução (coágulos)
Parenquimatosa (rara)	Parto fórcipe, extração a vácuo	Cerebral ou cerebelar, em geral, assintomática	Afastar distúrbios de coagulação	Pode haver sequelas neurológicas tardias

GUIA DE BOLSO DE NEONATOLOGIA | CAPÍTULO 4

TABELA 4.5 – FRATURAS

Fratura	Fatores de risco	Quadro clínico	Conduta	Atenção
Clavícula (mais comum)	Parto fórcipe, extração a vácuo, distocia de ombro, macrossomia	Completa (desviada) ou incompleta. Assimetria, ↓ movimento, dor à palpação, crepitação	Radiografia. Analgesia e imobilização (com malha tubular, ao longo do tórax, com flexão de cotovelo a 90 graus) se necessário	Em geral resolução espontânea
Úmero	Macrossomia, baixo peso ao nascer, distocia de ombro, parto cesárea	Principalmente 1/3 proximal, com ↓ movimentos, moro incompleto, dor, edema, crepitação	Radiografia, diferencial com lesão de plexo, USG se necessário. Imobilização (como na da clavícula) em todos os casos	Imobilização inadequada pode gerar deformidades de rotação
Fêmur (rara)	Gemelaridade, posição pélvica, prematuridade, osteoporose	1/3 proximal, em espiral. Inicialmente assintomática, evolui com dor progressiva	Radiografia. Pode ser usado suspensório de Pavlik	Uso inadequado do suspensório pode gerar necrose da cabeça do fêmur
Crânio	Parto fórcipe	Em geral, assintomática se não estiver relacionada com sangramentos intracranianos	Radiografia e tomografia computadorizada para avaliar extensão e sangramentos. Intervenção cirúrgica se necessário	Atenção para sinais de lesão vascular associada

TABELA 4.6 – LESÕES INTRA-ABDOMINAIS

Lesão	Fatores de risco	Quadro clínico	Conduta	Atenção
Intra-abdominal Fígado Baço Adrenal	Parto fórcipe, extração a vácuo	Na hemorragia subcapsular leve, taquipneia, dificuldade alimentar e taquicardia	USG (triagem). TC ou RNM se necessário. Afastar coagulopatias	Perda sanguínea, pode evoluir para o choque. Laparotomia se instabilidade

TABELA 4.7 – LESÕES NEUROLÓGICAS

Lesão neurológica	Fatores de risco	Quadro clínico	Conduta	Atenção
Plexo braquial (mais comum)	Obesidade, diabetes gestacional, macrossomia, posição pélvica, distocia ombro	↓ Movimentos, reflexo de moro incompleto, síndrome de Horner pode estar presente	Afastar fraturas. Resolução espontânea na maior parte dos casos	15 a 20% persistem, mesmo com fisioterapia. Discutir cirurgia
Facial	Parto fórcipe, macrossomia, prematuridade	↓ Movimentos unilateral, perda do sulco nasolabial, fechamento parcial do olho afetado, "boca caída", desvio de rima para o lado são	Diferencial com síndromes. Em geral, resolução espontânea em duas semanas	Assegurar aos pais da benignidade
Laríngeo	Parto fórcipe, extração a vácuo	Paralisia de cordas vocais – uni ou bilateral –, com choro fraco ou ausente, disfagia	Nasofibrolaringoscopia ou laringoscopia direta para diagnóstico	Fisioterapia, fonoaudiologia, cirurgia s/n
Frênico	Parto fórcipe, extração a vácuo	Desconforto respiratório, respiração paradoxal	Radiografia de tórax. Afastar cardio ou pneumopatia	Associação: lesão de plexo braquial
Medula espinal	Parto fórcipe, apresentação pélvica	Em geral, mais proximal, pela rotação	USG (triagem), RNM	

REFERÊNCIAS BIBLIOGRÁFICAS

1. Alexander JM, Leveno KJ, Hauth J et al. Fetal injury associated with cesarean delivery. Obstet Gynecol. 2006; 108:885.
2. Borgia F, De Pasquale L, Cacace C et al. Subcutaneous fat necrosis of the newborn: be aware of hypercalcaemia. J Paediatr Child Health. 2006; 42:316.
3. Gomella TL, Cunningham MD, Eyal FG, Zenk KE. Parto traumático. In: Gomella TL. Neonatologia: manejo, procedimentos, problemas no plantão e farmacologia neonatal. Tradução Oliveira MG. 5. ed. Porto Alegre: Artmed; 2006; 384-91.
4. Rosenberg A. Traumatic birth injury. NeoReviews. 2003; 4:270.
5. Uhing MR. Management of birth injuries. Pediatr Clin North Am. 2004; 51:1169.

5

Humanização
– Na Sala de Parto

- Pôla Francine Cassiano Morais Silva

INTRODUÇÃO

O contato pele a pele precoce, significa colocar o recém-nascido (RN), se estiver ativo, sem roupa diretamente sobre o tórax ou abdome da sua mãe, em posição prona, imediatamente após o parto, por uma hora e cobri-lo com campo aquecido, a fim de facilitar a adaptação do neonato na transição do espaço intra para o extrauterino, sendo uma maneira inicial de incentivar e promover o aleitamento materno ainda no pós-parto imediato.

Exame físico, pesagem e vacinação do recém-nascido, entre outros procedimentos, são feitos apenas depois da sua primeira hora de vida.

Contato pele a pele na sala de parto está entre os **10 passos para o sucesso do aleitamento materno** da política de incentivo à amamentação criada na década de 1980 pela Organização Mundial de Saúde e UNICEF:

- **Passo 1:** ter uma política de aleitamento materno escrita que seja rotineiramente transmitida a toda equipe de cuidados de saúde.
- **Passo 2:** capacitar toda a equipe de cuidados de saúde nas práticas necessárias para implementar esta política.
- **Passo 3:** informar todas as gestantes sobre os benefícios e o manejo do aleitamento materno.

- **Passo 4:** ajudar as mães a iniciar o aleitamento materno na primeira meia hora após o nascimento; conforme nova interpretação: colocar os bebês em contato pele a pele com suas mães, imediatamente após o parto, por pelo menos uma hora e orientar a mãe a identificar se o bebê mostra sinais de que está querendo ser amamentado, oferecendo ajuda se necessário.
- **Passo 5:** mostrar às mães como amamentar e como manter a lactação mesmo se vierem a ser separadas dos filhos.
- **Passo 6:** não oferecer a recém-nascidos bebida ou alimento que não seja o leite materno, a não ser que haja indicação médica e/ou de nutricionista.
- **Passo 7:** praticar o alojamento conjunto – permitir que mães e recém-nascidos permaneçam juntos – 24 horas por dia.
- **Passo 8:** incentivar o aleitamento materno sob livre demanda.
- **Passo 9:** não oferecer bicos artificiais ou chupetas a recém-nascidos e lactentes.
- **Passo 10:** promover a formação de grupos de apoio à amamentação e encaminhar as mães a esses grupos na alta da maternidade; conforme nova interpretação: encaminhar as mães a grupos ou outros serviços de

O FETO E O PARTO | SEÇÃO 1

apoio à amamentação, após a alta, e estimular a formação e a colaboração com esses grupos ou serviços.

CONDIÇÃO ESSENCIAL PARA REALIZAÇÃO DO CONTATO PELE A PELE PRECOCE: É NECESSÁRIO QUE MÃE E BEBÊ ESTEJAM ALERTAS E INTERAGINDO NATURALMENTE

FACILITADORES PARA O CONTATO PELE A PELE

- Ambiente acolhedor e silencioso.
- Controle térmico.
- Equipe multiprofissional treinada.
- Presença de acompanhante orientado previamente.
- Orientação da gestante durante o pré-natal.

BENEFÍCIOS DO CONTATO PELE A PELE

- Controle térmico do RN.
- Vínculo entre mãe e bebê.
- Facilita o aleitamento materno na primeira hora de vida.
- Auxilia na dequitação da placenta.
- Colonização do RN com a microbiota materna.

RECÉM-NASCIDOS ELEGÍVEIS PARA O CONTATO PELE A PELE

- RN com idade gestacional > 34 semanas.
- Mãe clinicamente estável.
- RN ativo ao nascer.
- RN com respiração regular.
- RN sem malformações maiores.

REFERÊNCIAS BIBLIOGRÁFICAS

1. Portaria nº 371, de 7 de maio de 2014. Este documento pode ser verificado no endereço eletrônico: http://www.in.gov.br/autenticidade. html, pelo código 00012014050800084
2. Organização Mundial de Saúde. Maternidade segura: assistência ao parto normal: um guia prático. Genebra: OMS; 1996.
3. WHO recommendations: intrapartum care for a positive childbirth experience. ISBN 978-92-4-155021-5.
4. Strapasson MR, Fischer AC, Bonilha ALL. Amamentação na primeira hora de vida em um hospital privado de Porto Alegre/RS: relato de experiência. Rev Enferm UFSM [Internet]. 2011 [cited 2016 Nov 12];1(3): 489-96. Disponível em: https://periodicos.ufsm.br/reufsm/article/view /2824/2412.

Seção 2

O RECÉM-NASCIDO E CONDIÇÕES ESPECIAIS
Parte 1 – Balanço Hídrico e Distúrbios
Hidroeletrolíticos e Metabólicos

6

Balanço Hídrico e Distúrbios Hidroeletrolíticos e Metabólicos

- Clery Bernardi Gallacci
- Mara Sílvia Battaglini Sanchez
- Luciana Oliveira Martins Pereira de Almeida
- Ana Luiza Fogo Pereira

INTRODUÇÃO

O balanço hídrico no recém-nascido (RN) está relacionado com o conteúdo de água corporal, intensidade de perda hídrica e volume de líquidos administrados. Essas variáveis se alteram de acordo com a idade gestacional (IG) e pós-natal.

PERDA HÍDRICA INSENSÍVEL

Perda hídrica insensível (PHI) é a perda de água por evaporação da pele e do trato respiratório, expressa em relação à superfície corpórea e ao peso inversamente proporcional ao peso de nascimento e idade gestacional.

- Devemos acrescentar 10 a 20 mL/kg/ dia até 150 a 170 mL/kg/dia.
- Iniciar aporte proteico e lipídico dentro das primeiras 24 horas de vida.

UMIDIFICAÇÃO DA INCUBADORA

Indicada nos prematuros, manter em torno de 80 a 90% na primeira semana de vida, sendo reduzida gradativamente a partir da segunda semana conforme controles de DU, diurese, peso e balanço hídrico chegando ao basal em torno de 50 a 60%.

Fatores que aumentam a PHI

- Aumento da ventilação-minuto (cardiopatia congênita, disfunção pulmonar, acidose metabólica).
- Temperatura ambiental acima da zona térmica neutra e temperatura corpórea elevada.
- Perda da continuidade cutânea.
- Defeitos congênitos (gastrosquise, onfalocele).
- Fototerapia.
- Aumento da atividade motora e choro.
- Perda de líquor.
- Perda pelas fezes.
- Sonda gástrica aberta.

Fatores que diminuem a PHI

- Aumento da umidade ou pressão de vapor de água no gás inspirado.
- Aumento da umidade ambiental.
- Cobertura plástica.
- Membrana semipermeável e agentes tópicos.

ELETRÓLITOS
SÓDIO

- RN > 1.500 g: 3 a 5 mEq/kg/dia a partir de 48 horas de vida.

O RECÉM-NASCIDO E CONDIÇÕES ESPECIAIS | SEÇÃO 2

TABELA 6.1 – ESQUEMA DE HIDRATAÇÃO NO 1O DIA DE VIDA

Idade gestacional	Aporte de líquido	Glicose	Sódio	Potássio
RNT	70 mL/kg/dia	4 a 6 mg/kg/min	–	–
RNPT	80 mL/kg/dia	3 a 5 mg/kg/min	–	–

RNT: recém-nascido de termo; RNPT: recém-nascido pré-termo.

- RN < 1.500 g: somente oferecer 2 a 3 mEq/kg/dia quando Na sérico se aproximar a 130 mEq/L.

POTÁSSIO

- 1 a 3 mEq/kg/dia após 48 horas de vida.
- Prematuros extremos: risco de hipercalemia; retardar a infusão desse íon.
- Aumentar a oferta se K < 3 mEq/L.
- Reduzir a oferta se K > 5,5 mEq/L.

HIPOGLICEMIA NEONATAL

DEFINIÇÃO

A hipoglicemia neonatal é um fenômeno comum e pode acometer cerca de 10% de recém-nascidos saudáveis. Nas primeiras 24 horas há uma adaptação para a vida extrauterina que está relacionada com baixos estoques de glicogênio hepático e muscular necessários para a gliconeogenese. Portanto, é um período no qual os níveis de glicemia encontram-se mais baixos.

MANIFESTAÇÕES CLÍNICAS

- Apneia.
- Taquipneia e taquicardia.
- Tremores.
- Hipotonia, letargia e estupor.
- Sucção débil.
- Hipotermia.
- Irritabilidade.
- Crises de cianose.
- Choro débil.
- Convulsões.
- Apatia.
- Sudorese.

CAUSAS

- Diminuição da produção de glicose.
- Aumento na utilização e/ou na diminuição da produção.
- Prematuridade, RCIU, PIG, ingestão calórica insuficiente, demora no início da alimentação.
- Estresse perinatal: asfixia sepse, choque, hipotermia e desconforto respiratório.
- Exsanguineotransfusão com sangue heparinizado, erro inato do metabolismo de carboidrato ou aminoácidos, deficiência endócrina, policitemia e uso materno de betabloqueadores.

QUEM E QUANDO TRIAR

- RN filho de mãe DMG, macrossômico GIG: 1ª, 3ª, 6ª hora de vida e após de 8/8 h pré-mamada. Manter por mais de 24 horas se Dx < 45 mg/dL.
- RNPT tardio, PIG, filho de mãe usuária de betabloqueador: 3ª, 6ª hora de vida e após 8/8 h pré-mamada. Manter por mais de 24 horas de Dx, 45 mg/dL.

TRATAMENTO

- Iniciar aleitamento materno o mais precocemente possível, recomendado na primeira hora de vida.

RECÉM-NASCIDOS ASSINTOMÁTICOS

Se RN assintomático, nas primeiras 24 horas de vida, seguir fluxograma descrito na Figura 6.1. Após 48 horas:

30

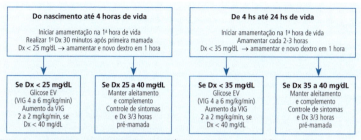

FIGURA 6.1 – FLUXOGRAMA – TRATAMENTO NO RN ASSINTOMÁTICO. VIG: VELOCIDADE DE INFUSÃO DE GLICOSE.

- *Controles entre 35 e 40 mg/dL*: avaliar a possibilidade de reposição de glicose por meio da oferta de leite materno e/ou fórmula láctea.
- *Controles entre 40 e 47 md/dL*: devem ser monitorados antes da alta. É recomendado que dois controles glicêmicos sequenciais estejam ≥ 47 mg/dL, antes da alta hospitalar.

RN SINTOMÁTICOS

- Considerar hipoglicemia quando Dx < 40 mg/dL e iniciar infusão contínua de glicose (VIG 6 a 8 mg/kg/min). Checar glicemia capilar após 30 min, se persistir sintomático aumentar VIG de 2 em 2 mg/kg/min. Após estabilização, manter controles de glicemia a cada 8 horas.
- Nos casos de crises convulsivas realizar *push* de glicose a 10% 2 mL/kg em *bolus*.

HIPOGLICEMIA PERSISTENTE

- Duração maior que 5 a 7 dias, com impossibilidade de retirada da glicose endovenosa.
- Investigar hiperinsulismo, desordens endócrinas e erros inatos do metabolismo.
- Quando houver necessidade de administrar infusão de glicose acima de 12 a 14 mg/kg/min, colher glicemia, cortisol, GH, insulina sérica e solicitar avaliação endocrinológica.

Se, mesmo com essa infusão, não se obtiver elevação da glicemia, iniciar:

Corticosteroides

- Hidrocortisona: 5 mg/kg/dia, EV, a cada 8 a 12 h.
- Prednisona: 1 a 2 mg/kg/dia, VO, a cada 12 h.

Não havendo resposta, pode-se utilizar, na sequência:

- Glucagon: 0,3 mg/kg, EV ou IM. Pode-se repetir após 6 a 12 horas (máx. 1 mg).
- Epinefrina: utilização limitada devido a alterações cardiovasculares; 0,1 mL/kg (1:10.000), SC.
- Diazóxido: reservado pela sua potente ação hipotensora, 10 a 25 mg/kg/dia, VO, a cada 8 a 12 horas.
  - Efeitos colaterais: hirsutismo, edema e náuseas.
- Somatostatina (octreotide): utilizada em hiperinsulinismo persistente, 20 a 50 mcg, SC, a cada 6 a 8 horas.
  - Efeitos colaterais: vômitos, hepatite e diarreia.

Se Dx > 45 mg/dL, manter VIG 12 mg/kg/min e corticosteroide por 24 h. Reduzir a VIG 1 ponto a cada 12 horas até VIG 6, após passar para VIG 4 e reduzir gradualmente nas 4 a 6 horas seguintes.

Obs.: se a insulina tiver valores maiores que 10 mcU/mL em vigência de hipoglicemia e/ou a relação insulina/glicose for maior que 0,3 a 0,5 a sugestão é de hiperinsulinemia.

Fórmula para o cálculo da VIG (velocidade de infusão de glicose):

$$\text{Quantidade de glicose (g)} = \frac{\dfrac{\text{VIG} \times \text{peso (kg)} \times 1.440}{(\text{n}^\circ \text{ de minutos do dia})}}{1.000}$$

USO DE DEXTROSE GEL 40%

A oferta de dextrose gel 40% com absorção via mucosa em cavidade oral é uma nova opção terapêutica. Sua administração junto com oferta de leite por via oral para paciente assintomáticos, favorece a alta em alojamento conjunto com aleitamento materno exclusivo. Uma das limitações para seu uso é disponibilidade da apresentação da dextrose gel 40%, até o momento, apenas encontrada em farmácias de manipulação.

HIPERGLICEMIA NEONATAL

DEFINIÇÃO

- Glicemia plasmática > 150 mg/dL.

MANIFESTAÇÃO CLÍNICA

- Glicosúria com diurese osmótica e desidratação podem ser observadas em alguns casos.

FATORES DE RISCO PARA HIPERGLICEMIA

- Iatrogenia (excesso de oferta de glicose).
- Prematuridade extrema.

- RCIU.
- BP principalmente < 1.000 g.
- Diabetes melito neonatal: geralmente transitório.
- Sepse.
- Ausência de alimentação enteral ($\downarrow$ secreção de incretina – $\downarrow$ secreção de insulina).
- Uso de teofilina, corticosteroides, metilxantinas.
- Defeitos do metabolismo (galactosemia, frutosemia).
- Pós-operatório (estresse e dor).

TRATAMENTO

- Reduzir a infusão de glicose (2 mg/kg/min) a cada 4 a 6 horas, progressivamente, com controles de glicemia plasmática e/ou capilar; redução mais rápida se glicose > 200 mg/dL. Caso persista hiperglicemia (> 250 mg/dL), avaliar o uso de:
  - Insulina regular:
    - 0,1 UI/kg, EV, em 15 a 20 minutos (se hiperglicemia com glicosúria e desidratação).
    - 0,01 a 0,1 UI/kg/hora, EV, contínua ou 0,1 a 0,2 UI/kg SC a cada 6 a 8 horas.
    - Diluir a insulina em soro fisiológico.
  - Administração precoce de aminoácidos (NPP) em RNMBP logo ao nascimento – liberação de insulina.

COMPLICAÇÕES

- Alterações no balanço hidroeletrolítico (glicosúria e diurese osmótica).
- Hemorragia peri e intraventricular (devido ao aumento da osmolaridade sérica).

HIPOCALCEMIA

DEFINIÇÃO

- Ca total sérico < 8 mg/dL (< 2mmol/L) RNT.
- Ca total sérico < 7 mg/dL (< 1,75 mmol/L) RNPT.

- Ca ionizável < 4 mg/dL (< 1 mmol/L) em RNT e RNPT.

MANIFESTAÇÕES CLÍNICAS
- Tremores.
- Apneia.
- Cianose.
- Letargia.
- Recusa alimentar.
- Vômitos.
- Distensão abdominal.
- Hiperatividade neuromuscular.
- Convulsões.
- Espasmos.
- Choro estridente.

FATORES DE RISCO
- Início precoce (< 3 dias):
  - Prematuridade.
  - RN de mãe diabética.
  - Asfixia.
- Início tardio (> 3 dias):
  - Hipoparatireoidismo secundário: hiperparatireoidismo materno, hipocalciúria hipercalcêmica materna e hipomagnesemia.
  - Hipoparatireoidismo primário: hipoparatireoidismo congênito transitório, síndrome de Di George, familiar e pseudo-hipoparatireoidismo.
  - Deficiência de vitamina D: terapia anticonvulsivante materna, dieta, má absorção, insuficiência renal e hepatopatia.
  - Hiperfosfatemia: fórmula a base de LV e administração fosfato.

TRATAMENTO
Sintomática com convulsões ou apneia
- GluCa 10%: 1 a 2 mL/kg (100 a 200 mg/kg = 0,5 a 1 mEq/kg) EV em 5 a 10 minutos.
- CaCl 10%: 0,2 a 0,3 mL/kg (20 a 70 mg/kg/dose) EV em 5 a 10 minutos.

ASSINTOMÁTICA E/OU MANUTENÇÃO
- GluCa 10%: 200 mg/kg/dia até normalização (1 a 2 mL/kg/dia EV diluído no soro de manutenção ou VO dividido em 4 tomadas).
- CaCl 10%: 75 a 300 mg/kg/dia (0,75 a 3 mL/kg/dia EV diluído no soro de manutenção ou VO dividido em 4 tomadas).
- Hipoparatireoidismo: cálcio oral + vitamina D.

Evitar infusão de cálcio em veia periférica.

HIPERCALCEMIA
DEFINIÇÃO
- Ca total sérico > 11 mg/dL (2,7 mMol/L).
- Ca ionizável > 5,5 mg/dL (1,35 mMol/L).

QUADRO CLÍNICO
- Letargia.
- Irritabilidade.
- Dispneia.
- Poliúria.
- Vômitos.
- Hipertensão.
- Convulsão.
- Nefrocalcinose.
- Desidratação.
- Constipação.

ETIOLOGIAS
- Hiperparatireoidismo neonatal (transitório/permanente).
- Hipoparatireoidismo materno.
- Suplementação excessiva de cálcio.
- Suplementação excessiva de vitamina D.
- Síndrome de Willliams.
- Hipercalcemia hipocalciúrica familiar.
- Depleção de fosfato.
- Hipervitaminose A.
- Uso de diuréticos tiazídicos.
- Hipertireoidismo.
- Insuficiência adrenal.

- Necrose de gordura subcutânea.
- Intoxicação por alumínio.
- Hipofosfatemia.
- Condrodistrofia primária (displasia metafisária).

TRATAMENTO

- Investigação e controle das causas subjacentes específicas.
- Suplementação de fosfato: 0,5 a 1 mMol de fósforo elementar/kg/dia ou 30 a 50 mg/kg/dia.
- Casos agudos: expansão do extracelular com SF 0,9% 10 a 20 mL/kg seguido da infusão EV de diurético cíclico (p. ex., furosemida 2 mg/kg), podendo ser repetida a cada 4 a 6 horas.
- Casos refratários: avaliar diálise.

HIPERCALEMIA
DEFINIÇÃO

- Potássio sérico > 6 mEq/L.

MANIFESTAÇÕES CLÍNICAS

- Arritmias cardíacas: onda T apiculada, QRS alargado, bradicardia, taquicardia, TSV, TV e FV.

ETIOLOGIAS

- Acidemia.
- Hipertonicidade.
- Deficiência de insulina.
- Necrose celular.
- Ingestão aumentada de potássio.
- Disfunção renal.
- Recém-nascidos prematuros com asfixia.
- Hipoaldosteronismo.
- Não resposta tubular a aldosterona.
- Trombocitose, leucocitose e amostra sanguínea com lise celular.
- Hemorragia intracraniana.
- Transfusão sanguínea.
- Hiperplasia adrenal congênita.

TRATAMENTO

TABELA 6.2 – TRATAMENTO

Fármaco	Dose	Início ação	Duração	Observações
Gluconato de Ca 10%	1 a 2 mL/kg	Imediato	Minutos	EV em 5 min com monitoramento ECG
NaHCO₃	1 a 2 mEq/kg	15 a 30 min	Horas	EV 10 a 30 min
Glicose + insulina	0,5 a 1 g/kg (0,1 U/kg)	30 a 60 min	Horas	EV 15 a 30 min (EV ou SC)
Furosemida	1 a 4 mg/kg	15 min a 1 horas		
Resinas trocadoras de K (kayexalate ou sorcal)	1 a 2 horas	4 a 6 horas		VO ou enema, diluído em SG 5% (diluição: 15 g/60 mL): 2 a 4 mL/kg com 1 a 2 horas de retenção, 6/6 horas

Observação: em casos refratários às medidas acima citadas avaliar início de diálise peritoneal.

HIPOCALEMIA
DEFINIÇÃO

- K sérico < 3,5 mEq/L.

MANIFESTAÇÕES CLÍNICAS (QUANDO K < 2,5 mEq/L)

- Sonolência, irritabilidade, confusão mental, podendo até entrar em coma.
- Fraqueza muscular, diminuição dos ruídos hidroaéreos e distensão abdominal.
- Depleção do segmento ST e diminuição da amplitude da onda T. Quedas mais severas: aumento da amplitude da onda P, prolongamento PR e alargamento do QRS.

ETIOLOGIAS

- Diuréticos.
- Diarreia.
- Disfunção renal.
- Drenagem por SNG.

- Baixo aporte de K.
- Alcalose.
- Digoxina.

TRATAMENTO

Assitomática

- KCl xarope 6% (0,8 mEq/mL) via oral na dose de 2,5 a 3 mEq/kg/dia a cada 6 horas.
- Na indisponibilidade de via enteral, adicionar 2 a 3 mEq/kg/dia de potássio em soro de manutenção.

Sintomáticos ou assintomáticos abaixo de 2,5 mEq/L

- Correção rápida: 0,3 a 0,5 mEq/kg/h de KCl 19,1% em 4 a 6 horas (concentração máxima de 80 a 100 mEq/L).
- Após correção rápida: manutenção no soro de 3 a 3,5 mEq/kg/dia.

HIPOMAGNESEMIA

DEFINIÇÃO

- Mg sérico < 1,5 mg/dL.

MANIFESTAÇÕES CLÍNICAS (QUANDO mg SÉRICO < 1,2 mg/dL)

- Hiperexcitabilidade neuromuscular.
- Hipertonia muscular.
- Cianose.
- Apneia.
- Convulsões tônicas focais ou generalizadas.
- Alterações ECG: prolongamento QT, diminuição da onda T e encurtamento ST.

FATORES DE RISCO

- RN de mãe diabética (hipocalcemia neonatal e redução da função paratireoide).
- RN com RCIU/PIG/prematuro.
- RN com hipocalcemia.
- RN submetido à exsanguineotransfusão com sangue citratado.
- Uso de anfotericina.

- Atresia de vias biliares.
- Hepatite neonatal.
- Diuréticos de alça e altas doses de aminoglicosídeos.
- Hiperfosfatemia.
- Hiperparatireoidismo materno.
- Hipoparatireoidismo.
- Ressecção intestinal, principalmente jejunoileal.

TRATAMENTO

Assintomático

- Reposição oral ou aumento do aporte venoso.
- Sais de sulfato, gluconato, cloreto ou citrato – 100 a 200 mg/kg/dia a cada 6 a 8 horas.

Sintomático

- $MgSO_4$ 50%: 0,2 a 0,4 mEq/kg EV de 15 a 60 minutos ou IM a cada 8 ou 12 horas.
- Antídoto: GluCa 10%: 100 a 200 mg/kg se houver hipotensão ou arritmia cardíaca durante infusão do Mg.

HIPERMAGNESEMIA

DEFINIÇÃO

- Mg sérico > 2,8 mg/dL (1,15 mMol/L).

MANIFESTAÇÕES CLÍNICAS

- Depressão neuromuscular com letargia, flacidez e déficit sucção.
- Depressão respiratória.
- Atraso na eliminação de mecônio.
- Na maior parte das vezes é assintomática.
- Retardo na condução AV, parada cardiorrespiratória, hipotensão e coma.

ETIOLOGIAS

- Administração de sulfato de Mg à mãe (eclâmpsia/pré-eclâmpsia).
- Terapia neonatal com Mg: NPP prolongada, reposição no soro, enemas, antiácidos.

TRATAMENTO

- Diurético de alça + hidratação adequada para aumentar a excreção de Mg.
- GluCa 10%: 100 a 200 mg/kg.
- CaCl 10%: 20 a 70 mg/kg EV: funciona como antídoto.
- Diálise peritoneal/hemodiálise em casos graves refratários.
- Assistência cardiorrespiratória.

HIPONATREMIA

DEFINIÇÃO

- Na sérico < 128 mEq/L.

FATORES DE RISCO

- Administração excessiva ou retensão de água livre.
- Síndrome do desconforto respiratório.
- Hiperbilirrubinemia.
- Necrose tubular aguda.
- Policitemia.
- Baixo aporte de Na na alimentação.
- Drogas: furosemida, dopamina, tolazolina, PGE2 e aminofilina.
- Injúria ao SNC causando SSIHAD (síndrome da secreção inapropriada de hormônio antidiurético).
- Diarreia e vômitos.
- Hidrocefalia com derivação externa.
- Hiperplasia congênita de adrenal.

TRATAMENTO

- Se sintomatologia ou se Na < 120 mEq/L.

$$\text{Déficit de Na (mEq)} = \text{(Na desejado – Na encontrado)} \times \text{peso (kg)} \times 0,6$$

- Agudos Na desejado = 130.
- Crônicos Na desejado = 120.

- Usar NaCl na concentração de 3% e administrar em 4 a 6 horas; sem ultrapassar a velocidade infusão de 5 mEq/kg/H (10 mL/kg/h) nas agudas e 2,5 mEq/kg/h (5 mL/kg/h) nas crônicas.
- Não elevar o Na mais que 10 a 12 mEq/L nas primeiras 24 horas.
- Diálise, se as medidas anteriores não forem eficientes.

COMPLICAÇÕES

- Aumento brusco pode causar desmielinização osmótica da ponte à mielinólise central pontina:
  - Paraparesia.
  - Quadriplegia.
  - Disartria.
  - Disfagia.
  - Alterações da consciência.
  - Coma.

DIAGNÓSTICO DIFERENCIAL DE HIPONATREMIA NO RN

- Insuficiência renal.
- Insuficiência adrenal.
- SSIADH.
- Variante de Barther. No período intrauterino, ocorre polidrâmnio. No período neonatal, ocorre alcalose metabólica hipocalêmica, natriurese e hipercalciúria, podendo associar-se a nefrocalcinose e osteopenia.

HIPERNATREMIA

DEFINIÇÃO

- Na sérico > 150 mEq/L.

FATORES DE RISCO

- Peso de nascimento < 1.500 g.
- IG < 28 semanas.
- RN sob fototerapia, calor irradiante, febre, hipertermia.
- RNMBP, recebendo glicose a 10% com glicosúria e diurese osmótica.

- Diarreia, causando desidratação.
- Infusão de: bicarbonato de Na, NaCl, plasma, heparina, corticosteroides e indometacina.
- Diabetes *insipidus* central e nefrogênico.
- Hiperaldosteronismo primário.
- Mediações: anfotericina, hidantoína, aminoglicosídeo.

TRATAMENTO

- Expansão com 10 a 20 mL/kg de solução isotônica.
- Aumento da oferta hídrica.
- Diminuição da oferta de Na em 30% do que estava recebendo devido ao risco de edema celular.
- Não reduzir a natremia em mais 0,5 a 1 mEq/kg/h.
- Tratar a causa básica.
- Casos graves (> 170 mEq/L): reposição venosa do déficit de água.

$$\text{Déficit de água (litros)} =$$
$$[(Na - 140)/140] \times peso \times 0,6$$

- Em paciente normovolêmico, acrescentar o déficit de H_2O ao soro de manutenção em 48 horas na forma de SG 5% com Na de 20 a 30 mEq/L.
- Diálise, se as medidas anteriores não forem eficientes.

COMPLICAÇÕES

- Aumento do risco de hemorragia peri e intraventricular em RN prematuros.

HIPOFOSFATEMIA

DEFINIÇÃO

- P sérico < 4,5 mg/dL.
- Moderada: 1,5 a 2,5 mg/dL.
- Grave: < 1,5 mg/dL.

A hipofosfatemia ocorre em até 60% dos bebês prematuros que recebem nutrição parenteral.

Recém-nascidos de muito baixo peso devem receber 60 a 80 mg/kg/d de Ca e 45 a 60 mg/kg/d de P. A relação de Ca e P para uma melhor retenção de mineral é obtida com relação de 1,7 para 1.

ETIOLOGIAS

- Alcalose respiratória.
- Deficiência de fosfato na dieta, antiácidos, quelantes de fosfato, síndrome de má absorção, vômitos.
- Uso de Bic Na, retenção hídrica, hipopotassemia e hipo Mg.
- Síndrome de realimentação do desnutrido grave.
- Hiperparatireoidismo.
- Distúrbios na reabsorção renal de fosfato.
- Uso de diuréticos e soluções salinas.

QUADRO CLÍNICO

- Disfunção respiratória.
- IRA e diminuição da oxigenação periférica.
- Miopatias com fraqueza e mialgia.
- Bradicardia sinusal.
- Hipofosfatemia crônica: falência cardíaca congestiva e desmineralização óssea.
- Distúrbios hematológicos.

TRATAMENTO

- Terapêutica oral é preferível: 30 mg P elementar/kg/d.
- Casos graves: terapia endovenosa.
- Dose: 1 a 2 mmMol/kg/d ou correção com 3 a 4 mg Pi/kg em 6 horas.

HIPERFOSFATEMIA

DEFINIÇÃO

- Nível sérico de fósforo > 7 mg/dL.

ETIOLOGIAS

- Mais comuns: insuficiência renal aguda e crônica com excreção de fósforo reduzida (TFG < 30 mL/min).

- Outras causas: síndrome de lise tumoral, infusão rápida de fosfato de potássio e uso de enema de fosfato de sódio.

QUADRO CLÍNICO

- Relacionados com hipocalcemia (precipitação dos sais de cálcio): crises convulsivas, coma e disritmia e até PCR.
- Produto Ca × P em latentes > 80 promovem calcificação em tecidos moles.

TRATAMENTO

- Tratar doença de base.
- Infusão de solução salina.
- Diálise peritoneal nos casos graves.

DISTÚRBIOS DO EQUILÍBRIO ÁCIDO-BASE

ACIDOSE METABÓLICA

Definição

- Distúrbio provocado pela diminuição da concentração sérica do bicarbonato com consequente diminuição do pH (pH < 7,35).
- Pode ocorrer com ânion *gap* aumentado ou normal.

$$\text{Ânion } gap = (\text{Na sérico}) -$$
$$[(\text{C1 sérico}) + (\text{HCO}_3 \text{ sérico})]$$
Valores normais: de 7 a 13 mEq/

Manifestações clínicas

- Hiperventilação com hipocapnia (taquipneia compensatória).
- Taquicardia.
- Distensão abdominal, íleo adinâmico e vômitos.
- Vasodilatação do território arterial e vasoconstrição venosa.

Para diferenciação de acidose simples ou mista, usar a fórmula de Winter's:

$$\text{PCO}_2 \text{ esperado (mmHg)} =$$
$$(1,5 \times \text{bicarbonato}) + 8 \pm 2$$

ETIOLOGIAS

Aumento ânion GAP

- Acidose láctica (asfixia, hipotermia, choque, sepse, síndrome do desconforto respiratório [SDR]).
- Erros inatos do metabolismo.
- Falência renal.
- Acidose metabólica tardia.
- Excesso de infusão de fluidos com cloro.

Ânion GAP normal

- Perda de bicarbonato renal (imaturidade, acidose tubular renal, inibidores da anidrase carbônica).
- Perda gastrintestinal (ileostomia, fístula e diarreia).
- Expansão do líquido extracelular.
- Deficiência de aldosterona.

AVALIAÇÃO DOS ERROS INATOS DO METABOLISMO

Muitos erros inatos do metabolismo (como acidemias orgânicas e aminoacidemias) são associados à acidose metabólica com AG aumentado. Muitos desses diagnósticos estão incorporados no "teste do pezinho", mas em alguns casos investigações específicas são necessárias. Defeitos no ciclo da ureia podem apresentar sintomas neurológicos, letargia, coma, convulsões e alterações gastrintestinais, como vômitos, que apesar de não apresentar acidose metabólica pode sobrepor alterações semelhantes em acidemias orgânicas e aminoacidemias.

Erros inatos do metabolismo associados à acidose metabólica

- Acidose lática primária.
- Acidemias orgânicas.
- Deficiência de piruvato carboxilase.

- Deficiência de piruvato hidroxilase.
- Galactosemia.
- Intolerância hereditária a frutose.
- Doença de acúmulo de glicogênio – glicogenoses.

TRATAMENTO

- Tratar o fator causal.
- Para RNs em UTI, com instabilidade clínica e/ou hemodinâmica e severa acidose o Bic Na poderá ser administrado por via EV cuja decisão será individualizada para cada caso:
  - *Shock* com acidose lática e pH < 7,1 e/ou BE –8 a –10 adequadamente ventilado.
  - Acidemias orgânicas.
  - Hipercalemia.
  - Cardiopatia congênitas complexas.
- Se indicado, o bicarbonato de Na deverá ser administrado por via EV na dose de 0,5 a 1 mEq/kg em 30 minutos ou calculado pela equação:

$$Bic\ Na\ (mEq) = BE \times 0,3 \times Peso$$

Se for Bic de Na 8,4% então diluir na proporção 1:4 (concentração a 2%) em AD e administrar EV em 4 a 6 horas (max 1 mEq/kg/h):

$$Bicarbonato\ (mEq/L) = \\ déficit\ base\ (BE) \times 0,3 \times peso\ (kg)$$

RN grave com quadro clínico evidente

- Diluição do bicarbonato em 0,5 mEq/mL.
- Infusão máxima de 1 mEq/kg/min.
- Tempo de administração de 30 a 60 minutos.
- Dose total: 2 mEq/kg.

RN mais estáveis com quadro clínico leve/moderado

- Diluir o bicarbonato em água destilada na proporção de 1:4 (isto é, na concentração de 2%), com infusão durante 6 a 8 horas.
- Infusão máxima: 1 mEq/kg/hora.

RN prematuro com acidose metabólica compensada

- Não apresentando níveis de correção, com antecedente de anóxia neonatal, manter bicarbonato de Na (2 mEq/kg) na solução de manutenção nas 24 horas.

COMPLICAÇÕES DO USO DE BICARBONATO DE SÓDIO

- Hipóxia tecidual e hipercatabolismo (por aumento abrupto da afinidade de O_2 pela hemoglobina)
- Hipocalcemia e hipernatremia.
- Risco de hemorragia peri-intraventricular nos prematuros < 34 semanas de idade gestacional.
- Injúria miocárdica/deterioração da função cardíaca.

ALCALOSE METABÓLICA

Definição

- Distúrbio caracterizado por elevação primária do bicarbonato plasmático e por redução concomitante da concentração do cloreto com aumento do pH arterial (> 7,45).

Manifestações clínicas

- Confusão mental, parestesias, espasmo musculares, predisposição a convulsões (por hipocalcemia).
- Fraqueza muscular, arritmias cardíacas refratárias ao uso de digital – associadas a hipocalemia.
- Obstipação intestinal, poliúria e polidipsia – associadas a hiponatremia.
- Anorexia e deficiência do crescimento.
- Hipoxemia e hipercapnia – por hipoventilação.

Etiologias

Administração de substâncias alcalinas
- Bicarbonato.
- Carbonato.

- Acetato.
- Citrato.

Perdas de íons hidrogênio
- Gastrintestinais: estenose hipertrófica de piloro e diarreias.
- Hiperplasia adrenal congênita.
- Hiperaldosteronismo.
- Síndrome de Bartter.
- Perda exagerada de cloretos: uso de diuréticos, grandes débitos por sondas gástricas.
- RN em prematuros em uso prolongado diuréticos.

Tratamento
- Tratar fator causal.
- Suspender administração de substâncias alcalinas.
- Corrigir distúrbios hidroelétrolíticos.
- Espironolactona, para bloqueio da atividade mineralocorticoide.

ACIDOSE RESPIRATÓRIA
Definição
- Distúrbio deflagrado pela retenção primária do gás carbônico.

Etiologias
- Alterações medulares, neuromusculares ou musculares.
- Alterações caixa torácica: tocotrauma, fadiga muscular, paralisia do nervo frênico e malformações de coluna.
- Obstruções de vias respiratórias superiores: laringite e paralisia de cordas vocais.
- Alteração de vias respiratórias inferiores: SDR, taquipneia transitória do recém-nascido (TTRN), pneumonia, SAM, edema agudo de pulmão, embolia pulmonar, pneumotórax e DBP.
- Alterações do SNC: depressão por drogas ou HIC.

Manifestações clínicas
- Rubor facial e de extremidades.
- Sangramentos em pontos de punção.
- Dispneia.
- Alteração do sensório, geralmente associada a hipoxemia e sinais de hipertensão intracraniana.

Tratamento
- Tratar fator causal.
- Ventilação pulmonar mecânica adequada, se necessário.

ALCALOSE RESPIRATÓRIA
Definição
- Distúrbio deflagrado pela eliminação excessiva de gás carbônico pelos pulmões. A causa mais comum é secundária a hiperventilação em RN sob ventilação mecânica.

Etiologias
- Febre.
- Sepse.
- TTRN.
- Pneumonia aspirativa leve.
- Desordens do SNC.
- Hiperventilação iatrogênica.

Manifestações clínicas
- SNC: confusão mental e alterações do sensório devidas ao hipofluxo cerebral.
- Sistema cardiovascular: efeito depressor no miocárdio.

Tratamento
- Tratar fator causal.
- Manter $paCO_2$ > 45 mmHg, evitando-se vasoconstrição cerebral.
- Em prematuros, tolerar hipercapnia permissiva com valores de ph entre 7,25 e 7,35 e $paCO_2$ entre 50 e 60 (ventilação protetora).
- Ajuste de parâmetros ventilatórios.

TABELA 6.3 – CONCENTRAÇÕES DOS ELETRÓLITOS	
Eletrólitos	**Apresentações**
Cloreto de sódio 20%	Na: 3,42 mEq/mL Cl: 3,42 mEq/mL
Cloreto de potássio 19,1%	K: 2,56 mEq/mL Cl: 2,56 mEq/mL
Gluconato de cálcio 10%	Ca: 0,44 mEq/mL C6H11O7: 0,44 mEq/mL
Cloreto de Cálcio 10%	Ca: 1,36 mEq/mL
Sulfato de magnésio 25%	MG: 2,02 mEq/mL SO4S: 2,02 mEq/mL
Bicarbonato 8,4%	HCO_3: 1 mEq/mL
Xarope de fosfato	38,5 mg/mL
Xarope de potássio 6%	0,8 mEq/mL
Fosfato de potássio 20%	K: 2 mEq/mL P: 2 mEq/mL

REFERÊNCIAS BIBLIOGRÁFICAS

1. David H, Adamkin MD. Committee on Fetus and Newborn – Clinical report Postnatal glucose homeostasis in late-preterm and term infants Pediatrics. Março 2011; 127(3).
2. Fanaroff AA, Martin RJ. Neonatal-perinatal medicine, diseases of the fetus and infant. 7. ed. St Louis: Mosby. 2002; 619-34.
3. Devaskar G. Avery's diseases of the newborn. 9. ed. Elsevier Saunders. 2012; 31 – Capítulo 31.
4. Hemachandra AH, Cowett RM. Neonatal hyperglycemia. Pediatrics em Review. 1999; 20:16-24.
5. Klaus & Fanaroff. Alto risco em neonatologia. tradução da 6. ed. Elsevier Saunders. 2015. Capítulo 12.
6. Polin RA, Fox WW, Abman SH. Fetal and neonatal physiology. 3. ed. Philadelphia: Saunders, 2004; 323-41.
7. Sartório RL. Hipoglicemias. In: Monte O, Longui CA, Calliari LE. Endocrinologia para o pediatra. São Paulo: Atheneu; 1998; 291-302.

7

Nutrição Parenteral Prolongada

- Francisco Paulo Martins Rodrigues
- Luciana Oliveira Martins Pereira de Almeida

INTRODUÇÃO

Iniciar nas primeiras 24 horas de vida em todos os recém-nascidos nos quais a nutrição enteral esteja contraindicada. As indicações absolutas são:

- **Clínicas:** enterocolite necrosante, íleo meconial, íleo paralítico secundário a doença generalizada, oxigenação por membrana extracorpórea (ECMO) e prematuridade (< 1.500 g e/ou < 30 semanas).
- **Cirúrgicas:** onfalocele, gastrosquise, atresia intestinal e de esôfago, peritonite meconial, hérnia diafragmática, síndrome do intestino curto e doença Hirschprung.

VIAS DE ADMINISTRAÇÃO

CATETER PERIFÉRICO

- Utilizado quando a osmolaridade da nutrição parenteral prolongada (NPP) estiver entre 300 e 900 mOsm/L.
- Má tolerância à infusão de glicose e de cálcio, gerando esclerose venosa. A concentração máxima de glicose em acesso periférico é de 12,5%.

CATETER CENTRAL

- Quando houver necessidade de alta oferta de nutrientes (concentração máxima de glicose: 25%), tempo prolongado de NPP e acesso venoso periférico difícil.

NECESSIDADES HÍDRICAS

Iniciar com 70 a 80 mL/kg/dia de fluido, aumentar de 10 a 20 mL/kg/dia até atingir a necessidade hídrica de 150 a 170 mL/kg/dia. Evidências demonstram que a hidratação em excesso é prejudicial e a restrição hídrica nos primeiros dias parece ser benéfica. É permitida perda de peso de 2 a 3% ao dia e máxima de 10% nos primeiros dias. Os ajustes de volume devem ser frequentes na primeira semana de vida.

De acordo com a Tabela 7.1 com IG, peso e dias de vida da ingestão de líquido recomendado na primeira semana pós-natal (mL/kg/dia).

MANEJO NUTRICIONAL

As necessidades calóricas do recém-nascido por via parenteral, em torno de 100 cal/kg/dia, são distribuídas em:

- Hidratos de carbono: 55 a 65%.
- Lipídios: 35 a 50%.
- Proteínas: 15%.

As recomendações das doses diárias dos nutrientes, eletrólitos, oligoelementos e multivitaminas estão dispostas nas Tabelas 7.1 e 7.2. A recomendação nos RNPT > 1.000 g é iniciar com

O RECÉM-NASCIDO E CONDIÇÕES ESPECIAIS | SEÇÃO 2

TABELA 7.1 – RECOMENDAÇÕES DE VOLUME DIÁRIO (ML/KG)

Dias após nascimento	1º dia	2º dia	3º dia	4º dia	5º dia	6º dia
RNT	60 a 70	80 a 90	100	120	140	160
RNPT > 1.500 g	60 a 80	80 a 100	100 a 120	120 a 150	140 a 160	140 a 160
RNPT < 1.500 g	80 a 90	100 a 110	120 a 130	130 a 150	140 a 160	160 a 180

RNT: recém-nascido de termo; RNPT: recém-nascido pré-termo.
Fonte: Koletzko *et al.* (2005).

TABELA 7.2 – RECOMENDAÇÕES DIÁRIAS DE NUTRIENTES

Nutrientes	< 1.250 g	1.250 a 1.500 g	> 1.500 g
Glicose a 50%			
Início	4 mg/kg/min	4 a 5 mg/kg/min	4 a 6 mg/kg/min
Aumento diário	1 a 2 mg/kg/min	1 a 2 mg/kg/min	2 mg/kg/min
Máximo	10 mg/kg/min	10 a 12 mg/kg/min	12 mg/kg/min
Aminoácido a 10%			
Início	2 g/kg/dia	2 g/kg/dia	2,5 a 3 g/kg/dia
Aumento diário	0,5 a 1 g/kg/dia	0,5 a 1 g/kg/dia	0,5 a 1 g/kg/dia
Máximo	3,5 a 4 g/kg/dia	3,5 g/kg/dia	3,5 g/kg/dia
Lipídio a 20%			
Início	0,5 a 1 g/kg/dia	2 g/kg/dia	2,5 a 3 g/kg/dia
Aumento diário	0,5 a 1 g/kg/dia	0,5 a 1 g/kg/dia	0,5 a 1 g/kg/dia
Máximo	2,5 a 3,5 g/kg/dia	3 a 3,5 g/kg/dia	3,5 a 4 g/kg/dia

Fonte: autoria própria.

lipídio em solução de TCM e TCL a 20% e nos < 1.000 g iniciar com *Smof Lipid* a 20% (ricas em ômega-3, mais bem toleradas).

A oferta calórica, principalmente, em recém-nascidos prematuros deve ser de pelo menos 90 a 120 kcal/kg/dia. Além disso, com o objetivo de prevenir a deficiência energética, sugere-se que a oferta de aminoácidos neste grupo deve atingir 3 g/kg/dia até o segundo dia de vida.

Os eletrólitos devem ser iniciados na NPP quando a diurese já estiver estabelecida e depois dos controles laboratoriais iniciais. Iniciar suplementação de sódio e potássio quando estes estiverem abaixo de 135 mEq/dL e 4 mEq/dL, respectivamente. Após a 1ª semana de vida o incremento mais elevado de sódio pode beneficiar o crescimento e o neurodesenvolvimento do prematuro extremo. A razão cálcio/fósforo entre 1,3:1 e 1,7:1 é recomendada para a mineralização óssea adequada.

Os oligoelementos e multivitaminas devem ser iniciados desde o primeiro dia de vida, principalmente a suplementação de zinco e selênio (Tabela 7.3).

44

GUIA DE BOLSO DE NEONATOLOGIA | CAPÍTULO 7

TABELA 7.3 – RECOMENDAÇÕES DAS DOSES DE ELETRÓLITOS, OLIGOELEMENTOS E MULTIVITAMINAS

Eletrólitos	Dose	mEq/mL
Sódio (NaCl 20%)	2 a 4 mEq/kg/dia	3,4 mEq Na
Potássio (KCl 19,1%)	2 a 3 mEq/kg/dia	2,5 mEq K
Cálcio (GluCa 10%)	50 mg/kg/dia (1 a 2 mEq/kg/dia)	0,44 mEq Ca
Fósforo (fósforo orgânico)	25 mg/kg/dia (0.5 a 1 mEq/kg/dia)	0,33 mMol P 0,66 mEq Na
Magnésio (SulfMg 10%)	0,3 a 0,5 mEq/kg/dia	0,8 mEq Mg
Oligoelementos e multivitaminas	1 mL/kg/dia	

Fonte: autoria própria.

COMPLICAÇÕES DA NPP RELACIONADAS COM OS NUTRIENTES

- Lipídios: infecção fúngica, hiperbilirrubinemia e colelitíase.
- Aminoácidos: alteração das funções renal (aumento de ureia e amônia) e hepática (colestase com aumento de BD, FA e gama GT).
- Glicose: hiper ou hipoglicemias.
- Distúrbios eletrolíticos.

TABELA 7.4 – ESQUEMA PARA MONITORAMENTO DURANTE NPP

Bioquímica	Controles
Controle de glicemia capilar (dextro)	Diariamente
Controle de eletrólitos	2× na semana
Controle gasométrico	Se necessário
Função renal (ureia e creatinina)	1× na semana
Função hepática	1× na semana
Triglicérides	2× na semana
Densidade urinária	Diariamente
Peso do RN	Diariamente

Fonte: autoria própria.

CONTROLE GLICEMIA CAPILAR (DX)

- Meta é manter Dx entre 45 e 120 mg/dL.
- Níveis acima de 110 mg/dL: não aumentar a velocidade de infusão de glicose (VIG).

- Níveis acima de 150 mg/dL: redução da VIG, se glicosúria positiva.

Solução de lipídio a 20% deve ser protegida da luz e seu monitoramento é realizado pelo controle dos triglicerídeos, sendo:
Níveis acima 150 mg/dL: intolerância iminente;
Níveis acima 200 mg/dL: reduzir ou interromper a dose de lipídio.

TABELA 7.5 – FATORES DE CORREÇÃO DE ALGUNS NUTRIENTES

Cálcio	40 mg = 1 mMol = 2 mEq
Fósforo	31 mg = 1 mMol = 1 mEq
Magnésio	24 mg = 1 mMol = 2 mEq
Sódio	23 mg = 1 mMol = 1 mEq
Potássio	39 mg = 1 mMol = 1 mEq
Cloreto	35 mg = 1 mMol = 1 mEq

Fonte: autoria própria.

MOMENTO IDEAL PARA A SUSPENSÃO DA NPP

À medida que a dieta enteral é aumentada deve-se reduzir o volume de NPP gradualmente. Esta deve ser suspensa quando a oferta energética enteral alcançar 80 a 100 kcal/kg/dia.

O monitoramento bioquímico durante o uso da NPP está descrito na Tabela 7.4. A Tabela 7.5 descreve os fatores de correção de alguns nutrientes.

REFERÊNCIAS BIBLIOGRÁFICAS

1. Aguiar CR, Costa HPF, Rugolo LMSS, Sadeck LSR, Costa MTZ et al. O recém-nascido de muito baixo peso – SBP. 2. ed. São Paulo: Atheneu, 2010; 14:169-92.
2. Ministério da Saúde – Série A. Normas e Manuais Técnicos – Atenção à saúde do recém-nascido, guia para os profissionais de saúde e cuidados com o recém-nascido pré-termo – Nutrição parenteral – vol. 4. 2011; 34:43-63. Disponível em: http://bvsms.saude.gov.br/bvs/ publicacoes/atencao_recem_nascido_%20 guia_profissionais_ saude_v4.
3. Koletzko B, Poindexter B, Uauy R. Nutritional care of preterm infants. Editora Karger, 2014; 110:49-66.
4. Procianoy RS, Leone CR. PRO RN Programa de atualização em neonatologia. Editora ArtMed Panamericana. 2015; 12(4):65-98.
5. Schanler RJ. Parenteral nutrition in premature infants. Up To Date 2012. Disponível em: http://www.uptodate.com/contents/parenteral-nutrition-in-premature-infants.
6. Segre CAM, Costa HPF, Lippi UG. Perinatologia: fundamentos e prática. 3. ed. Editora Sarvier; 2015; 732-58.
7. Baker RD, Baker SS, Briggs J, Bojczuk G. Parenteral nutrition in infants and children – Up To Date 2020. Disponível em: https://www.uptodate.com/contents/parenteral-nutrition-in-infants-and-children.

8

Alimentação Enteral no Recém-Nascido

■ Francisco Paulo Martins Rodrigues

RN TERMO

- Instituir aleitamento materno o mais precoce possível: dentro da primeira hora após o parto.
- Se fórmula láctea: iniciar com 10 mL/mamada e progredir conforme livre demanda.

INDICAÇÕES DE FÓRMULA LÁCTEA

- Hipoglicemia que não melhora após seio materno, de acordo com protocolo específico.
- Erros inatos do metabolismo.
- Desidratação aguda e/ou perda de peso excessiva (10 a 15%) que não melhora com a rotina de amamentação.
- Mãe ausente ou com instabilidade clínica.
- Uso materno de medicações que contraindiquem o aleitamento materno.
- Doença materna que contraindique o aleitamento materno (HIV, HTLV 1 e 2).

RN PRÉ-TERMO

- Suporte nutricional enteral o mais precoce possível: idealmente primeiras 24 horas de vida:
  - Preferencialmente leite humano.
  - Retardar o início da alimentação quando:

- Anóxia neonatal grave.
- Desconforto respiratório.
- Sepse.
- Instabilidade hemodinâmica.
- Convulsões.
- Malformações do trato gastrintestinal.
- Métodos de administração da dieta:
  - Via oral:
    - IG > 32 a 34 semanas.
    - Coordenação sucção-deglutição.
    - Estabilidade hemodinâmica.
  - Via gavagem por sonda gástrica:
    - IG < 32 semanas;
    - PT que requerem combinação via oral e gavagem;
    - RN impossibilitado ou com dificuldade de oferta VO;
    - Via gavagem contínua por bomba de infusão 30 a 60 minutos quando houver intolerância com gavagem intermitente.
- Esquema de alimentação:
  - Início: nutrição enteral mínima (NEM) – 10 a 20 mL/kg/dia e a cada 3 a 6 horas dependendo da idade gestacional, peso de nascimento e quadro clínico.
  - Confirmada boa tolerância, progredir com o volume da dieta:

- RN com peso < 1.500 g: 2 a 3 mL por mamada por dia ou 10 a 20 mL/kg/dia.
- Considerar avanços mais rápidos e maiores quando RN estiver recebendo volume > 100 mL/kg/dia, tendo o cuidado de não ultrapassar 30 mL/kg/dia.

BENEFÍCIOS DA ENTERAL MÍNIMA

- Menos intolerância gástrica.
- Menor incidência de colestase.
- Menor tempo de uso de nutrição parenteral.

- Estimulação de hormônios intestinais com melhora da motilidade intestinal.

COLOSTROTERAPIA

- Benefício maior nos menores de 28 semanas.
- Início nas primeiras 48 horas de vida: 0,1 mL de colostro materno em cada canto da boca do RN a cada 3 horas.
- Fornece IgA secretora e lactoferrina.
- Reduz a incidência de sepse neonatal e melhora a aceitação alimentar.

TABELA 8.1 – NECESSIDADES DE NUTRIENTES NO RECÉM-NASCIDO PREMATURO (RNPT)

Nutriente	Período de transição (nascimento – 7º dia)	Período de crescimento estável (7º dia – saída da UTI)	Período de acompanhamento (Até 1 ano após saída da UTI)
Água (mL/kg)	Variável	120 a 200	120 a 160
Energia (Kcal/kg)	70 a 80	105 a 135	100 a 120
Proteína (g/kg)	1,0 a 3,0	3,5 a 4,0 (< 1 kg) 3,0 a 3,6 (> 1 kg)	2,2
Gordura (g/kg)	0,5 a 3,6	4,5 a 6,8	4,4 a 7,3
Carboidratos (g/kg)	5,0 a 20,0	7,5 a 15,5	7,5 a 15,5
Cálcio (mmol/kg)	1,5 a 2,0	4,0 a 6,0	6,3 mmol/dL (l. humano) 9,4 mmol/dL (fórmula)
Fósforo (mmol/kg)	1,0 a 1,5	2,5 a 3,8	3,4 mmol/dL (l. humano) 8,8 mmol/dL (fórmula)
Magnésio (mmol/kg)	0,20 a 0,25	0,2 a 0,4	0,2 a 0,6
Sódio (mmol/kg)	1,0 a 3,0	2,5 a 4,0	2,0 a 3,0
Cloro (mmol/kg)	1,0 a 3,0	2,5 a 4,0	2,0 a 3,0
Potássio (mmol/kg)	2,5 a 3,5	2,5 a 3,5	2,5 a 3,5

TABELA 8.2 – COMPOSIÇÃO NUTRICIONAL DE FÓRMULAS COMUNS EM 100 mL

Fórmula	NAN I	Pré-NAN	Aptamil	Aptamil pré	Enfamil premium	NAN supreme 1
Energia (cal)	67	70	66	80	75	67
Carboidratos (g)	7,5	8,0	7,5	7,7	8,4	7,9
Proteínas (g)	1,2	2,0	1,5	2,4	1,6	1,3
Gorduras (g)	3,6	3,4	3,3	4,4	4,0	3,4
Cálcio (mg)	41	70	56	100	58	47
Ferro (mg)	0,8	1,1	0,8	0,9	1,3	0,72
Sódio (mg)	15	26	18	40	20	26
Potássio (mg)	66	75	61	90	81	74
Fósforo (mg)	21	45	28	53	32	25
Magnésio (mg)	4,6	7,7	5,0	10	6,0	6,7
Relação (Ca/P)	1,95	1,55	2,0	2,0	1,81	–

GUIA DE BOLSO DE NEONATOLOGIA | CAPÍTULO 8

TABELA 8.3 – COMPOSIÇÃO NUTRICIONAL DE FÓRMULAS ESPECIAIS EM 100 mL

Fórmula	Alfaré	Pregomin	Neocate	Infatrini
Valor energético	70	66	71	100
Carboidratos (g)	7,7	6,8	8,1	10,3
Proteínas (g)	2,1	1,8	1,95	2,6
Gorduras (g)	3,6	3,5	3,45	5,4
Cálcio (mg)	54	50	49	–
Ferro (mg)	0,84	0,8	1,05	–
Sódio (mg)	35	18	18	25
Potássio (mg)	88	65	63	93
Fósforo (mg)	36	28	35	–
Magnésio (mg)	8,4	6	5,1	–
Relação (Ca/P)	1,5	1,8	1,4	–

TABELA 8.4 – CONCENTRAÇÃO NO FM85 E NOS TRIGLICÉRIDES DE CADEIA MÉDIA (TCM)

	FM85 (1 g + 20 mL de LM)	TCM (por mL)
Valor energético	17	8,32
Carboidratos (g)	2,1	0
Proteínas (g)	0,4	0
Gorduras (g)	0,7	0,92
Cálcio (mg)	21	0
Ferro (mg)	0,35	0
Sódio (mg)	8,2	0
Potássio (mg)	24	0
Fósforo (mg)	12	0
Magnésio (mg)	1,4	0
Relação (Ca/P)	1,5	0

REFERÊNCIAS BIBLIOGRÁFICAS

1. Cooke RJ. Neonatal nutrition. Semin Neonatol. 2001; 363-449.
2. Feferbaum R, Falcão MC. Nutrição do recém--nascido. São Paulo: Atheneu; 2005.
3. Fichas técnicas de Produtos Nestlé–NAN Supreme I e FM85.
4. Lee J et al. Oropharyngeal colostrum administrationin extremely premature infants: an RCT. Pediatrics. 2015; 135(2):357-66.
5. Nutriservice. Disponível em: URL: www.nutriservice.com.br.
6. Rodriguez NA et al. A pilot study to determine the safety and feasibility of oropharyngeal administration of own mother's colostrum to extremely low birth weight infants. Adv Neonatal Care. 2010; 10(4):206-12.

9

Níveis de Recomendação de Fármacos para Tratamento de Condições Comuns e Uso de Outras Substâncias durante a Amamentação

- Mariana Menezes Azevedo
- Francisco Paulo Martins Rodrigues

INTRODUÇÃO

Considerando os benefícios indiscutíveis do aleitamento materno, devemos ter conhecimento para recomendação e determinação dos medicamentos compatíveis com a manutenção do aleitamento materno. Nesta avaliação devemos abranger a necessidade da terapia em questão considerando equilibrar os riscos e os benefícios, a segurança do fármaco e, por fim, se está liberado para uso durante amamentação. Descreveremos a compatibilidade com o aleitamento materno dos principais fármacos utilizados com base nas recomendações atuais. A classificação de risco das medicações utilizada nas tabelas a seguir foi baseada na última publicação por Hale, em 2019, na obra intitulada *Medications and Mothers Milk*:

- *Compatíveis durante amamentação:* existem estudos controlados realizados em mulheres durante a amamentação suficientes para assegurar a ausência de risco.
- *Possivelmente compatíveis com a amamentação:* ausência de estudos controlados ou na presença destes, os dados são limitados para justificar total compatibilidade, mas sem evidência de risco.
- *Possivelmente perigosos durante a amamentação:* cautela para recomendação, devem ser avaliados criteriosamente os riscos e os benefícios do uso.
- *Perigosos durante a amamentação:* o aleitamento deve ser contraindicado no caso do uso dessas medicações, existem riscos comprovadamente demonstrados em estudos.

O RECÉM-NASCIDO E CONDIÇÕES ESPECIAIS | SEÇÃO 2

FÁRMACOS UTILIZADOS NO TRATAMENTO DE CONDIÇÕES COMUNS

TABELA 9.1 – FÁRMACOS UTILIZADOS NO TRATAMENTO DE CONDIÇÕES COMUNS

Classes farmacológicas	Compatível com amamentação	Possivelmente compatível com amamentação	Possivelmente perigoso durante amamentação	Perigoso durante amamentação
Analgésicos/ antipiréticos	Paracetamol	AAS	Dipirona	
Analgésicos opioides	Alfentanil Metadona Nalbufina Propoxifeno	Morfina Oxicodona Remifentanil Pentazocina Tramadol	Codeína Meperidina	
Tratamento de enxaqueca	Naratriptano Rizatriptano Almotriptano Eletriptano Frovatriptano	Ergotamina Flunarizina		
Corticosteroides	Prednisona Prednisolona Metilprednisolona	Dexametasona Hidrocortisona Betametasona Budesonida Ciclesonida Fluticasona		
Relaxantes musculares	Baclofeno	Ciclobenzaprina Metaxalona Metocarbamol Orfenadrina	Dantrolene Clorzoxazona Tizanidina	
Anti-histamínicos	Loratadina Desloratadina Dimenidrinato Difenidramina Fexofenadina Hidroxizine Levocetirizina Cetirizina	Epinastina Azelastina Bronfeniramina Dextroclorfeniramina Feniramina Piritamina Cetotifeno Clorfeniramina Doxilamina Levocabastina Prometazina	Clemastina Trimeprazina	
Antibióticos	Amicacina Amoxicilina Amoxicilina + Clavutanato de potássio Ampicilina Ampicilina + Sulbactam Azitromiclna Azetreonam Bacitracina Carbenicilina Cefaclor Cefadroxil Cefazolina Cefdinir	Ácido nalidíxico Ceftarolina Ciprofloxacino Doripenem Eritromicina Estreptomicina Fidaxomicina Fosfomicina Gramicidina Hidroxiquinolina Linezolida Lomefloxacin Meropenem Neomicina	Cloranfenicol Dapsona Tigeciclina	

Continua

GUIA DE BOLSO DE NEONATOLOGIA | CAPÍTULO 9

TABELA 9.1 – FÁRMACOS UTILIZADOS NO TRATAMENTO DE CONDIÇÕES COMUNS (*CONTINUAÇÃO*)

Classes farmacológicas	Compatível com amamentação	Possivelmente compatível com amamentação	Possivelmente perigoso durante amamentação	Perigoso durante amamentação
Antibióticos	Cefditoren Cefepime Cefixime Cefoperazona Cefotaxime Cefotetan Cefoxitina Cefpodoxima Gefprozil Ceftazidima Cefpodoxima Ceftriaxona Cefalexlna Cefalotina Cefuroxima Claritromicina Clindamicina Cloxacilina Daptomicina Diloxacilina Gentamicina Imipenem Levofloxacin Metronidazol Mupirocina Nitrofurantoína Ofloxacin Oxacitina Penicilina G Pipercacilina Polimixina B Tazobactam Ticarcilina Tobramicina Trimetoprim Vancomicina	Norfloxacin Rifaximina Sulfadiazina de prata Sulfametoxazol		
Antifúngicos	Cetoconazol Fluconazol Itraconazol Miconazol Nistatina	Anfotericina B Butoconazol Capsofungin Griseofulvina Micafungina Terconazol Tioconazol Voriconazol	Flucitosina	
Antivirais	Aciclovir Lavimudina Oseltamivir Valaciclovir	Fanciclovir Ganciclovir Rimantadina Tenofovir Valganciclovir	Adefovir Boceprevir Entecavir Ribavirina Telbivunide	Abacavir Delavirdina Efavirenz Estavudina Etravirena Foscamet Indinavir Lopinavir Nevirapina Raltegravir Ritonavir Saquinavir Zidovudina

Continua

O RECÉM-NASCIDO E CONDIÇÕES ESPECIAIS | SEÇÃO 2

TABELA 9.1 – FÁRMACOS UTILIZADOS NO TRATAMENTO DE CONDIÇÕES COMUNS (*CONTINUAÇÃO*)

Classes farmacológicas	Compatível com amamentação	Possivelmente compatível com amamentação	Possivelmente perigoso durante amamentação	Perigoso durante amamentação
Anti-helmínticos	Albendazol Praziquantel	Vermectina Mebendazol Tiabendazol		
Antimaláricos	Cloroquina	Primaquina	Pirimetamina	
Tuberculostáticos	Rifampicina	Etambutol Isoniazida Pirazinamida	Cicloserina	
Anti-hipertensivos	Captopril Enalapril Hidralazina Metildopa Metoprolol Nifedipina Propranolol	Amiodipina Atenolol Benzenapril Bisoprolol Carvedilol Clonidina Doxazosin Esmolol Iloprost Lisinopril Losartan Minoxidil Pindolol Valsartan	Ambrisentan Bosentan Nadolol Sotalol	
Antiarrítmicos	Adenosina Propafenona Quinidina	Dronedarona		Amiodarona
Antidepressivos	Amitriptilina Citalopram Fluoxetina Fluvoxamina Imipramina Nortriptilina Sertralina Venlafaxina	Desvenlafaxina Duloxetina Milnacipran Mirtazapina Sulpiride Trazodona Vilazodona	Moclobenida Nefazodona	Doxepina
Antiepilépticos	Carbamazepina Fenitoína Gabapentina Lamotrigina Levetiracetam	Clonazepam Lacosamina Oxcarbazepina Topiramato Vigabatrina	Ácido valproico Fenobarbital Trimetadiona	

Fonte: autoria própria.

FÁRMACOS QUE ESTIMULAM A PRODUÇÃO DE LEITE (GALACTOGOGOS)

Revisões atuais não indicam o uso de rotina de tais sustâncias, por não haver comprovação de sua eficácia e segurança. O seu mecanismo de ação se baseia no estímulo a lactação por antagonismo ao receptor da dopamina e consequente aumento da prolactina. Algumas medicações utilizadas:

- Metocopramida.
- Domperidona.
- Risperidona.
- Clopromazina.
- Ocitocina (Sintocynon).

DROGAS DE ABUSO

Nas últimas décadas é de extrema relevância o aumento do consumo, por mulheres em idade fértil e durante a gestação, de drogas ilícitas e, na maioria dos casos, o uso não ocorre isoladamente. As complicações decorrentes do abuso de tais substâncias ocorrem diretamente no feto devido a passagem das barreiras placentária e hematencefálica dos princípios ativos das substâncias, com inúmeros agravos de ordem neurológica, cognitiva, malformações e alterações psicomotoras até síndrome de abstinência.

Tendo em vista a dimensão atual deste problema de saúde pública, a abordagem multidisciplinar no sentido de desencorajar o uso de drogas ilícitas deveria ocorrer desde a gestação e durante o período de aleitamento materno.

As drogas ilícitas são contraindicadas durante a amamentação. Quanto ao consumo de álcool e tabagismo, apesar de não haver contraindicação absoluta segundo a Academia Americana de Pediatria, estudos recentes apontam para menor tempo de aleitamento materno nas mulheres que consomem tais substâncias assim como redução da produção láctea.

TABELA 9.2 – DROGAS DE ABUSO E TEMPO RECOMENDADO DE INTERRUPÇÃO DA AMAMENTAÇÃO

Drogas	Período recomendado de interrupção da amamentação
Álcool (etanol)	2 horas por dose consumida
Anfetamina e *ecstasy*	24 a 36 horas
Cocaína e *crack*	24 horas
Fenciclidina	1 a 2 semanas
Heroína e morfina	24 horas
LSD	48 horas
Maconha	24 horas

REFERÊNCIAS BIBLIOGRÁFICAS

1. Anderson PO, Sauberan JB. Modeling drug passage into human milk. Clinical Pharmacology & Therapeutics. 2016; 100(1):42-52.
2. Hale TW. Hale's Medications & Mothers. Milk TM 2019. Nova York, NY, EUA: Springer Publishing Company; 2018.
3. Banco de dados de medicamentos e lactação (LactMed) [Internet]. Bethesda (MD): Biblioteca Nacional de Medicina (EUA); 2006.
4. Silveira MPT et al. Classificação de risco dos medicamentos usados na internação para o parto na amamentação: coorte de nascimentos de Pelotas/2015. Revista Brasileira de Epidemiologia. 2020; 23:e200026.
5. World Health Organization. Breastfeeding and maternal medication: recommendations for drugs in the eleventh WHO model list of essential drugs. 2002.
6. Ministério da Saúde do Brasil. Amamentação e Uso de Medicamentos e Outras Substâncias. 2ª Edição da Publicação "Amamentação e Uso de Drogas" Série A. Normas e Manuais Técnicos Brasília – DF; 2010.
7. Tamashiro EM, Milanez HM, Azevedo RCS. Por causa do bebê: redução do uso de drogas por gestantes. Revista Brasileira de Saúde Materno Infantil. 2020; 20(1):313-7.
8. Yamaguchi ET et al. Drogas de abuso e gravidez. Archives of Clinical Psychiatry. São Paulo. 2008; 35:44-7.
9. Frank DA et al. Growth, development, and behavior in early childhood following prenatal cocaine exposure: a systematic review. Jama. 2001; 285(12):1613-25.
10. Richardson GA, Goldschmidt L, Willford J. The effects of prenatal cocaine use on infant development. Neurotoxicology and Teratology. 2008; 309(2):96-106.
11. Hotham N, Hotham E. Drugs in breastfeeding. Aust Prescr. 2015; 38(5):156-9.
12. Spencer J et al. Common problems of breastfeeding and weaning. UpToDate.

10

Protocolo de Umidificação em Incubadora

- Ana Luiza Fogo Pereira
- Mauricio Magalhães

INTRODUÇÃO

A manutenção de temperatura corporal para o recém-nascido é um desafio, principalmente para o grupo de pacientes prematuros. Quanto menor a idade gestacional, maior será perda de água transepidérmica.

Prematuros extremos têm perdas insensíveis muito aumentadas e dificuldade na mobilização de energia para manutenção da temperatura adequada sem alguma fonte adicional de calor. Por isso, o uso de incubadoras revolucionou o manejo de recém-nascidos com hipotermia, reduzindo de maneira drástica a morbimortalidade neonatal.

Como a perda de calor está relacionada com a umidade relativa do ambiente, já é comprovado que o ajuste da umidade em incubadoras é um componente essencial nos cuidados com esse grupo de pacientes, sobretudo em menores de 1.500 g. É recomendado manter todos os pacientes menores de 30 semanas ou 1.000 g em incubadoras.

Inicialmente, a umidade adequada varia de 60 a 100%, com ajustes até 28 dias após o nascimento. É aceitável utilizar umidade de 80% durante a primeira semana de vida. Seguida por 50 a 60% nas semanas subsequentes, visando à diminuição de perdas de água e peso excessivas. Depois desse período de 28 dias, a umidificação pode permanecer entre 40 e 50%.

Critérios de transferência para berço comum: manutenção de temperatura adequada com incubadora a 29° C. Ganho de peso consistente por no mínimo 5 dias e mínimo de 1.600 g (Tabela 10.1).

TABELA 10.1 – RECOMENDAÇÃO DE UMIDIFICAÇÃO DE ACORDO COM A IDADE GESTACIONAL E O TEMPO DE VIDA

Grupo de neonatos	Semana 1	Semana 2 a 4	Após 4 semanas
< 28 semanas	Incubadora aquecida com 80% UR	50 a 60% UR	40 a 50% UR
	Contato pele a pele (final da semana 1)	Contato pele a pele	Contato pele a pele
28 a 31 semanas	Incubadora aquecida	Incubadora aquecida	Incubadora aquecida
	Contato pele a pele	Contato pele a pele	Contato pele a pele
32 a 35 semanas	Incubadora/berço	Incubadora/berço	Incubadora/berço
	Contato pele a pele	Contato pele a pele	Contato pele a pele
> 36 semanas	Berço	Berço	Berço
	Contato pele a pele	Contato pele a pele	Contato pele a pele

UR: umidade relativa.
Fonte: Fanaroff AA, Martin RJ, Walsh MC. Medicina neonatal e perinatal: doenças do feto e do neonato. 10. ed. Brasil: Elsevier, 2017.

REFERÊNCIAS BIBLIOGRÁFICAS

1. Lion A. Temperature control in the neonate. Pediatrics and Child Health. 2008 Apr 1; 18: 155-60.
2. Fanaroff AA, Martin RJ, Walsh MC. Medicina neonatal e perinatal: doenças do feto e do neonato. 10. ed. Brasil: Elsevier, 2017.
3. Roychoudhury S, Yusuf K. Thermoregulation: advances in preterm infants. NeoReviews. 2017 Dec 1; 18:692-702.

Seção 2

O RECÉM-NASCIDO E CONDIÇÕES ESPECIAIS
Parte 2 – Neurologia e Seus Distúrbios

11

Asfixia Perinatal

- Francisco Paulo Martins Rodrigues
- Mauricio Magalhães

DEFINIÇÃO

Diminuição do aporte metabólico-nutricional da mãe para o feto causando má perfusão de tecidos fetais, resultando em hipóxia, hipercapnia e acidose metabólica.

CRITÉRIOS DIAGNÓSTICOS (ACADEMIA AMERICANA DE PEDIATRIA)

- pH < 7,0 sangue arterial cordão (acidose metabólica profunda ou mista).
- APGAR 0 - 3 persistente por mais de 5 minutos.
- Alteração neurológica imediata (convulsão, hipotonia, coma, hemorragia intracraniana).
- Disfunção de múltiplos órgãos .

CAUSAS

- Maternas:
  - Hipertensão arterial crônica,
  - Eclâmpsia/pré-eclâmpsia
  - Cardiopatia.
  - Convulsões.
  - Diabetes melito.
  - Ruptura prematura de membranas.
  - Nefropatias.
  - Hemoglobinopatias.
  - Isoimunização Rh.
- Fetais:
  - Malformações congênitas.
  - Prematuridade.
  - Retardo crescimento intrauterino.
  - Pós-maturidade.
  - Infecção congênita.
  - Gemelaridade.
  - Polidrâmnio.
  - Fetos GIG.
- Durante parto:
  - Depressão respiratória por drogas.
  - Prolapso, ruptura, circular ou nó verdadeiro de cordão.
  - Placenta prévia, descolamento prematuro de placenta.
  - Apresentação anormal.
- Neonatais:
  - Imaturidade pulmonar.
  - Pneumotórax.
  - Pneumomediastino.
  - Anemia.
  - Distúrbios metabólicos.
  - Hemorragia.

AVALIAÇÃO DAS REPERCUSSÕES SISTÊMICAS – ABORDAGEM SISTÊMICA

- Cardiovasculares:
  - RX tórax: aumento da área cardíaca e congestão venosa pulmonar.
  - ECG: depressão segmento ST em V3-V4 e/ou inversão onda T em V5-V6.
  - Enzima CKMB: aumento em 5 a 10% do valor basal nas primeiras 24 horas.
  - Troponina – marcador específico de lesão.
  - ECO: diminuição da contratilidade miocárdica, insuficiência tricúspide por disfunção do músculo papilar por isquemia, detecção de malformações cardíacas.
- Respiratórias:
  - Depressão do centro respiratório.
  - Síndrome de aspiração meconial (SAM).
  - Síndrome do desconforto respiratório (SDR).
  - Síndrome da hipertensão pulmonar persistente (HP).
- Renais:
  - Necrose tubular aguda (NTA) com insuficiência renal: oligúria (diurese < 1 mL/kg/h), hematúria e proteinúria, hiponatremia e hipercalemia, aumento creatinina sérica.
- Gastrintestinais:
  - Alterações mais tardias.
  - Peristalse diminuída e retardo do esvaziamento gástrico.
  - Enterocolite necrosante (1 a 2%).
- Metabólicas:
  - Acidose.
  - Hipoglicemia.
  - Hipocalcemia.
- Hematológicas:
  - Coagulação intravascular disseminada: hemorragias sistêmicas, plaquetopenia e alteração de coagulograma.
- Hepáticas:
  - Comprometimento da produção fatores de coagulação e aumento de transaminases, bilirrubina direta e amônia sérica.

- Sistema nervoso central:
  - Exame neurológico (Sarnat).
  - USG/tomografia/ressonância de crânio: encefalopatia hipóxico-isquêmica (EHI).
  - Pré-termo: lesão predominante na matriz germinativa → hemorragia peri-intraventricular → leucomalácia periventricular.
  - Termo: lesão predominante em gânglios da base e hipotálamo.
  - aEEG/EEG na detecção e controle do tratamento das convulsões neonatais.

TRATAMENTO

- EHI:
  - Oxigenoterapia: evitar hipo/hiperóxia ou hipo/hipercapnia.
  - Glicemia: manter entre 75 e 100 mg/dL (substrato cerebral).
  - Controle ácido-básico e hidroeletrolítico.
  - Tratamento de convulsões.
  - Hipotermia neuroprotetora (veja capítulo específico).
- Cardiovasculares:
  - Dopamina e dobutamina.
  - Evitar sobrecarga volume e distúrbios metabólicos.
  - Monitorar FC, PA – manter PAM 45 a 50 mmHg, o que teoricamente mantém uma boa perfusão cerebral.
- Renais:
  - Monitorar: diurese, densidade urinária, eletrólitos e osmolaridades sanguínea e urinária para avaliar a presença de NTA ou síndrome de secreção inapropriada de ADH.
  - Valores de creatinina e sódio urinários para definir fração de excreção de sódio que pode confirmar lesão renal.
  - Diálise peritoneal se necessário.
- Gastrintestinais:
  - Jejum nos primeiros dias até estabilização clínico-laboratorial.
- Hematológicos e hepáticos:

- Correção de distúrbios metabólicos.
- Se necessário, fornecer fatores de coagulação: plasma fresco congelado, crioprecipitado e concentrado de plaquetas.
- Pulmonares:
  - Ventilação e oxigenação adequadas.
  - Tratamento específico de lesões pulmonares (SAM/SDR/HP).
  - Pode ser necessário surfactante e óxido nítrico.
- Metabólicas:
  - Correção distúrbios metabólicos.
  - Hipotermia (ver capítulo específico).

INDICADORES DE MAU PROGNÓSTICO

- Índices de APGAR persistentemente baixos.
- Convulsões precoces.
- EEG com padrão surto-supressão

- aEEG alterado: surto-supressão, contínuo de baixa voltagem, ausência do padrão ciclo sono-vigília, convulsões.
- Exame neurológico alterado já na primeira semana de vida.

REFERÊNCIAS BIBLIOGRÁFICAS

1. Poland RL, Freeman RK. American Academy of Pediatrics, American College of Obstetricians and Gynecologists – Relationship between perinatal factors and neurologic outcome. Guidelines for Perinatal care. Elk Grove Village: American Academy of Pediatrics. 1992; 221-4.

2. Rosa IRM. Asfixia perinatal. In: Marba STM, Mezzacappa Filho F. Manual de neonatologia UNICAMP. 2. ed. Rio de Janeiro: Revinter. 2009; 196-200.

3. Encefalopatia Hipóxico-Isquêmica. In: Atenção à saúde do recém-nascido – Guia dos Profissionais De Saúde. 2011; 3(28):135-48.

12

Hipotermia Neuroprotetora para Recém-Nascidos com Encefalopatia Hipóxico-Isquêmica

- Mauricio Magalhães
- Rafaela Fabri Rodrigues Pietrobom
- Gabriel F. T. Variane
- Alexandre Netto

INTRODUÇÃO

A neonatologia é uma das especialidades médicas que mais evoluíram nas últimas décadas, com importante redução da mortalidade neonatal. Entretanto, por diversas vezes esse incremento da sobrevida não foi acompanhado de uma proteção adequada ao neurodesenvolvimento.

Algumas doenças no período neonatal estão associadas a alto risco de desenvolvimento de sequelas. A asfixia perinatal, doença com incidência de 1 a 8 por 1.000 nascidos vivos a termo representa a terceira causa mais comum de morte neonatal (23%) após nascimento prematuro (28%) e infecções graves (26%). Apesar dos importantes avanços citados nos cuidados perinatais nas últimas décadas, a asfixia continua sendo uma afecção grave, que pode levar a condição denominada encefalopatia hipóxico-isquêmica (EIH).

Os recém-nascidos com encefalopatia grave têm alto risco de morte, paralisia cerebral e retardo mental entre os sobreviventes. Os recém-nascidos com encefalopatia moderada apresentam déficits motores significativos, deficiência motora fina, comprometimento da memória, disfunção visual, aumento da hiperatividade e atraso na prontidão escolar.

A fisiopatologia da injúria cerebral secundária a EHI está relacionada com duas fases, a falha energética primária e secundária. A falha energética primária é caracterizada por redução no fluxo sanguíneo e oxigenação cerebral, com consequente acidose tecidual. Esta primeira fase está associada a uma cascata excitotóxica-oxidativa, com excessiva estimulação de receptores de neurotransmissores e despolarização de membrana, levando ao aumento de cálcio intracelular e desregulação osmótica. O cálcio intracelular leva a liberação de óxido nítrico neuronal, o que pode interromper a respiração mitocondrial, resultando em apoptose neuronal. A falha energética secundária envolve a continuação do processo da cascata excitotóxica-oxidativa, apoptose, inflamação, alteração dos fatores de crescimento e de síntese proteica. O intervalo entre a falha primária e secundária de energia é representada pela fase latente, com duração aproximada de 6 horas, o que corresponde a janela terapêutica.

Estudos randomizados e controlados demonstram que a hipotermia terapêutica para recém-nascidos com EHI moderada ou grave é um tratamento seguro e efetivo, com redução da mortalidade e sequelas neurológicas a longo prazo, sendo a terapia neuroprotetora padrão-ouro neste grupo de pacientes.

Todo recém-nascido com EHI deve ser avaliado quanto à elegibilidade em receber o resfriamento corpóreo. Os critérios de inclusão e exclusão listados a seguir devem ser revisados quando avaliamos esses recém-nascidos. **O resfriamento deve ser iniciado nas primeiras 6 horas após o nascimento.**

SELEÇÃO DOS PACIENTES NA SALA DE PARTO ELEGÍVEIS PARA AVALIAÇÃO DE HIPOTERMIA TERAPÊUTICA

- Recém-nascidos com idade gestacional ≥ 35 semanas e peso de nascimento ≥ 1.800 gramas, sem malformação congênita maior que apresente os itens a seguir:
  - Necessidade de reanimação neonatal em sala de parto.
  - Suspeita de asfixia com Apgar ≤ 7 no 5º minuto de vida e/ou presença de evento perinatal agudo.

EVENTO PERINATAL AGUDO

- Desacelerações tardias (DIP II).
- Prolapso ou rotura de cordão umbilical.
- Rotura uterina.
- Hemorragias do 3º trimestre.
- Parada cardiorrespiratória da mãe.
- Outras situações de sofrimento fetal agudo.

SE PACIENTE ELEGÍVEL PARA AVALIAÇÃO DE HIPOTERMIA TERAPÊUTICA (Figura 12.1)

- Após estabilização em sala de parto, coletar gasometria do cordão umbilical ou do próprio RN dentro da primeira hora de vida.
- Reanimação e transporte a UTI Neonatal de acordo com as diretrizes da Sociedade Brasileira de Pediatria.
- Controle térmico na sala de parto e na admissão em UTI Neonatal. *Evitar hipertermia*. Estudos indicam que a presença de hipertermia tem relação com aumento do risco de morte ou sequelas neurológicas nos pacientes asfixiados.

NA ADMISSÃO EM UTI NEONATAL

A avaliação para indicação de hipotermia terapêutica inclui gasometria arterial na primeira hora de vida, avaliação de encefalopatia clínica por meio da escala de avaliação neurológica de SARNAT e SARNAT modificado e, se disponível, o uso do monitoramento cerebral com eletroencefalograma de amplitude integrada.

- Se gasometria de cordão ou arterial na primeira hora de vida com pH ≤ 7,0 e/ou BE ≤ −16, o próximo passo será avaliar presença de encefalopatia hipóxico-isquêmica.
- Se não houver coleta de gasometria na primeira hora de vida (transferência externa) ou se a gasometria arterial na primeira hora de vida apresentar pH entre 7,01 e 7,15 e/ou BE entre −10 e −15,9, avaliar os fatores a seguir:
  - Presença de evento perinatal agudo associado a Apgar ≤ 5 no 10º minuto de vida e/ou necessidade de suporte ventilatório por mais de 10 minutos de vida.

Avaliar presença de encefalopatia hipóxico-isquêmica

AVALIAÇÃO DOS CRITÉRIOS PARA EHI

A avaliação de EHI deve ser realizada por meio da escala de SARNAT e SARNAT modificado e uso do vídeo aEEG/EEG, se disponível (Tabela 12.1).

- Se presença de 3 ou mais critérios clínicos de EHI moderada ou grave (SARNAT) e/ou presença de crise convulsiva clínica e/ou aEEG com depressão da atividade elétrica cerebral de base (amplitude mínima abaixo de 5 µV) e/ou presença de atividade epiléptica.

Iniciar hipotermia terapêutica nas primeiras 6 horas de vida, se não houver critérios de exclusão.

CRITÉRIOS DE EXCLUSÃO

- Idade gestacional abaixo de 35 semanas.
- Peso de nascimento < 1.800 g.

- Malformações congênitas graves e/ou incompatíveis com a vida.
- Sangramento ativo importante sem controle com todo arsenal terapêutico disponível (vitamina K, plasma, crioprecipitado e plaquetas).
- Hipertensão pulmonar não controlada (com hipoxemia refratária) mesmo com todo arsenal terapêutico disponível, incluindo óxido nítrico, fármacos vasoativos e ventilação mecânica adequada.
- Choque refratário sem controle com toda terapêutica disponível ou bradicardia persistente (FC < 60) que não melhore com uso de atropina.

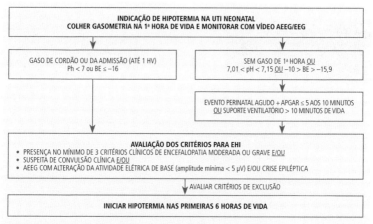

FIGURA 12.1 – FLUXOGRAMA PARA INDICAÇÃO DE HIPOTERMIA TERAPÊUTICA. FONTE: OS AUTORES.

TABELA 12.1 – ESCALA DE SARNAT E SARNAT

Categoria	Normal	EHI leve	EHI moderada	EHI grave
1) Nível de consciência	Alerta, responsivo	Hiperalerta, responde à mínimos estímulos	Letárgico	Estupor ou coma
2) Atividade espontânea	Espontânea	Espontânea ou diminuída	Diminuída	Sem atividade
3) Postura	Normal	Leve flexão distal (punho e dedos)	Flexão distal ou extensão completa	Descerebração
4) Tônus	Em flexão	Em flexão	Hipotonia (focal ou geral) ou hipertonia	Flácido ou rígido
5) Reflexos primitivos: Sucção / Moro	Forte / Completo	Fraca / Normal ou Incompleto	Fraca ou mordida / Incompleto	Ausente / Ausente
6) Sistema autonômico: Pupilas / Frequência Cardíaca / Respiração	Fotorreagentes / 100 a 160 bpm / Regular	Midríase Leve / Taquicardia / Taquipneia	Miose / Bradicardia / Periódica	Arreativas / Variável / Apneia ou ventilação mecânica

Fonte: modificada por Levene e Volpe.

VISÃO GERAL

1. **Início da hipotermia:** até 6 horas de vida.
2. **Duração da hipotermia:** 72 horas.
3. **Método de resfriamento:** resfriamento corporal total.
4. **Dispositivos de resfriamento:** a metodologia ideal para o resfriamento consiste no uso de colchões/*pads* térmicos servocontrolados que regulam automaticamente a temperatura para o alvo. Se indisponível, considerar uso de bolsas de gelo, desde que ocorra ajuste rígido de acordo com aferição por monitoramento contínuo de temperatura.
5. **Controle da temperatura:** monitoramento contínuo da temperatura retal ou esofágica, com anotações do controle térmico a cada 30 minutos nas primeiras 6 horas e depois de hora em hora.
6. **Temperatura alvo retal/esofágica:** entre 33°C e 34°C (33,5°C).
7. **Acesso vascular:** cateterismo umbilical arterial e venoso.
8. **Dieta:** jejum durante período de resfriamento e até o final do reaquecimento. Considerar colostroterapia.
9. **Nutrição parenteral:** utilizar após 24 horas de vida, se estabilidade hemodinâmica.
10. **Oferta hídrica:** preconiza-se restrição hídrica, iniciando oferta com 50 a 60 mL/kg/dia e ajuste conforme balanço hídrico e peso.
11. **Suporte ventilatório:** indicação de suporte conforme a necessidade. Não é obrigatório estar intubado, e grande parte dos pacientes permanecem estáveis em ar ambiente durante todo o protocolo de hipotermia. Em pacientes ventilados, atenção especial em evitar hipóxia, hiperóxia, hipocapnia ou hipercapnia.
12. **Sedação:** iniciar fentanil ou morfina em doses baixas e titular conforme escore de dor.
13. **Monitoramento cardíaco contínuo e de oximetria.**
14. **Controle de pressão arterial:** se disponível, controlar PA invasiva por meio de cateter arterial umbilical. Na indisponibilidade, realizar controle de PA não invasiva de hora em hora.
15. **Cateterismo vesical:** manter até o final do reaquecimento, se diurese estável.
16. **Cuidados em UTI:** manipulação mínima e agrupamento dos cuidados pela equipe multidisciplinar.
17. **Cuidados com a pele:** o paciente deve ficar em posição supina ou prona, rodiziando essas posições, além de exame da pele a cada 2 horas.
18. **Exames laboratoriais:** Na Tabela 12.2, segue sugestão para coleta de exames laboratoriais, que deverão ser ajustados individualmente de acordo com cada caso.

TABELA 12.2 – SUGESTÃO PARA COLETA DE EXAMES LABORATORIAIS

Cordão ou 1ª hora de vida	1ª hora de hipotermia	6 horas de hipotermia	24 horas de vida	48 horas de vida	72 horas de vida	Após 12 horas reaquecimento
Gaso	Gaso	Gaso	Gaso	Gaso	Gaso	Gaso
			Hemograma		Hemograma	
			Coagulograma		Coagulograma	
		Eletrólitos	Eletrólitos		Eletrólitos	Eletrólitos
			Função renal		Função renal	
		CPK, CKMB, DHL e troponina	CPK, CKMB, DHL e troponina			

CPK; CKMB; DHL: enzimas de lesão tecidual.

19. **Ecocardiograma funcional:** útil na avaliação hemodinâmica incluindo função miocárdica, volemia, débito cardíaco e avaliação de hipertensão pulmonar.

20. **Dispositivos de monitoramento cerebral:** instalar vídeo aEEG/EEG e NIRS (*near infrared spectroscopy*) o mais precoce possível e manter até 24 horas após final do reaquecimento.

   • *Eletroencefalograma de amplitude integrada:* o período neonatal é o de maior incidência para crises convulsivas, e a asfixia perinatal representa a principal causa de convulsão nos recém-nascidos a termo. Além da alta incidência, a maioria das crises epilépticas no período neonatal são subclínicas, e somente possíveis de diagnosticar durante monitoramento eletroencefalográfico.

   O monitoramento com aEEG também permite avaliação de função cerebral em tempo real, e oferece a informação do tempo para traçado normal, que se relaciona com o prognóstico neurológico.

   • *NIRS:* estudos indicam que a presença de saturação regional cerebral elevada após 24 horas de vida, se mantendo em valores acima de 90%, se relaciona com pior prognóstico. Isso ocorre por redução na taxa de extração de oxigênio secundária a lesão neuronal extensa.

21. **Avaliação neurológica:** utilizar escala de SARNAT modificada para avaliação clínica neurológica diariamente.

22. **USG transfontanela:** se possível com doppler para avaliação do índice de resistência. Realizar no 1º dia de vida (útil para diagnóstico de sangramento grave com desvio de linha média que poderia contraindicar o resfriamento) e após o reaquecimento.

23. **Ressonância magnética:** a realização do exame entre o 4º e o 12º dia de vida pode trazer informações importantes quanto ao prognóstico tardio destes pacientes.

POSSÍVEIS INTERCORRÊNCIAS

• **Bradicardia sinusal:** atenção aos sinais de repercussão hemodinâmica. Na maioria dos casos é bem tolerada e não exige medicações adicionais.

• Se FC < 60 bpm, considerar atropina.

• **Oligúria:** pode ocorrer pela lesão renal:
   • Considerar expansão volêmica somente se evidência de hipovolemia (p. ex., sangramentos ou hipovolemia evidenciada em ecocardiograma funcional).
   • Considerar uso de diurético e albumina conforme necessidade.
   • Fármacos vasoativos de acordo com parâmetros hemodinâmicos.
   • Não retardar indicação de diálise em recém-nascidos oligoanúricos, sem resposta as medidas anteriores.

• **Hipotensão arterial:**
   • Avaliar outros parâmetros hemodinâmicos e considerar expansão volêmica e fármaco vasoativo (em especial inotrópicos) de acordo com cada caso.
   • Realizar ecocardiograma funcional se disponível, para melhor avaliação.

• **Acidose metabólica:**
   • Após o nascimento, com suportes hemodinâmico e ventilatório adequados, ocorre melhora progressiva e espontânea da acidose metabólica. A administração de bicarbonato para correção da acidose *não* é recomendada de rotina.

• **Distúrbios hidroeletrolíticos:**
   • Hiponatremia é um achado frequente, e a hiponatremia diluicional é a principal causa. Ajustar aporte hídrico e reposição conforme a necessidade.
   • Hipocalcemia: *atenção ao uso indiscriminado de cálcio* pelo mecanismo de lesão neuronal relacionado com o influxo celular. Se a reposição for necessária, evitar sobrecargas.

- **Sangramentos:**
  - Considerar transfusão de plaquetas se abaixo de 50.000.
  - Avaliar necessidade de vitamina K, crioprecipitado, plasma de acordo com coagulograma e presença de sangramento ativo.
- **Hipertensão pulmonar:**
  - Tratamento de acordo com a necessidade, incluindo uso de fármacos vasoativos e óxido nítrico, além de suporte ventilatório adequado.
- **Crises convulsivas:**
  - Tratar crises clínicas e subclínicas evidenciadas ao aEEG.
  - Medicação de primeira escolha: fenobarbital.
- **Vias respiratórias:**
  - Durante o período de hipotermia, as secreções em vias respiratórias podem aumentar e tendem a se tornar mais espessas, tornando-se necessário atendimento fisioterápico regularmente.
- **Adiponecrose:**
  - Lesões raras caracterizadas por nódulos ou placas subcutâneas que ocorrem devido ao insulto hipóxico-isquêmico e podem ser detectadas logo ao nascimento ou até nas primeiras semanas de vida, com localização mais frequente em dorso, face, coxas e braços. A evolução tende a ser benigna e com resolução espontânea das lesões, porém podem estar associadas a alterações extracutâneas como hipoglicemia, anemia, plaquetopenia e hipercalcemia. Atenção aos sinais clínicos de hipercalcemia tardia e controle laboratorial de cálcio.

PERÍODO DO REAQUECIMENTO

- Reaquecer lentamente, com elevação da temperatura entre 0,2 e 0,5°C por hora.
- Suspender colchão térmico ao atingir temperatura retal entre 36,5 e 36,8°C.

- Manter o monitoramento de temperatura retal contínuo até 24 horas após o reaquecimento.
- Evitar hipertermia.
- Período de maior risco para hipotensão arterial e crises convulsivas.
- Monitoramento clínico rigoroso até 24 horas após final do reaquecimento.

INDICAÇÕES DE SUSPENSÃO DO PROTOCOLO DE HIPOTERMIA TERAPÊUTICA

- Sangramento ativo *muito* importante sem controle com todo arsenal terapêutico disponível (vitamina K, plasma, crioprecipitado e plaquetas).
- Hipertensão pulmonar não controlada (com hipoxemia refratária) mesmo com todo arsenal terapêutico disponível, incluindo óxido nítrico, fármacos vasoativos e ventilação mecânica adequada.
- Choque refratário sem controle com toda terapêutica disponível ou bradicardia persistente (FC < 60) que não melhore com uso de atropina.
- **ATENÇÃO:** na suspensão do protocolo, o reaquecimento deverá ser feito lentamente, respeitando a velocidade máxima de 0,5°C por hora.

REFERÊNCIAS BIBLIOGRÁFICAS

1. Kurinczuk JJ, White-Koning M, Badawi N. Epidemiology of neonatal encephalopathy and hypoxic-ischemic encephalopathy. Early Hum Dev. 2010; 86:329-38. [PubMed: 20554402].
2. Lawn JE, Cousens S, Zupan J. 4 million neonatal deaths: When? Where? Why? Lancet. 2005; 365:891-900. doi: 10.1016/S0140-6736(05)71048-5.
3. Lawn JE, Cousens SN, Wilczynska K. Estimating the causes of four million neonatal deaths in the year 2000: statistical annex. In: The World Health Report 2005 Geneva: WHO; 2005.
4. De Vries LS, Jongmans MJ. Long-term outcome after neonatal hypoxic-ischemic encephalopa-

thy. Arch Dis Child Fetal Neonatal Ed. 2010; 95:220-4.

5. Johnston MV, Fatemi A, Wilson MA, Northington F. Treatment advances in neonatal neuroprotection and neurointensive care. Lancet Neurol. 2011; 10:372-82.

6. Cross JL, Meloni BP, Bakker AJ et al. Modes of neuronal calcium entry and homeostasis following cerebral ischemia. Stroke Res Treat. 2010; 316862:1-9.

7. Shankaran S. Therapeutic hypothermia for neonatal encephalopathy. Curr Treat Options Neurol. 2012 Dec; 14(6):608-19. doi:10.1007/s11940-012-0200-y.

8. Jacobs S, Hunt R, Tarnow-Mordi W, Inder T, Danis P. Cooling for newborns with hypoxic ischaemic encephalopathy. Cochrane Database Syst Rev. 2007 Oct; 17(4):CD003311.

9. Jacobs SE, Morley CJ, Inder TE et al. Whole-body hypothermia for term and near-term newborns with hypoxic-ischemic encephalopathy: a randomized controlled trial. Arch Pediatr Adolesc Med. 2011; 165(8):692-700.

10. Shankaran S, Laptook AR, Ehrenkranz RA et al. Whole-body hypothermia for neonates with hypoxic-ischemic encephalopathy. N Engl J Med. 2005; 353:1574-84.

11. Tagin MA, Woolcott CG, Vincer MJ et al. Hypothermia for neonatal hypoxic ischemic encephalopathy: an updated systematic review and meta-analysis. Arch Pediatr Adolesc Med. 2012; 166(6):558-66. [PubMed: 22312166.]

12. Laptook A, Tyson J, Shankaran S et al. Elevated temperature after hypoxic-ischemic encephalopathy: A risk factor for adverse outcome. Pediatrics. 2008; 122:491-9. [PubMed: 18762517.]

13. Thoresen M, Hellstrom-Westas L, Liu X, de Vries LS. Effect of hypothermia on amplitude-integrated electroencephalogram in infants with asphyxia. Pediatrics. 2010 Jul; 126(1):e131-9. doi: 10.1542/peds.2009-2938. Epub 2010 Jun 21.

14. Chandrasekaran M, Chaban B, Montaldo P, Thayyil S. Predictive value of amplitude-integrated EEG (aEEG) after rescue hypothermic neuroprotection for hypoxic ischemic encephalopathy: a meta-analysis. J Perinatol. 2017 Jun; 37(6):684-9. doi: 10.1038/jp.2017.14. Epub 2017 Mar 2.

15. Azzopardi DV, Strohm B, Edwards AD et al. Moderate hypothermia to treat perinatal asphyxial encephalopathy. N Engl J Med. 2009; 361:1349-58. [PubMed: 19797281.]

16. Thoresen M, Whitelaw A. Cardiovascular changes during mild therapeutic hypothermia and rewarming in infants with hypoxic-ischemic encephalopathy. Pediatrics. 2000; 106:92-9.

17. Levene MI. Management of the asphyxiated full term infant. Arch Dis Child. 1993 May; 68(5 Spec No):612-6.

18. Holmes G, Rowe J, Hafford J, Schmidt R, Testa M, Zimmerman A. Prognostic value of the electroencephalogram in neonatal asphyxia. Electroencephalogr Clin Neurophysiol. 1982 Jan; 53(1):60-72.

19. Magalhães M, Rodrigues FPM, Chopard MRT, Melo VCA, Melhado A, Oliveira I et al. Neuroprotective body hypothermia among newborns with hypoxic ischemic encephalopathy: three-year experience in a tertiary university hospital. A retrospective observational study. Sao Paulo Med J. 2015; 133:314-9.

20. Variane GF, Cunha LM, Pinto P, Mascaretti RS, Magalhães M et al. Therapeutic hypothermia in Brazil: a multiprofessional national survey. American Journal of Perinatology. [periódico online] 2018; [citado 10 jan 2019]. Disponível em: http://www.thieme-connect.com/DOI/DOI?10. 1055/s-0038-1676052.

13

Eletroencefalograma de Amplitude Integrada – Indicações e Interpretação

- Gabriel F. T. Variane
- Mauricio Magalhães
- Renato Gasperini
- Rafaela Fabri Rodrigues Pietrobom

INTRODUÇÃO

A neonatologia é sem dúvida uma das especialidades médicas com grandes avanços nas últimas décadas, porém não foi necessariamente acompanhada de um neurodesenvolvimento adequado nos casos de recém-nascidos (RN) com alto risco para injúria cerebral. Um dos maiores desafios atuais consiste em associar a redução da mortalidade a uma qualidade de vida livre de sequelas neurológicas. Para isso é fundamental o uso de tecnologia e métodos capazes de identificar injúria cerebral e possibilidade de agir precocemente.

O eletroencefalograma de amplitude integrada (aEEG) é um método de monitoramento cerebral contínuo à beira do leito, não invasivo e de simples interpretação. Estudos clínicos demonstram grande aplicabilidade clínica permitindo avaliação neurológica em tempo real, avaliação prognóstica em grupos específicos e detecção de crises epilépticas.

Neste capítulo abordaremos os passos básicos para a interpretação do monitoramento cerebral com aEEG, assim como algumas de suas aplicabilidades clínicas e sugerimos um protocolo de indicação do método.

AVALIAÇÃO DO AEEG

Três são as informações básicas que podemos abordar ao visualizarmos um traçado de EEG de amplitude integrada:

ATIVIDADE ELÉTRICA CEREBRAL DE BASE

CLASSIFICAÇÃO POR RECONHECIMENTO DE PADRÕES

Padrão contínuo (Figura 13.1)

Padrão reconhecido como de normalidade em RN de termo, apresenta amplitude mínima acima de 5 µV e amplitude máxima acima de 10 µV (geralmente entre 10 e 25/50 µV).

Padrão descontínuo (Figura 13.2)

É considerado padrão de normalidade em prematuros a depender da idade gestacional, e apresenta amplitude mínima abaixo de 5 µV e amplitude máxima acima de 10 µV:

- Descontínuo de alta voltagem: amplitude mínima entre 3 e 5 µV.
- Descontínuo de baixa voltagem: amplitude mínima abaixo de 3 µV.

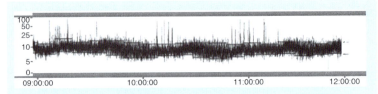

FIGURA 13.1 – PADRÃO CONTÍNUO. FONTE: ARQUIVO PESSOAL DO AUTOR (2020).

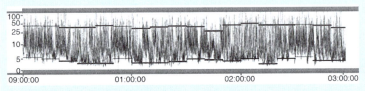

FIGURA 13.2 – PADRÃO DESCONTÍNUO. FONTE: ARQUIVO PESSOAL DO AUTOR (2020).

Contínuo de baixa voltagem (Figura 13.3)

Traçado contínuo que apresenta amplitude mínima abaixo de 5 µV e amplitude máxima abaixo de 10 µV.

Surto-supressão (Figura 13.4)

Traçado que apresenta amplitude com variabilidade mínima entre 0 e 1/2 µV, mas com surtos de amplitude > 25 µV:

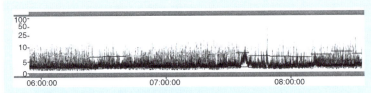

FIGURA 13.3 – PADRÃO CONTÍNUO DE BAIXA VOLTAGEM. FONTE: ARQUIVO PESSOAL DO AUTOR (2020).

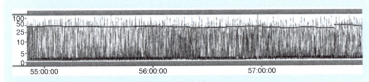

FIGURA 13.4 – PADRÃO EM SURTO-SUPRESSÃO. FONTE: ARQUIVO PESSOAL DO AUTOR (2020).

- SS + indica padrão de surto-supressão com densidade de surtos ≥ 100 surtos/hora.
- SS − indica padrão de surto-supressão com densidade de surtos < 100 surtos/hora.

Isoelétrico (Figura 13.5)

Traçado bastante suprimido indicando inatividade elétrica e provável injúria cerebral muito grave (caso paciente não esteja sob efeito de sedação), com amplitude sempre abaixo de 5 μV.

Ciclo sono e vigília (Figura 13.6)

A presença de ciclo sono e vigília (CSV) no aEEG é caracterizada por variações cíclicas das bandas de amplitude. Períodos onde a banda de amplitude apresenta largura maior representam a atividade mais descontínua durante o sono profundo e as partes mais estreitas do traçado correspondem ao momento de vigília ou sono superficial.

Podemos classificar o traçado em relação ao ciclo de sono e vigília em 3 categorias:
- Ausência de CSV: não são observadas variações sinusoidais ao traçado do aEEG.
- CSV imaturo: são observadas algumas variações sinusoidais entre as bandas de amplitude, mas não de forma completamente clara e desenvolvida.
- CSV desenvolvido: alterações sinusoidais claramente identificáveis ao traçado do aEEG com duração do ciclo superior a 20 minutos.

CRISES EPILÉPTICAS

A crise epiléptica pode ser visualizada ao aEEG pela elevação das amplitudes do traçado. Manipulação do paciente e diversos artefatos podem mimetizar o mesmo achado durante a leitura do aEEG, por isso é de fundamental importância associar a visualização do EEG bruto de forma simultânea para comprovação da crise epiléptica. Além do aEEG e EEG bruto, associa-se a vídeo-gravação contínua, que também auxilia na detecção de artefatos e manipulações.

No EEG bruto, a crise epiléptica é caracterizada por evento eletrográfico anormal que se destaca da atividade de base e é bem definido, com início e término claros, consistindo em ondas agudas/espículas ou ondas rítmicas

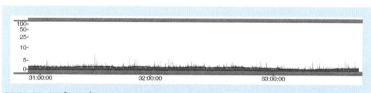

FIGURA 13.5 – PADRÃO ISOELÉTRICO. FONTE: ARQUIVO PESSOAL DO AUTOR (2020).

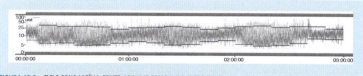

FIGURA 13.6 – CICLO SONO-VIGÍLIA. FONTE: ARQUIVO PESSOAL DO AUTOR (2020).

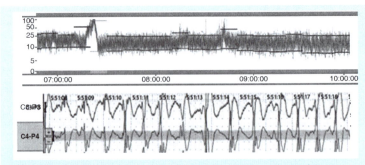

FIGURA 13.7 – PRESENÇA DE CRISE EPILÉPTICA EVIDENCIADA PELA ELEVAÇÃO DAS AMPLITUDES MÍNIMA E MÁXIMA AO AEEG (ACIMA) E A REPRESENTAÇÃO DA CRISE EPILÉPTICA NO ELETROENCEFALOGRAMA BRUTO (ABAIXO). FONTE: ARQUIVO PESSOAL DO AUTOR (2020).

repetitivas, sustentadas e evolutivas em amplitude, frequência e localização, com duração mínima de 10 segundos.

USO DE AEEG NA PRÁTICA CLÍNICA

O aEEG é método de monitoramento cerebral contínuo, por meio do qual avaliamos a atividade elétrica de base, presença de ciclo sono e vigília e presença de atividade epiléptica.

A atividade elétrica de base e a presença de ciclo sono e vigília estão diretamente relacionados com a maturidade cerebral e a presença de injúria no sistema nervoso central.

Devemos lembrar que o período neonatal é o de maior prevalência para crises convulsivas e que, em até 80% dos pacientes, as crises epilépticas e mesmo o estado de mal epiléptico são completamente subclínicos. Portanto, a utilização de métodos capazes de identificar as crises convulsivas são fundamentais.

O método padrão-ouro certamente é o eletroencefalograma convencional (EEG) contínuo realizado por pelo menos 24 horas, porém o seu uso necessita de equipe altamente especializada para a sua instalação e leitura, além de que o uso para monitoramento por períodos prolongados é muitas vezes complexo e indisponível. O aEEG apresenta menor sensibilidade para detectar crises isoladas ou focais, entretanto apresenta comprovadamente boas sensibilidade e especificidade para detecção de estado de mal epiléptico e crises repetitivas, sendo especialmente útil para longos períodos de monitoramento.

PROTOCOLO INSTITUCIONAL PARA MONITORAMENTO COM AEEG

As principais indicações de monitoramento estão descritas na Tabela 13.1. As indicações que não se enquadram nas citadas na tabela poderão ser discutidas individualmente entre equipe assistencial de neonatologia e neurologia.

A duração do monitoramento dependerá da condição clínica do paciente, porém recomenda-se aguardar o tempo mínimo de 24 horas após controle total das crises epilépticas para suspensão do monitoramento.

Em pacientes asfixiados iniciar o monitoramento o mais precoce possível, idealmente nas primeiras 6 horas de vida. Naqueles com indicação de hipotermia terapêutica, manter durante todo o período de resfriamento, com suspensão após 24 horas do término do reaquecimento. Nos pacientes que não tenham

TABELA 13.1 – PRINCIPAIS INDICAÇÕES DE MONITORAMENTO COM AEEG.

	Indicações de monitoramento
1	EHI moderada/grave
2	EHI leve
3	Acidente vascular cerebral
4	Crise convulsiva prévia ou suspeita
5	Prematuridade extrema
6	Instabilidade hemodinâmica/ventilatória
7	Hemorragia peri-intraventricular grave
8	Erros inatos do metabolismo
9	Cardiopatia congênita complexa
10	Malformação grave de SNC
11	Hérnia diafragmática
12	Infecção de SNC ou sepse grave
13	Hiperbilirrubinemia grave
14	ECMO

Fonte: autoria própria.

fechado critérios para hipotermia terapêutica, sugere-se monitorar por 24 horas na ausência de crises epilépticas.

REFERÊNCIAS BIBLIOGRÁFICAS

1. Hellström-Westas L, Rosén I. Continuous brain-function monitoring: state of the art in clinical practice. Semin Fetal Neonatal Med. 2006; 11(6):503-11.
2. Murray DM, Boylan GB, Ali I, Ryan CA, Murphy BP, Connolly S. Defining the gap between electrographic seizure burden, clinical expression and staff recognition of neonatal seizures. Arch Dis Child Fetal Neonatal. 2008; 93:187-91. doi: 10.1136/adc.2005.086314.
3. Shellhaas RA, Barks AK. Impact of amplitude-integrated electroencephalograms on clinical care for neonates with seizures. Pediatr Neurol. 2012; 46:32-5.
4. Variane GFT et al . Eletrocefalograma de amplitude integrada precoce no monitoramento de neonatos com risco elevado de lesão cerebral. J. Pediatr. (RJ), Porto Alegre. 2017 Oct.; 93(5):460-6.
5. Toso PA, González AJ, Pérez ME, Kattan J, Fabres JG, Tapia JL et al. Clinical utility of early amplitude integrated EEG in monitoring term newborns at risk of neurological injury. J Pediatr (RJ). 2014; 90:143-8.

14

Convulsão Neonatal

- Gabriel F. T. Variane
- Mauricio Magalhães
- Renato Gasperini

INTRODUÇÃO

O período neonatal é o de maior risco para crises convulsivas em humanos, com incidência de aproximadamente 1 a 3,5/1.000 nascidos vivos. As crises convulsivas em recém-nascidos são, em sua maior parte, decorrentes de uma injúria cerebral aguda, frequentemente associada a um contexto de grave doença sistêmica. A investigação etiológica, diagnóstico, manejo clínico e tratamento são comumente realizados de forma simultânea e são essenciais para um melhor prognóstico neurológico dessa população.

ETIOLOGIA

DIAGNÓSTICO E INVESTIGAÇÃO ETIOLÓGICA

As crises convulsivas neonatais são uma emergência médica, pois em sua maioria refletem uma condição neurológica grave vigente. De maneira ideal, a avaliação e o tratamento das crises convulsivas devem ocorrer de maneira simultânea. Prontamente, a aferição dos sinais vitais deve ser seguida de avaliação laboratorial, por exemplo, glicemia, dosagem de eletrólitos e gasometria. Se há suspeita de infecção uma triagem infecciosa deve ser coletada, incluindo hemocultura, urocultura e coleta de liquor.

TABELA 14.1 – CAUSAS DE CRISES CONVULSIVAS NO PERÍODO NEONATAL

Etiologia	Glass et al. (2016) N = 426	Week et al. (2015) N = 378
Encefalopatia hipóxico-isquêmica	38%	46%
AVC isquêmico	18%	10,6%
Hemorragia intracraniana	12%	12,2%
Síndromes genéticas	9%	2,1%
Infecções do SNC	4%	7,1%
Malformações cerebrais	4%	2,9%
Distúrbios metabólicos	4%	4,7%
Erros inatos do metabolismo	3%	4,2%
Outras/indefinido	9%	6,3%

Fonte: autoria própria.

As crises convulsivas neonatais dificilmente são diagnosticadas por meio da observação clínica isoladamente, e a apresentação é subclínica em cerca de 80% dos casos.

O monitoramento cerebral com vídeo-EEG convencional ou vídeo-aEEG (EEG de amplitude integrada) deve ser realizado assim que possível, para avaliação de movimentos suspeitos, triagem de crises convulsivas subclínicas e avaliação do padrão de atividade cerebral de base. O EEG convencional contínuo é o método padrão-ouro, mas não é facilmente disponível e dependente de leitura por neurofisiologistas especializados em EEG neonatal. O aEEG é uma opção à beira leito e de fácil leitura por neonatologistas, tem boas sensibilidade e especificidade quando associado ao traçado de EEG bruto e vídeo e imagem. É recomendado que recém-nascidos com suspeita de crises convulsivas, com quadro clínico de encefalopatia ou com lesão cerebral aguda, sejam monitorados com vídeo-aEEG/EEG por pelo menos 24 horas. Uma triagem em recém-nascidos de alto risco para crises convulsivas também é recomendada (Tabela 14.2).

TABELA 14.2 — ESTADOS PATOLÓGICOS EM RECÉM-NASCIDOS CONSIDERADOS DE ALTO RISCO PARA CRISES CONVULSIVAS

	Indicações de monitoramento
1	EHI moderada/grave
2	EHI leve
3	Acidente vascular cerebral
4	Crise convulsiva prévia ou suspeita
5	Prematuridade extrema
6	Instabilidade hemodinâmica/ventilatória
7	Hemorragia peri-intraventricular grave
8	Erros inatos do metabolismo
9	Cardiopatia congênita complexa
10	Malformação grave de SNC
11	Hérnia diafragmática
12	Infecção de SNC ou sepse grave
13	Hiperbilirrubinemia grave
14	ECMO

Fonte: autoria própria.

TRATAMENTO

Em recém-nascidos de alto risco para crises convulsivas e com forte suspeita clínica (p. ex., movimentos clônicos de membros em recém-nascido com encefalopatia hipóxico-isquêmica) o tratamento medicamentoso com anticonvulsivantes deve ser iniciado prontamente. Se o diagnóstico clínico for incerto, o que ocorre em grande parte das vezes, o uso de anticonvulsivantes deve ser aguardado até que as crises convulsivas possam ser confirmadas eletrograficamente pelo vídeo-aEEG/EEG. Um algoritmo de tratamento é apresentado na Figura 14.1.

FENOBARBITAL

O fenobarbital se mantém como fármaco de 1ª escolha no tratamento das crises convulsivas neonatais. As crises convulsivas são controladas em aproximadamente metade dos recém-nascidos após uma dose inicial de 20 mg/kg. Em pacientes que não respondem a um bolus inicial, doses adicionais podem ser realizadas até um máximo de 40 a 50 mg/kg/dia, antes de avançar o tratamento para um segundo anticonvulsivante. Alguns fatores estão associados com a falha terapêutica com fenobarbital (p. ex., prematuridade extrema e crises secundárias à hemorragia intracraniana). Não respondedores em recém-nascidos com EIH tendem a apresentar padrões de atividade de base anormais de aEEG/EEG, crises repetitivas ou estado de mal epiléptico e ressonância magnética (RNM) cerebral com lesões mais graves.

FENITOÍNA

A fenitoína tem eficácia semelhante ao fenobarbital para tratamento de crises convulsivas quando utilizado na dose inicial de 20 mg/kg. Porém, a farmacocinética da fenitoína pode ser imprevisível em recém-nascidos, sobretudo no tratamento de manutenção a longo prazo. Além disso, a fenitoína pode causar

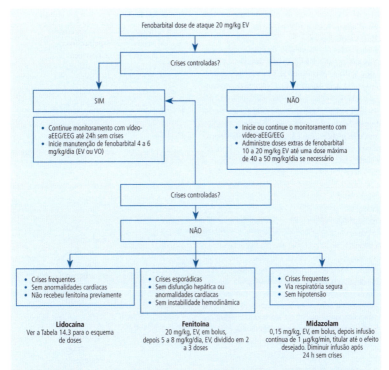

FIGURA 14.1 – SUGESTÃO DE ALGORITMO DE TRATAMENTO DE CRISES CONVULSIVAS NO PERÍODO NEONATAL. (SHELLHAAS RA, 2019.)

hipotensão e arritmia cardíaca, tornando-a menos desejável que o fenobarbital como fármaco de 1ª escolha. A fosfenitoína (indisponível no Brasil) é preferível em relação à fenitoína, devido à maior segurança na administração endovenosa.

A fenitoína é um fármaco que se liga à albumina e recém-nascidos gravemente doentes apresentam baixos valores de albumina sérica, portanto, dosar a fenitoína sérica livre e total pode ser importante nesses casos.

LEVETIRACETAM

A apresentação endovenosa ainda é indisponível no Brasil, porém o levetiracetam vem sendo cada vez mais utilizado para o tratamento de crises convulsivas no período neonatal, apesar da falta de estudos de segurança e eficácia. Sua popularidade está relacionada com a possibilidade de administração endovenosa ou enteral, além de menor neurotoxicidade quando comparado ao fenobarbital. Estudos de farmacocinética sugerem dose de ataque de

40 a 60 mg/kg e dose de manutenção de 40 a 60 mg/kg/dia, sem a presença de efeitos colaterais importantes.

Recentemente um estudo multicêntrico, cego e randomizado (NEOLEV2 – (NCT01720667) comparou o levetiracetam com fenobarbital para o tratamento de 1ª escolha nas crises convulsivas neonatais. Obtiveram eficácia de 80% no grupo que recebeu fenobarbital (20 mg/kg em bolus + 20 mg/kg se crises persistentes), com resolução das crises por pelo menos 24 horas. No grupo que recebeu levetiracetam (40 mg/kg + 20 mg/kg se crises persistentes) a eficácia foi de 28%. Uma dose inicial de 60 mg/kg foi utilizada, e a eficácia observada do levetiracetam foi de 35,5%. O levetiracetam parece ser mais efetivo para recém-nascidos com crises esporádicas; porém, mesmo nesse cenário, a eficácia observada nesse estudo foi inferior ao fenobarbital.

MIDAZOLAM

Infusão contínua de midazolam pode ser utilizada em crises convulsivas refratárias em um quadro clínico de lesão cerebral aguda ou estado de mal epiléptico. Midazolam pode ser iniciado com uma dose em bolus e logo após titulado a infusão contínua até atingir o efeito terapêutico. Pode ser utilizado por dias consecutivos e após o recém-nascido estar 24 horas sem crises convulsivas iniciar o desmame gradual.

Para a administração endovenosa contínua é desejado que se obtenha uma via respiratória segura para o recém-nascido. O principal efeito adverso é a hipotensão arterial. Não é um fármaco aconselhado para pacientes com instabilidade hemodinâmica.

LIDOCAÍNA

A lidocaína pode ser efetiva no tratamento do estado de mal epiléptico. É importante lembrar que a lidocaína é contraindicada em recém-nascidos que receberam fenitoína recentemente ou que possuam cardiopatia congênita, por causa do risco de arritmia cardíaca. Para evitar toxicidade, a infusão de lidocaína não deve durar mais do que 30 horas. Estudos observacionais sugerem que a lidocaína pode ter eficácia superior ao midazolam, porém nenhum estudo randomizado foi realizado. A dose de lidocaína deve ser ajustada ao peso de nascimento e à exposição ou não ao tratamento de hipotermia terapêutica (Tabela 14.3).

TABELA 14.3 – PROTOCOLO SUGERIDO DE INFUSÃO DE LIDOCAÍNA

Peso	Bolus (em 10 min)	Infusão inicial	2ª infusão	3ª infusão	Duração do tratamento	Dose total (mg/kg)
Normotermia						
< 2,5 kg	2 mg/kg	6 mg/kg/h por 4h	3 mg/kg/h por 12h	1,5 mg/kg/h por 12h	28h	80
≥ 2,5kg	2 mg/kg	7 mg/kg/h por 4h	3,5 mg/kg/h por 12h	1,75 mg/kg/h por 12h	28h	93
Hipotermia						
< 2,5 kg	2 mg/kg	6 mg/kg/h por 3,5h	3 mg/kg/h por 12h	1,5 mg/kg/h por 12h	27,5h	77
≥ 2,5 kg	2 mg/kg	7 mg/kg/h por 3,5h	3,5 mg/kg/h por 12h	1,75 mg/kg/h por 12h	27,5h	89,5

Fonte: Week *et al.*, 2016.

CRISES REFRATÁRIAS AOS ANTICONVULSIVANTES

Se as crises convulsivas não respondem ao tratamento com anticonvulsivantes e o diagnóstico etiológico é incerto, um teste terapêutico com piridoxina e/ou outras vitaminas deve ser ponderado. Sugerimos a Figura 14.2 nesse caso.

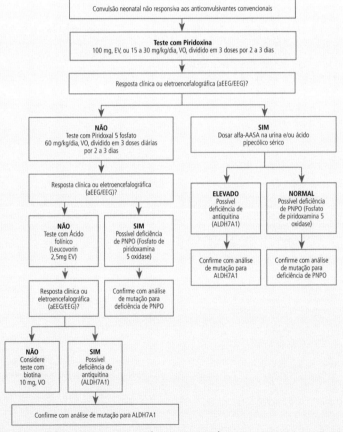

FIGURA 14.2 – SUGESTÃO DE TRATAMENTO E INVESTIGAÇÃO PARA CRISES REFRATÁRIAS AOS ANTICONVULSIVANTES E ETIOLOGIA INDEFINIDA. FONTE: AUTORIA PRÓPRIA.

REFERÊNCIAS BIBLIOGRÁFICAS

1. Glass HC, Wu YW. Epidemiology of neonatal seizures. Journal of Pediatric Neurology. 2009; 7:13- 7.
2. Uria-Avellanal C, Marlow N, Rennie JM. Outcome following neonatal seizures. Semin Fetal Neonatal Med. 2013; 18(04):224-32.
3. Hellström-Westas L, Boylan G, Ågren J. Systematic review of neonatal seizure management strategies provides guidance on anti-epileptic treatment. Acta Paediatr. 2015; 104(02):123-9.
4. Painter MJ, Scher MS, Stein AD et al. Phenobarbital compared with phenytoin for the treatment of neonatal seizures. N Engl J Med. 1999; 341:485-9.
5. Glass HC, Shellhaas RA, Wusthoff CJ et al. (2016). Contemporary profile of seizures in neonates: a prospective cohort study. J Pediatr. 2016; 174:98-103.
6. Glass HC, Soul JS, Chu CJ et al. Neonatal Seizure Registry Study Group. Response to antiseizure medications in neonates with acute symptomatic seizures. Epilepsia. 2019; 60(03):e20-e24.
7. Dwivedi D, Lin N, Venkatesan C, Kline-Fath B, Holland K, Schapiro M. Clinical, neuroimaging, and electrographic predictors of phenobarbital failure in newborns with hypoxic ischemic encephalopathy and seizures. J Child Neurol. 2019; 34(08): 458-63.
8. Painter MJ, Scher MS, Stein AD et al. Phenobarbital compared with phenytoin for the treatment of neonatal seizures. N Engl J Med. 1999; 341(07):485-9.
9. Ahmad KA, Desai SJ, Bennett MM et al. Changing antiepileptic drug use for seizures in US neonatal intensive care units from 2005 to 2014. J Perinatol. 2017; 37:296-300.
10. Merhar SL, Schibler KR, Sherwin CM et al. Pharmacokinetics of levetiracetam in neonates with seizures. J Pediatr. 2011; 159:152-4.
11. Sharpe CM, Capparelli EV, Mower A et al. A seven-day study of the pharmacokinetics of intravenous levetiracetam in neonates: marked changes in pharmacokinetics occur during the first week of life. Pediatr Res. 2012; 72:43-9.
12. Venkatesan C, Young S, Schapiro M et al. Levetiracetam for the treatment of seizures in neonatal hypoxic ischemic encephalopathy. J Child Neurol. 2017; 32:210-4.
13. Castro Conde JR, Hernandez Borges AA, Domenech ME et al. Midazolam in neonatal seizures with no response to phenobarbital. Neurology. 2005; 64:876-9.
14. Weeke LC, Toet MC, van Rooij LG et al. Lidocaine response rate in aEEG-confirmed neonatal seizures: retrospective study of 413 full-term and preterm infants. Epilepsia. 2016; 57:233-42.
15. Shany E, Benzaqen O, Watemberg N. Comparison of continuous drip of midazolam or lidocaine in the treatment of intractable neonatal seizures. J Child Neurol. 2007; 22:255-9.
16. Weeke LC, Vilan A, Toet MC et al. A comparison of the Thompson encephalopathy score and amplitude-integrated electroencephalography in infants with perinatal asphyxia and therapeutic hypothermia. Neonatology. 2017; 112:24-9.
17. Weeke LC, Groenendaal F, Toet MC et al. The aetiology of neonatal seizures and the diagnostic contribution of neonatal cerebral magnetic resonance imaging. Dev Med Child Neurol. 2015; 57:248-56.
18. Glass HC, Shellhaas RA, Wusthoff CJ et al. Contemporary profile of seizures in neonates: a prospective cohort study. J Pediatr. 2016; 174: 98-103.

15

Hemorragia Intra e Periventricular

- Joana Rizzo de Medeiros Ferreira
- Mauricio Magalhães

INTRODUÇÃO

A hemorragia peri-intraventricular (HPIV), hemorragia intracraniana mais comum na população neonatal, que afeta principalmente os prematuros, sendo os extremos e menores de 1.500 g os mais susceptíveis, caracteriza-se pelo sangramento da matriz germinativa, área subependimária próxima do núcleo caudado, que na população neonatal contém uma rede capilar frágil e imatura.

A maioria das HPIV ocorre no primeiro dia de vida, sendo as primeiras 72 horas de vida as mais críticas. O risco para esse tipo de hemorragia é inversamente proporcional a idade gestacional do paciente. Alterações súbitas do fluxo cerebral, distúrbios de coagulação e a própria fragilidade da matriz germinativa propiciam a HPIV. Infecção, acidose,

pré-eclâmpsia materna, hipóxia, hipercapnia, assincronia à ventilação mecânica, hipotensão/hipertensão são situações que expõem o prematuro a essa hemorragia intracraniana.

Exames de imagem são fundamentais para fazer o diagnóstico e devem ser rotina na UTI neonatal. O ultrassom de crânio se destaca pela facilidade em analisar o paciente a beira leito, todavia é operador-dependente. A ressonância mais tardiamente traz mais detalhes e extensão do sangramento.

A classificação de Papile e o prognóstico esperado para cada grau de HPIV segue na Tabela 15.1. A Tabela 15.2 sugere o seguimento por exame de imagem de acordo com a Academia Americana de Neurologia. A prevenção da HPIV é fundamental para proteger o futuro neurológico dessa população de prematuros.

TABELA 15.1 – CLASSIFICAÇÃO E PROGNÓSTICO DA HPIV

Grau	Sangramento	Prognóstico
I	Restrito à matriz germinativa	Bom
II	Intraventricular, sem dilatação	Bom
III	Intraventricular, com dilatação do ventrículo	Sequelas tardias: hemiparesia espástica
IV	Parenquimatoso	Sequelas tardias: hemiparesia espástica, alterações cognitivas

Fonte: autoria própria.

TABELA 15.2 – SUGESTÃO DA ACADEMIA AMERICANA DE NEUROLOGIA PARA SEGUIMENTO POR EXAME DE IMAGEM DA POPULAÇÃO DE RISCO DE ACORDO COM O PESO DE NASCIMENTO

Peso RN (g)	Dias de vida			
	3 a 5	10 a 14	28	Alta hospitalar
< 1.000	X	X	X	X
1.000 a 1.250	X		X	X
1.251 a 1.500		X		X

Fonte: autoria própria.

Administração de corticoide e prescrição de sulfato de magnésio em tempo hábil à gestante são estratégias antenatais estabelecidas. Após o nascimento, respeitar a manipulação mínima, cabeça neutra, decúbito zero, somadas ao manejo adequado da hemodinâmica, do suporte ventilatório e controle sobre os distúrbios de coagulação são fundamentais para proteger principalmente os prematuros extremos dessa patologia.

Complicações comuns da HPIV incluem: hidrocefalia e leucomalácia periventricular (Tabela 15.3).

TABELA 15.3 – CLASSIFICAÇÃO DA LEUCOMALÁCIA PERIVEN-TRICULAR POR MÉTODO ULTRASSONOGRÁFICO

Grau I	Alteração transitória da densidade periventricular persistindo por mais de 7 dias
Grau II	Alteração transitória da densidade, acompanhada de pequena área cística frontoparietal
Grau III	Alteração da densidade periventricular envolvendo extensas áreas císticas
Grau IV	Alteração da densidade acometendo substância branca e extensa área de lesão cística

REFERÊNCIAS BIBLIOGRÁFICAS

1. Guidelines for cranial ultrasounds in premature infants. Canadian Paediatric Society Statement – Paediatr Child Health. January 2001; 6(1).

2. Ballabh P. Intraventricular hemorrhage in prematures infants: mechanism of disease. Pediatric Research. 2010; 67(1).

3. De Vries LS, Liem KD, Van Dijk K, Smit BJ, Rademaker KJ, Gavilanes AWD. Early versus late treatment of posthaemorrhagic ventricular dilatations: results of a retrospective study from five neonatal intensive care units in The Netherlands. Acta Paediatr. 2002; 91:212-17.

4. Kliemann SE, Lancellotti CLP, Rosemberg S. Correlação entre ultrassom de crânio e achados de autópsia em recém-nascidos pré-termo que evoluíram para o óbito no período neonatal. Rev Paul Pediatria. 2002; 20(1):19-24.

5. Neurology of the newborn. 4.ed. Philadelphia: Saunders; 2001; 428.

6. Vries LS et al. The spectrum of leukomalacia using cranial ultrasound. Behavioural Brain Research. 1992; 49:1-6.

16

Protocolo de Manipulação Mínima na UTI Neonatal

- Giovanna Lomonaco Evangelista Pinto
- Renato Gasperini

CONCEITO

Cuidados de manipulação mínima são condutas padronizadas realizadas pela equipe multiprofissional para minimizar o manuseio dos recém-nascidos com maior risco de apresentar hemorragia intracraniana. Além disso, compreende a redução da manipulação do recém-nascido pré-termo (RNPT), possibilitando melhora do sono, alinhamento cefalocaudal adequado, manutenção de temperatura corporal e melhora do padrão respiratório. Esses cuidados servem para redução de estímulos nocivos, minimizando a dor e o estresse causados aos recém-nascidos por causa de manuseios excessivos, promovendo assim, neuroproteção.

INTRODUÇÃO

A realização dos cuidados é direcionada aos RNPT com idade gestacional inferior a 32 semanas e/ou nascidos com muito baixo peso, inferior a 1.500 gramas. Os cuidados podem ser iniciados no momento do nascimento propriamente dito e na primeira hora de vida, além do transporte adequado para UTI neonatal, possibilitando a estabilidade clínica do paciente e minimizando traumas neste período de transição. O período estabelecido para manutenção dos cuidados de manipulação mínima deverá ser de 72 horas, no entanto, se houver indicação de interrompê-lo devido a instabilidade clínica do RN, poderá ser relativizado e prescrito pelo médico ou enfermeira quais cuidados serão mantidos ou suspensos.

INDICAÇÃO E CONTRAINDICAÇÃO

- *Contraindicação:* não existe.
- *Indicações:* todo recém-nascido abaixo de 32 semanas e/ou menor que 1.500 gramas.
-

CUIDADOS

- Preparar incubadora, com temperatura e umidificação adequadas.
- Manter decúbito dorsal e alinhamento cefalocaudal (ponta do nariz linha do umbigo).
- Não colocar coxim/rolinhos na região cervical do RNPT, para evitar diminuição da circulação sanguínea cerebral.
- Realizar troca de lençol depois do 3º dia de vida. Anterior a esse período, realizar troca de lençol somente se houver umidade ou sujidade próxima ao corpo do RN.
- Evitar a abertura da porta da incubadora. Abrir e fechar as portinholas da incubadora com cuidado e somente quando for

necessário. Manter todos os orifícios da incubadora fechados, minimizando perda de calor.

- Não pesar o RN antes do 3º dia de vida.
- Trocar fraldas a cada 6 horas (1 vez por período) nos primeiros 3 dias de vida. Ao realizar a troca de fraldas, lateralizar o RN sem elevar membros inferiores, ou seja, sempre movimentando em bloco.
- Respeitar a hora de descanso e garantir que o RN tenha um período de, no mínimo, 3 horas de descanso, agrupando os cuidados e os procedimentos e executá-los de forma contínua, lenta e gentil, conforme a tolerância do RN.
- Durante os procedimentos acalmar o RN por meio do toque lento, mas firme. Evitar movimentos bruscos.
- Manter incubadoras cobertas com pano escuro para evitar exposição a luz direta nos olhos dos RN.
- Manter diafragma do estetoscópio dentro da incubadora com objetivo de mantê-lo aquecido.
- Aspiração endotraqueal e de vias respiratórias superiores deverão ocorrer somente quando clinicamente necessário, ou seja, quando verificada queda de saturação de oxigênio, expansibilidade torácica diminuída, ausculta pulmonar com roncos/estertores bolhosos ou diminuída e/ou visualização da secreção subindo pelo tubo orotraqueal. Este procedimento será realizado pelo Enfermeiro ou Fisioterapeuta.

- Higiene corporal durante o período deverá ocorrer somente na vigência de sujidades, sempre com água destilada estéril e morna.
- Sempre que possível, deverão ser extintos ou reduzidos ruídos, bem como a luminosidade da unidade.
- Não tamborilar, escrever ou colocar objetos sobre a incubadora.
- Falar baixo e atentar prontamente aos alarmes dos equipamentos.
- Depois do 3º dia de vida, realizar mudança de decúbito pela lateralização em bloco para os RN com IG inferior a 29 semanas.

REFERÊNCIAS BIBLIOGRÁFICAS

1. Bassam H. Intracranial hemorrhage in the preterm infant: understanding it, preventing it. Clin Perinatol. 2009; 36:737-61.
2. McLendon D et al. Implementation of potentially better practices for the prevention of brain hemorrhage and ischemic brain injury in very low birth weight infants. Pediatrics. 2003; 111: 497-503.
3. Schmid MB, Reister F, Mayer B, Hopfner, Fuchs H, Hummler HD. Prospective risk factor monitoring reduces intracranial hemorrhage rates in preterm infants. Dtsch Arztebl Int. 2013; 110(29-30):489-96.
4. Limperopoulos C, Gauvreau KK, O'Leary H et al. Cerebral hemodynamic changes during intensive care of preterm infants. Pediatrics. 2008; 122:e1006-e1013.
5. Shankaran S, Bauer CR, Bain R et al. Relationship between antenatal steroid administration and grades III and IV intracranial hemorrhage in low birth weight infants. The NICHD Neonatal Research Network. Am J Obstet Gynecol. 1995; 173(1):305-12.

17

Uso do NIRS (*Near Infrared Spectroscopy*) em Neonatologia

- Alexandre Netto
- Rafaela Fabri Rodrigues Pietrobom

INTRODUÇÃO

A espectroscopia de infravermelho próximo (Near Infrared Spectroscopy [NIRS]) é uma metodologia não invasiva de monitoramento cerebral do recém-nascido (RN), realizada de forma contínua em tempo real, à beira do leito, permitindo avaliação hemodinâmica.

Com o uso do NIRS podemos extrair duas informações:

- Saturação regional (rSO_2), expressa em porcentagem reflete o balanço regional entre a oferta de oxigênio e o consumo pelo tecido/órgão adjacente
- A rSO_2 será mais alta se houver maior oferta ou menor consumo de O_2.
- A rSO_2 será mais baixa se houver menor oferta ou maior consumo de O_2.

A informação é disponibilizada em tempo real, com leitura a cada 2 a 5 segundos e a tendência ao longo do tempo, entre 1 e 24 horas, pode ser demonstrada (Figura 17.1).

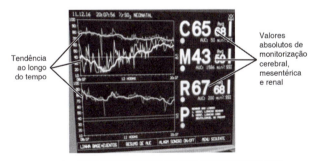

FIGURA 17.1 – REPRESENTAÇÃO DO MONITOR NIRS. FONTE: ARQUIVO PESSOAL DO AUTOR.

- Fração tecidual de extração de oxigênio (FTOE), expressa em decimais reflete o consumo de oxigênio em relação à entrega de oxigênio ao tecido, e pode ser obtida por meio da fórmula:

$$FTOE = \frac{SaO_2 - rSO_2}{SaO_2}$$

em que:
- FTOE = fração tecidual de extração de oxigênio.
- rSO_2 = saturação regional de oxigênio.
- SaO_2 = saturação arterial de oxigênio.

SÍTIOS DE MONITORAMENTO

- Sensor cerebral: pode ser posicionado no centro, lado direito ou esquerdo da fronte.
- Saturação regional cerebral ($rScO_2$).
- A $rScO_2$ é monitorada para avaliar precocemente insultos cerebrais em condições que afetam a perfusão e a oxigenação cerebral.
- Além disso, o cérebro também apresenta mecanismos compensatórios, como autorregulação cerebral, portanto, a variabilidade da $rScO_2$ ao longo do tempo tende a ser menor.
- Destaca-se que a perda de autorregulação cerebral e também a queda da $rScO_2$ representa um indicador *tardio* de instabilidade hemodinâmica e choque.
- Sensor somático:
  - Renal: sobre o músculo *latissimus dorsi*, entre T10 e L2 (abaixo do último arco costal e acima da crista ilíaca), em flanco posterior, à direita ou esquerda da linha média.
  - Mesentérico: abaixo da cicatriz umbilical, na linha média.
  - Saturação regional somática:
    - A rSO_2 somática, renal ($rSrO_2$) ou mesentérica ($rSmO_2$) é monitorada para avaliar de forma precoce alterações de oxigenação tecidual nesses sítios.
    - O fluxo sanguíneo somático é variável e regulado principalmente pelo sistema nervoso simpático. A queda da saturação somática, em especial a saturação regional renal, é considerada um indicador *precoce* de instabilidade hemodinâmica e choque.

VALORES DE REFERÊNCIA

De maneira geral, a faixa de normalidade de $rScO_2$ para o período neonatal é de 55 a 85%; porém, mais importante que o valor absoluto é o valor da tendência da rSO_2 ao longo do tempo, com especial atenção em caso de oscilação de mais de 15%, mesmo que dentro da faixa de segurança.

Em geral, a rSO_2 cerebral é mais baixa que a rSO_2 somática, uma vez que a atividade metabólica e a demanda por oxigênio do cérebro são superiores aos de outros órgãos, culminando em alta taxa de extração de oxigênio.

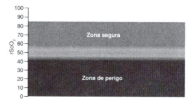

FIGURA 17.2 – ZONAS ALVO DOS VALORES DE REFERÊNCIA DE RSO2. FONTE: ADAPTADA DE ALDERLIESTEN T ET AL. PEDIATR RES. 2013; 74(5):557-63.

PRINCIPAIS INDICAÇÕES DE MONITORAMENTO

TABELA 17.1 – PRINCIPAIS INDICAÇÕES DE MONITORAMENTO COM NIRS NA UTI NEONATAL

	Indicações de monitoramento
1	EHI moderada/grave*
2	Acidente vascular cerebral
3	Prematuridade extrema com complicações
4	Instabilidade hemodinâmica ou ventilatória
5	Cardiopatia congênita complexa**
6	Hérnia diafragmática
7	PCA com repercussão hemodinâmica
8	Anemia
9	ECMO

Fonte: autoria própria.
*Encefalopatia hipóxico-isquêmica: a falha energética secundária que ocorre após asfixia perinatal fica evidenciada com uma redução no consumo de oxigênio pelas células neuronais gravemente lesadas. A $rScO_2$ supranormal, em torno de 24 horas de vida, pode ocorrer por baixo metabolismo após lesão cerebral grave, indicativa de baixa utilização de oxigênio, hiperperfusão cerebral e autorregulação prejudicada. Esse achado tem sido associado a resultados adversos no desenvolvimento neurológico.
**Principalmente no período perioperatório, independentemente da oximetria de pulso, a $rScO_2$ e a $rSrO_2$ podem estar inadequadas. Os valores de NIRS se correlacionam de forma precoce com outros indicadores de má perfusão sistêmica (alto lactato, perfusão periférica alterada, extremidades frias, baixo débito urinário) e podem auxiliar para avaliar a eficácia ou a necessidade de intervenções adicionais.

ALGORITMO DE AÇÃO

FATORES QUE AFETAM A OFERTA DE OXIGÊNIO

- Concentração de hemoglobina.
- Saturação de hemoglobina.
- Débito cardíaco (frequência cardíaca, pré--carga, contratilidade e pós-carga).
- Hipocapnia/hipercapnia.

FATORES QUE AFETAM A DEMANDA DE OXIGÊNIO

- Aumentam a demanda:
  - Febre.
  - Tremores.
  - Infecção.
  - Convulsão.
  - Dor.
- Diminuem a demanda:
  - Hipotermia.
  - Sedação.
  - Paralisia.

Na Figura 17.3 encontra-se um algoritmo sugerido de ação mediante as alterações da rSO_2.

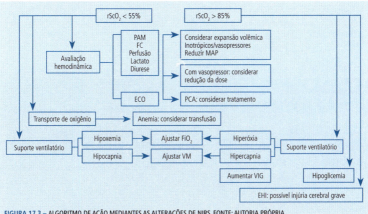

FIGURA 17.3 – ALGORITMO DE AÇÃO MEDIANTES AS ALTERAÇÕES DE NIRS. FONTE: AUTORIA PRÓPRIA.

CONCLUSÃO

O uso rotineiro de NIRS tem o potencial de servir como biomarcador precoce para disfunção de órgãos, para tratamento e prevenção de lesões cerebral e orgânica, tendo o potencial de diminuir resultados adversos a curto e longo prazos em recém-nascidos gravemente enfermos.

É uma ferramenta promissora e, em um futuro próximo, possivelmente será considerada rotineira na prática diária em Unidades de Terapia Intensiva Neonatal.

REFERÊNCIAS BILIOGRÁFICAS

1. Chock VY, Variane GFT, Netto A, Van Meurs KP. NIRS improves hemodynamic monitoring and detection of risk for cerebral injury: cases in the neonatal intensive care nursery. J Matern Fetal Neonatal Med. 2018; 29:1-9.
2. Sood BG, McLaughlin K, Cortez J. Near-infrared spectroscopy: applications in neonates. Semin Fetal Neonatal Med. 2015; 20(3):164-72.
3. Engelhardt B, Gillam-Krakauer M. Use of near-infrared spectroscopy in the management of patients in neonatal intensive care units – an example of implementation of a new technology, infrared spectroscopy-life and biomedical sciences. In Tech; 2012.
4. Dix LML, van Bel F, Lemmers PMA. Monitoring cerebral oxygenation in neonates: an update. Front Pediatr. 2017; 5:46.
5. Jeon GW. Clinical application of near-infrared spectroscopy in neonates. Neonatal Med. 2019; 26(3):121-7.
6. Hou X, Ding H, Teng Y, Tang X, Li S, Ding H. Research on the relationship between brain anoxia at different regional oxygen saturations and brain damage using near-infrared spectroscopy. Physiol Meas. 2007; 28(10):1251-65.
7. Dix LM, van Bel F, Baerts W, Lemmers PM. Comparing near-infrared spectroscopy devices and their sensors for monitoring regional cerebral oxygen saturation in the neonate. Pediatr Res. 2013; 74(5):557-63.

Seção 2

O RECÉM-NASCIDO E CONDIÇÕES ESPECIAIS
Parte 3 – Distúrbios Respiratórios

18

Distúrbios Respiratórios no Período Neonatal

- Mauricio Magalhães
- Paulo Roberto Pachi
- Rodrigo de Jesus Gonçalves Figueredo

INTRODUÇÃO

Os distúrbios respiratórios estão entre as causas de maior morbidade e mortalidade no período neonatal e sua incidência é de cerca de 7% dos bebês nascidos vivos.

Qualquer que seja a etiologia da insuficiência respiratória no período neonatal, a precocidade do diagnóstico e instituição das medidas terapêuticas podem reduzir a gravidade e as complicações da patologia.

BOLETIM DE SILVERMAN ANDERSEN

Somatório de notas inferior a 5 indica dificuldade respiratória leve, e quando é igual a 10 corresponde ao grau máximo de dispneia. Valores do Boletim de Silverman Andersen de 4 a 6, em pacientes já em uso de oxigenoterapia ($FiO_2 \geq 60\%$), são indicativos de algum suporte ventilatório com pressão positiva (CPAP nasal ou intubação traqueal).

	Retração intercostal		Retração xifoide	Batimento de asa nasal	Gemido espiratório
	Superior	Inferior			
0	Sincronizado	S/ tiragem	Ausente	Ausente	Ausente
1	Declive inspiratório	Pouco visível	Pouco visível	Pouco visível	Audível só c/esteto
2	Balancim	Marcada	Marcada	Marcada	Audível s/esteto

O RECÉM-NASCIDO E CONDIÇÕES ESPECIAIS | SEÇÃO 2

DIAGNÓSTICO DIFERENCIAL

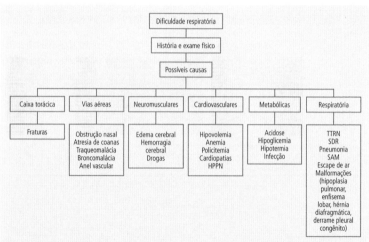

HPPN = hipertensão pulmonar persistente neonatal; TTRN = taquipneia transitória do RN; SDR = síndrome do desconforto respiratório; SAM = síndrome de aspiração meconial.

SÍNDROME DO DESCONFORTO RESPIRATÓRIO (SDR)

Quadro clínico	Aumento do trabalho respiratório logo após o nascimento com intensificação nas primeiras 24 horas e pico por volta de 48 a 72 horas
Radiologia	Infiltrado reticulonodular difuso e uniforme com broncograma aéreo e aumento de líquido pulmonar
Critérios diagnósticos	• Evidências de prematuridade e imaturidade pulmonar • Início do desconforto respiratório nas primeiras 3 horas de vida • Evidências de complacência pulmonar reduzida, CRF diminuída e trabalho respiratório aumentado • Necessidade de oxigênio inalatório e/ou suporte ventilatório não invasivo ou invasivo por mais de 24 horas • Radiografa de tórax mostrando parênquima pulmonar com velamento reticulogranular difuso e broncogramas aéreos entre 6 e 24 horas de vida
Tratamento	• Estabilização metabólica • Reposição de surfactante • Suporte ventilatório

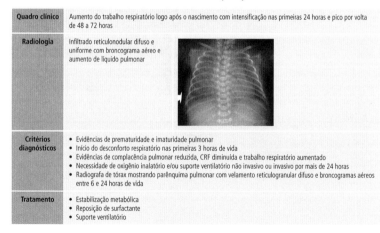

GUIA DE BOLSO DE NEONATOLOGIA | CAPÍTULO 18

TAQUIPNEIA TRANSITÓRIA DO RECÉM-NASCIDO (TTRN)

Quadro clínico	Desconforto respiratório nas primeiras horas após o nascimento, melhorando a partir de 24 a 48 horas
Radiologia	Congestão peri-hilar simétrica, espessamento de cisuras interlobares, hiperinsuflação pulmonar leve ou moderada, derrame pleural 2 horas de vida 24 horas de vida 48 horas de vida
Tratamento	Manutenção do equilíbrio ácido-base Hidratação adequada Suporte ventilatório e oxigenoterapia

SÍNDROME DE ASPIRAÇÃO MECONIAL (SAM)

Quadro clínico	Sintomas respiratórios de início precoce e progressivo, com cianose grave. Quando não há complicações (baro/ volutrauma e/ou hipertensão pulmonar), há resolução do quadro em 5 a 7 dias
Radiologia	Áreas de atelectasia com aspecto granular grosseiro alternado com áreas de hiperinsuflação, áreas de consolidação lobares ou multilobares, enfisema intersticial, pneumotórax e/ou pneumomediastino
Critérios diagnósticos	• RN a termo ou pós-termo com história de asfixia perinatal e líquido amniótico meconial • Presença de mecônio na traqueia do RN • Alteração radiológica compatível
Tratamento	Correção de distúrbios hidroeletrolíticos e metabólicos Suporte ventilatório Surfactante Óxido nítrico Antibioticoterapia se infecção secundária à pneumonite

97

HIPERTENSÃO PULMONAR PERSISTENTE NEONATAL (HPPN)

Quadro clínico	Hipoxemia grave e refratária, desproporcional ao grau de desconforto respiratório, proveniente da diminuição do fluxo sanguíneo pulmonar e *shunt* direito-esquerdo por meio do forame oval e/ou canal arterial, podendo ocorrer de forma primária ou secundária
Radiologia	Inespecífica; vasculatura pulmonar pouco proeminente; alterações típicas da doença de base
Tratamento	Tratar causa base Controle de PA (inotrópicos) Surfactante Suporte ventilatório Óxido nítrico

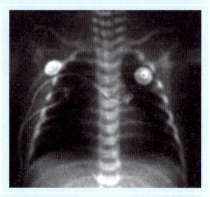

HEMORRAGIA PULMONAR

Quadro clínico	Piora súbita, com descompensação cardiorrespiratória, presença de secreção sanguinolenta em vias respiratórias, bradicardia, vasoconstrição periférica, dispneia e necessidade de oxigenoterapia
Fatores de risco	• Não utilização de corticoide antenatal • Não utilização de surfactante no tratamento da SDR • PCA com disfunção cardíaca • Trombocitopenia, coagulopatia, sepse
Radiologia	Opacificação difusa dos campos pulmonares com broncograma aéreo
Tratamento	Suporte ventilatório Corrigir distúrbios hematológicos (concentrado de hemácias, plasma fresco congelado, concentrado de plaquetas, vitamina K) Surfactante exógeno (não aumenta a chance de hemorragia)

PNEUMONIA CONGÊNITA

Quadro clínico	Desconforto respiratório, intolerância alimentar, letargia, hipotonia, hipo ou hipertermia, distensão abdominal, comprometimento do estado geral
Fatores de risco	Corioamnionite clínica Rotura de membranas amnióticas > 18 h Trabalho de parto prematuro sem causa Mãe colonizada por estreptococo beta hemolítico do grupo B
Laboratório	Hemograma sugestivo de infecção, Proteína-C reativa em elevação
Radiologia	Infiltrado nodular ou grosseiro, granular fino e irregular, broncogramas aéreos, edema pulmonar, consolidação segmentar ou lobar
Tratamento	Suporte respiratório Aquecimento Manutenção do equilíbrio hidroeletrolítico e ácido-base Antibioticoterapia Surfactante em pneumonia por estreptococo do grupo B

O RECÉM-NASCIDO E CONDIÇÕES ESPECIAIS | SEÇÃO 2

SÍNDROME DE ESCAPE DE AR

Presença de ar em regiões normalmente não aeradas		
Enfisema intersticial pulmonar	**Quadro clínico**	RN sob ventilação mecânica com piora dos parâmetros respiratórios
	Radiologia	Coleções de ar linear ou cística, de tamanhos variados, localizadas ou difusas, comprometendo um ou ambos pulmões
	Tratamento	Diminuir a pressão média em vias respiratórias Fisioterapia respiratória minimizada Ventilação de alta frequência Intubação seletiva
Pneumotórax	**Quadro clínico**	Exame físico: assimetria torácica com diminuição da expansibilidade do lado afetado, desvio contralateral do íctus, diminuição do murmúrio vesicular no lado acometido Hipertensivo – desconforto respiratório, cianose, bradicardia, má perfusão periférica, hipotensão arterial e choque Não hipertensivo – assintomático ou manifestações respiratórias leves (taquipneia, gemido expiratório e retrações)
	Radiologia	Área de hipertransparência, compressão e colabamento do pulmão comprometido, desvio do mediastino para o lado contralateral, retificação ou inversão da cúpula diafragmática
	Tratamento	Drenagem torácica fechada

Pneumomediastino	**Quadro clínico**	Assintomático taquipneia leve, aumento do diâmetro anteroposterior do tórax e hipofonese das bulhas cardíacas, baixo débito cardíaco nos casos graves
	Radiologia	Hipertransparência contornando a silhueta cardíaca, elevando o timo da sua posição normal (sinal da vela ou da asa de morcego)
	Tratamento	Conservador Drenagem cirúrgica em casos graves
Pneumopericárdio	**Quadro clínico**	Assintomático ou sinais de tamponamento cardíaco
	Radiologia	Hipertransparência envolvendo todo o coração, inclusive na sua borda inferior
	Tratamento	Conservador Punção de Marfan seguida de drenagem cirúrgica nos casos graves

DISPLASIA BRONCOPULMONAR (DBP)

Definição	Dependência de oxigênio suplementar depois de 36 semanas de idade gestacional corrigida ou depois do 28º dia de vida
Radiologia	Traves pulmonares intersticiais em meio a áreas hiperlucentes, em pulmões superexpandidos, nas suas fases mais adiantadas 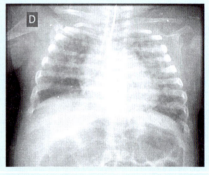
Prevenção	• Ventilação protetora: menor tempo inspiratório tolerado, recrutamento alveolar e menor FiO_2 – hipercapnia moderada (50 a 55 mmHg) sem acidose e $SatO_2$ entre 87-90% • Posição prona • Fisioterapia respiratória criteriosa • Restrição hídrica para manter DU ~ 1010 • Reconhecimento e tratamento precoces do PCA • Reposição de surfactante • Suporte nutricional adequado • Vitamina A na dose de 2.000 UI IM 3× semana, • Antibioticoterapia adequada à biota da unidade • Diuréticos na presença de congestão vascular: furosemida (1 mg/kg/dia) em um ciclo de 3 a 5 dias

REFERÊNCIAS BIBLIOGRÁFICAS

1. Jobe, AH, Ikegami M. Mechanisms initiating lung injury in the preterm. Early Human Development. 1998; 53:81-94.
2. Martim R. UpToDate. Pathophysiology and clinical manifestations of respiratory distress syndrome in the newborn. Download realizado em 21/01/16.
3. Ministério da Saúde. Atenção à saúde do recém--nascido: guia para os profissionais de saúde. Volume 3: Problemas respiratórios, cardiocirculatórios, metabólicos, neurológicos, ortopédicos e dermatológicos. Ministério da Saúde, 2011.
4. Tyson JE, Wright LL, Oh W et al. NICHD Neonatal Research Network. Vitamin A supplementation for extremely low birth weight infants. N Engl J Med. 1999; 340:1962-8.
5. Van Marter LJ, Levinton A, Allred EN et al. Hydration during the first days of life and the risk of bronchopulmonary displasia in low birth weight infants. J Pediatr. 1990; 116:942-9.
6. Wiswell TE, Gannon CM, Jacob J et al. Delivery room management of the apparently vigorous meconium-stained neonate: results of the multicenter, international collaborative trail. Pediatrics. 2000; 105:1-7.

19

Uso de Surfactante e Protocolo do Uso Minimamente Invasivo

- Ana Luiza Fogo Pereira
- Mauricio Magalhães

USO DE SURFACTANTE EXÓGENA

- O uso de surfactante exógeno tem sido descrito nos últimos 30 anos e atualmente é reconhecido como a terapia mais efetiva para a síndrome do desconforto respiratório em prematuros. A reposição de surfactante também já foi descrita em outras patologias como síndrome de aspiração meconial, pneumonia, principalmente causada pelo Estreptococo do grupo B e hemorragia pulmonar.

INDICAÇÃO PARA PREMATUROS

- Síndrome do desconforto respiratório.
- Paciente com necessidade de ventilação mecânica devido a quadro respiratório.
- Pacientes em CPAP com pressão mínima de 6, em piora do desconforto respiratório, com $FiO_2 > 30\%$.

DOSE

- Doses de 100 a 200 mg/kg.
- Dose máxima de 400 mg/kg.
- A dose inicial de 200 mg/kg diminui a chance de necessidade de uma segunda dose e diminui a necessidade de FiO_2.
- Intervalo de 6 a 24 horas entre as doses.

CUIDADOS ANTES DE INSTILAR O FÁRMACO

- Extremidade da cânula traqueal entre a primeira e a terceira vértebra torácica.
- Se necessário, aspirar a cânula traqueal 10 a 15 minutos antes da instilação do surfactante.
- Evitar a desconexão do respirador para instilar o surfactante: utilizar cânula de duplo lúmen ou ministrar através de conector com entrada lateral ou da cânula traqueal, isso para não despressurizar o paciente.

CUIDADOS DURANTE A INSTILAÇÃO DO FÁRMACO VIA COT

- Monitorar frequência cardíaca, pressão arterial e oximetria de pulso.
- Administrar a dose total com a cabeça do RN em posição neutra. Instilar em 30 a 60 segundos.
- Caso ocorra bradicardia (FC < 80 bpm) e/ou hipoxemia ($SatO_2$ < 85%), interromper até estabilização e voltar a administração do fármaco.

CUIDADOS APÓS A INSTILAÇÃO DA DROGA

Não aspirar cânula traqueal e/ou realizar fisioterapia respiratória nas duas horas subsequentes.

- Monitorar oxigenação arterial (oxímetro de pulso e gasometria arterial), frequência cardíaca e a pressão arterial.
- Raio X de torax.

COMPLICAÇÕES

- A hemorragia intracraniana após uso de surfactante está relacionada com picos iniciais de PaO_2 após instilação da medicação, o que pode ser resolvido com o ajuste da ventilação após término da instilação.

TABELA 19.1 – TIPOS DE SURFACTANTES QUE TEMOS DISPONÍVEIS

Surfactante	Curosurf®	Survanta®
Tipo	Natural	Natural
Origem	Suína	Bovina
Concentração	80 mg/mL	25 mg/mL
Dose	1,25 mL/kg (100 mg/kg) 2,5 mL/kg (200 mg/kg)	4 mL/kg (100 mg/kg)

Fonte: autoria própria.

PROTOCOLO DO USO DE SURFACTANTE EM RESPIRAÇÃO ESPONTÂNEA
INTRODUÇÃO

O novo método de aplicação de surfactante sem intubação orotraqueal é chamado de LISA ou MIST. O surfactante é realizado com o RN prematuro em respiração espontânea em CPAP nasal, por meio de uma sonda fina na traqueia.

OBJETIVO

Reduzir a necessidade de sedação, intubação, ventilação mecânica e suas comorbidades relacionadas.

CRITÉRIOS DE INDICAÇÃO

RN prematuros separados em dois grupos de acordo com idade gestacional (IG):

- Prematuros independentemente do peso, com diagnóstico clínico e/ou radiológico de SDR em CPAP com $FiO_2 \geq 30\%$ e PEEP ≥ 6.
- Dose inicial preferida de 200 mg/kg.
- Podem ser realizadas até 2 doses de surfactante pelo método minimamente invasivo, sendo a 2ª dose, se necessário, de 100 mg/kg de peso.

CRITÉRIOS DE EXCLUSÃO

Malformação congênita maior, necessidade de intubação orotraqueal prévia ou imediata.

INDICAÇÃO DE INTUBAÇÃO

Sintomas de SDR grave, asfixia, apneias recorrentes, $FiO_2 > 50\%$, ph $< 7,2$ e/ou $PCO_2 > 65$ por mais de 2 horas.

MÉTODO

- RN deverá estar estável no CPAP com manutenção de FC e saturação adequada.
- Antes de iniciar o procedimento separar a sonda específica para o método, até o momento não disponível no país, ou uma sonda orogástrica n. 8 e fazer a primeira marcação éom a medida da cânula orotraqueal indicada para o peso na altura do lábio superior. Fazer uma segunda medida que deverá ficar na altura da glote, de forma estéril, conforme a idade gestacional do recém-nascido:
- 25 a 26 semanas: 1 cm.
- 27 a 28 semanas: 1,5 cm.
- 29 a 34 semanas: 2 cm.
- Realizar laringoscopia e introduzir a sonda na traqueia, realizar surfactante na dose de 200 mg/kg com infusão de 1 a 3 minutos lentamente em alíquotas e, se possível, acompanhando a inspiração do paciente.
- Ao término da infusão retirar imediatamente a sonda.

- Manter monitoramento de saturação e FC.
- Não é necessário o uso de sedação ou analgesia.
- Durante todo o procedimento RN deverá ser mantido em CPAP.

ANALGESIA E SEDAÇÃO

- Uma grande variedade de fármacos é descrita para analgesia/sedação, porém, apesar de possivelmente diminuírem escores de dor, também interferem na respiração espontânea do paciente.
- Atualmente, utilizamos métodos não farmacológicos, como posicionamento e contenção do recém-nascido durante o procedimento.

EXAMES A SEREM REALIZADOS

Antes do procedimento, se houver condições, realizar RX de tórax desde que não atrase a realização da medicação. Após 2 horas do procedimento gasometria arterial deverá ser coletada e RX tórax deverá ser realizado.

ANOTAR OS PARÂMETROS DO CPAP

Pré-procedimento, de hora em hora nas 4 horas imediatamente após o procedimento, com 24 e 48 horas de vida.

ANOTAR AS INTERCORRÊNCIAS DURANTE O PROCEDIMENTO COMO

- Tosse, refluxo, bradicardia, queda de saturação, necessidade de VPP.

ANOTAR NA EVOLUÇÃO DO RN

- Necessidade de IOT nas primeiras 72 h e nova dose de surfactante.

- Tempo de VMI, NIPPV, O_2 e UTI.
- Presença de complicações como: pneumotórax, PCA com necessidade de tratamento, BDP, ECN, HIC, ROP > grau 2.

REFERÊNCIAS BIBLIOGRÁFICAS

1. Dargaville PA et al. Minimally-invasive surfactant therapy in preterm infants on continuous positive airway pressure. Arch Dis Child Fetal Neonatal. 2013; 98:122-6.
2. Heidarzadeh M, Mirnia K et al. Surfactant administration via thin catheter during spontaneousbreathing: randomized controlled trial in Alzahra hospital. Iranian Journal of Neonatology. 2013; 4:5-9.
3. Klebermass-Schrehof K et al. Less invasive surfactant administration in extremely preterm infants: impacto on mortality and morbidity. Neonatology. 2013; 103:252-8.
4. Kribs A, Vierzig A, Hünseler C, Eifinger F, Welzing L, Stützer H et al. Early surfactant in spontaneously breathing with nCPAP in ELBW infants – a single centre four year experience. Acta Paediatrica. 2008; 97:293-8.
5. Ministério da Saúde. Atenção à saúde do recém-nascido: guia para os profissionais de saúde. Volume 3: problemas respiratórios, cardiocirculatórios, metabólicos, neurológicos, ortopédicos e dermatológicos. Ministério da Saúde, 2011.
6. Ramanathan R, Rasmussen MR et al. A randomized multicenter masked comparison trial of poractant alfa (Curosurf) versus beractant (Survanta) in treatment of respiratory distress syndrome in preterm infants. Am J Perinatol. 2004; 21(5):307-9.
7. Suresh GK, Soll RF. Current surfactant use in premature infants. Clin Perinatol. 2001; 28: 671-94.
8. Young TE, Mangum B. Neofax: a manual of drugs used in neonatal care. 24 ed. Raleigh, North Carolina: Acorn Publishing, USA, 2011.

20

Apneia da Prematuridade

- Mauricio Magalhães
- Giovanna Lomonaco Evangelista Pinto

INTRODUÇÃO

Por definição, a apneia é a pausa respiratória por mais de 20 segundos, ou menos, se associado a bradicardia e/ou cianose. A incidência de apneia da prematuridade é inversamente proporcional ao peso e à idade gestacional. Há um desbalanço entre os fatores inibitórios e excitatórios do centro respiratório dos recém-nascidos prematuros. Os mecanismos de controle no RNPT não estão bem desenvolvidos, há imaturidade do centro respiratório, via respiratória com tendência a colabamento, mecânica ventilatória pouco eficiente, predispondo a maior risco para apneia.

DIAGNÓSTICO

- É clínico e de exclusão. É determinado pela avaliação clínica e monitoramento do RN.
- Realizar anamnese completa, com história clínica e antecedentes gestacionais do paciente, como idade gestacional corrigida, dias de vida, condições do nascimento, Apgar e medicamentos usados durante a gestação.
- Afastar outras causas como: distúrbios metabólicos e eletrolíticos, infecções, anemia e acometimento do SNC (HPIV, meningite ou malformações cerebrais).
- Descartar descompensação cardiorrespiratória, com radiografias de tórax, ECG e ecocardiograma.

CLASSIFICAÇÃO

TABELA 20.1 – CLASSIFICAÇÃO DE APNEIA

Tipos de apneia	Frequência	Conceito	Característica
Central	10 a 25%	Cessação do fluxo respiratório, ausência de esforço respiratório associado	A frequência e o risco aumentam com a menor idade gestacional
Obstrutiva	12 a 20%	Cessação do fluxo respiratório associado ao esforço respiratório	Frequência diminui com aumento da IG
Mista	53 a 71%	Apresenta ambos elementos	Maior tempo de duração associado a alteração hemodinâmica

Fonte: autoria própria.

SEQUÊNCIA DA ABORDAGEM TERAPÊUTICA

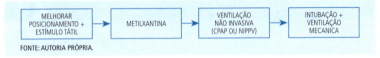

FONTE: AUTORIA PRÓPRIA.

TERAPIA FARMACOLÓGICA (METILXANTINAS)

CAFEÍNA

A cafeína atua inibindo receptores inespecíficos de adenosina, sobretudo A1 e A2. Atualmente, é a primeira escolha para o tratamento da apneia da prematuridade, devido a sua meia-vida mais prolongada, amplo efeito terapêutico, melhor custo-benefício e baixo efeito tóxico. Estudos demonstram o benefício da cafeína para a diminuição da frequência de apneias; necessidade de suporte ventilatório prolongado; maior sucesso em extubações; diminuição da incidência de BDP, HPIV e necessidade de tratamento do PCA, tanto medicamentoso ou cirúrgico; proteção neurológica e melhor neurodesenvolvimento motor a longo prazo (ver Tabela 20.2).

PROTOCOLO USO DA CAFEÍNA

TABELA 20.2 – USO DE CAFEÍNA

IG corrigida	Quando introduzir	Dose	Suspensão
< ou = 29 sem	No primeiro dia de vida	Ataque: 10 mg/kg Manutenção: 5 mg/kg/dia (24 h após dose de ataque), podendo chegar a 10 mg/kg/dia	34 semanas de IG corrigida e 7 dias sem apneia; 36 semanas de IG corrigida, se ainda com suporte ventilatório
29 + 1/7 sem a 32 sem	Se suporte ventilatório com pressão positiva em vias respiratórias, por mais de 24 h, ou se apneia		
32 + 1/7 sem a 34 sem	Se apneia		

Fonte: autoria própria.

Se persistência do quadro podemos aumentar a dose de manutenção para 7,5 ou para 10 mg/kg/dia. Avaliar coleta de nível sérico de cafeína em casos individualizados, com nível terapêutico entre 5 e 25 mg/L. A cafeína apresenta outros efeitos conhecidos, como broncodilatação pulmonar, aumento da contratilidade do diafragma, efeito inotrópico no ventrículo esquerdo, redução de depressões respiratórias, inflamações pulmonares e efeito diurético.

AMINOFILINA

Utilizada atualmente como fármaco de segunda escolha, pois apresenta seu nível terapêutico muito próximo do nível tóxico.
- Dose de ataque: 5 a 7 mg/kg.
- Manutenção: 1,5 a 2 mg/kg, a cada 6 a 8 horas.

REFERÊNCIAS BIBLIOGRÁFICAS

1. Bancalari E. Caffeine for apnea of prematurity. N Engl J Med. 2006; 354:2179.
2. Moschino L, Zivanovic S, Hartley C, Trevisanuto D, Baraldi E, Roehr CC. Caffeine in preterm infants: where are we in 2020? ERJ Open Research. 2020; 6:00330-2019.
3. Henderson-Smart DJ, Steer PA. Caffeine versus theophylline for apnea in preterm infants. Cochrane Database Syst Rev; 2010.
4. Lorch SA, Srinivasan L, Escobar GJ. Epidemiology of apnea and bradycardia resolution in premature infants. Pediatrics. 2011; 128:e366.
5. Mueni E, Opiyo N, English M. Caffeine for the management of apnea in preterm infants. International Health. 2009; 1:190-5.
6. Parikka V, Beck J, Zhai K et al. The effect of caffeine citrate on neural breathing pattern in preterm infants. Early Human Development. 2015; 93:565-8.
7. Schmidt B, Roberts RS, Davis P et al. Caffeine therapy for apnea of prematurity. N Engl J Med. 2006; 354:2112-21.

21

Ventilação Mecânica em Neonatologia

- Maria Renata Tollio Chopard
- Paulo Roberto Pachi
- Rodrigo de Jesus Gonçalves Figueredo

FISIOLOGIA DA VENTILAÇÃO PULMONAR

- Volume corrente (VC): é o volume de gás movimentado durante o ciclo respiratório. Corresponde a aproximadamente 4 a 6 mL/kg.
- Volume de reserva inspiratório (VRI): é o volume máximo de gás que pode ser inspirado, além do VC.
- Volume de reserva expiratório (VRE): é o volume máximo expirado em uma respiração normal.
- Volume residual (VR): é o volume de gás que permanece nos pulmões após a expiração máxima.
- Capacidade pulmonar total (CPT): é a soma dos quatro volumes.
- Capacidade vital (CV): é a soma entre VC, VRI e VRE. Encontra-se diminuída na síndrome do desconforto respiratório, atelectasia e edema pulmonar, depressão respiratória, pneumotórax e hérnia diafragmática.
- Capacidade residual funcional (CRF): é o volume de ar que permanece nos pulmões após a expiração normal. Corresponde a 15% da CPT.
- Capacidade inspiratória (CI): é a associação entre VC e VRI.

- Espaço morto fisiológico: é a soma dos espaços mortos anatômico e alveolar. Corresponde a 30% da CPT.
- Ventilação alveolar: é o volume efetivamente ventilado. Corresponde a 70% do volume pulmonar total.
- Volume minuto (Vm): é a soma dos VCs em um minuto. Corresponde à multiplicação entre volume corrente e frequência respiratória.
- Constante de tempo (CT) é o tempo necessário, obtido pela multiplicação entre complacência e resistência, para o alvéolo equilibrar 63% de seu volume de troca com as vias respiratórias superiores. Ao final de três CTs, 95% do volume alveolar é equilibrado. No RN, três CTs correspondem a 0,45 segundo.

VENTILAÇÃO MECÂNICA NO NEONATO

OBJETIVOS

- Garantir troca gasosa adequada com valores gasométricos definidos.
- Reduzir o trabalho respiratório.
- Minimizar o risco de lesão pulmonar.
- Reduzir a incidência e gravidade da broncodisplasia (DBP).

CARACTERÍSTICAS ANATÔMICAS E FUNCIONAIS DO SISTEMA RESPIRATÓRIO DO NEONATO

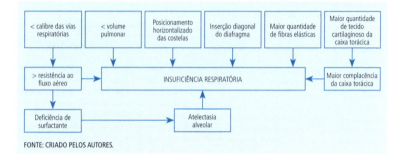

FONTE: CRIADO PELOS AUTORES.

PARÂMETROS DE AJUSTES NO VENTILADOR

- Fração inspirada de oxigênio (FiO_2): é a concentração de oxigênio no ar inspirado, influenciando a oxigenação alvéolo-arterial. Em prematuros, a saturação ($SatO_2$) arterial deve ser mantida em torno de 90%. A hiperóxia está associada a maior incidência de DBP.
- Pressão inspiratória (PIP/P_{insp}): é a pressão (cm/H_2O) utilizada para a expansão adequada do pulmão. A utilização de baixas pressões pode levar a hipoventilação, enquanto pressões elevadas podem gerar síndrome de escape de ar, aumento da resistência vascular pulmonar, além de predispor a DBP.
- Pressão expiratória final (PEEP): é a pressão final positiva que ocupa os alvéolos na expiração e tem como objetivo evitar a atelectasia alveolar. Assim como na PIP, pressões inadequadas podem lesar pulmões e via respiratória.
- Tempo inspiratório (Ti): depende da constante de tempo. Tempo curto pode levar a hipoventilação e hipercapnia, enquanto tempos longos podem causar síndrome de escape de ar e doença pulmonar crônica.
- Tempo expiratório (Te): depende da constante de tempo. Tempo muito curto pode dificultar o esvaziamento completo dos alvéolos ocasionando o autoPEEP, que aumenta a pressão média alveolar resultando em alterações hemodinâmicas como a diminuição do retorno venoso.
- Relação inspiração-expiração (I:E): é resultante dos ajustes do tempo inspiratório e frequência respiratória. Fisiologicamente, o tempo gasto na expiração deve ser maior do que o da inspiração. Evita-se a utilização da relação invertida que pode ser utilizada como um instrumento para melhorar a hipoxemia refratária as manobras de suporte ventilatório convencionais. Usualmente, utiliza-se a relação de 1:1,5 a 1:3.
- Frequência respiratória: deve ser o suficiente para garantir a oxigenação e valores adequados de $PaCO_2$ de acordo com o quadro clínico em questão.
- Fluxo: é o que determina como as pressões chegarão às vias respiratórias. Fluxos mais baixos levam a uma elevação gradual da pressão alveolar, sendo considerado mais fisiológico.
- Diferencial de pressões (PIP-PEEP): é o determinante do VC.

- Pressão média de vias respiratórias (MAP): representa todo o conjunto de pressões a que o pulmão está submetido. Correlaciona-se diretamente com a hipoxemia.

$$MAP = \frac{(Ti \times PIP) + (Te \times PEEP)}{Ti + Te}$$

- Sensibilidade: é o limiar de fluxo, tempo ou pressão que deve ser alcançado pelo paciente para que o esforço respiratório seja detectado pelo aparelho. No período neonatal, os sensores de fluxo localizados na conexão entre o aparelho e a cânula traqueal são os mais sensíveis. O uso de sensibilidade muito baixa e a presença de água no circuito pode desencadear a ciclagem do ventilador independente do esforço do paciente. De maneira oposta, o uso de valores altos de sensibilidade pode não detectar o esforço do paciente. A sensibilidade é responsável por ventilações assistidas e sincronizadas.

VENTILAÇÃO NÃO INVASIVA – CPAP

EFEITOS

- Aumento de VR, CRF, complacência e fluxo.
- Redução da resistência na via respiratória.
- Estabilização de via respiratória e diafragma.
- Conservação de surfactante.
- Recrutamento alveolar.
- Desmame da ventilação mecânica (VM).
- Prevenção e/ou tratamento de apneias.

COMPLICAÇÕES

- Pneumotórax.
- Distensão gástrica.
- Erosões do septo nasal.
- Flutuações na PaO_2 e $PaCO_2$.

DESMAME DO CPAP

O melhor método de desmame do CPAP é controverso. Sugerimos a retirada do CPAP se RN atingir os seguintes critérios:

CRITÉRIOS DE ESTABILIDADE (TODOS OS 8 POR ≥ 12 H)

- CPAP 4-6 cm H_2O ≥ 24 h.
- FiO_2 < 25%.
- FR < 60.
- Ausência esforço respiratório significante (esterno/diafragma).
- Menos de 3 episódios durante 1 hora de apneia com reversão espontânea e/ou bradicardia (< 100 bpm) e/ou dessaturação (≤ 86%) nas últimas 6 horas.
- Saturação média > 86% maior parte do tempo ou PaO_2/PaO_2 transcutânea > 45 mmHg.
- Ausência de tratamento atual para PCA ou sepse.
- Tolerância à retirada do CPAP por 15 minutos.

Para retirada do CPAP, o melhor método é a redução gradual da pressão, em vez de redução de ciclagem mantendo a pressão inicial. Manter RN sob O_2 ou ar ambiente, conforme a sua necessidade. Observar evolução do RN e retornar ao CPAP se ocorrer pelo menos 2 dos critérios a seguir:

CRITÉRIOS DE FALHA DE RETIRADA DO CPAP

- Aumento do trabalho respiratório com FR > 75 ipm.
- 3 ou mais episódios em 1 hora de apneia e/ou bradicardia e/ou dessaturação nas últimas 6 horas.
- Aumento necessidade de O_2 > 25% para manter Sat > 86%.
- pH < 7,2 (componente respiratório).
- Apneia ou bradicardia com necessidade de intervenção.

Se houver falha, retornar o RN ao CPAP com os mesmos parâmetros do momento da retirada, mantendo por pelo menos 48 horas, e então esperar atingir novamente os critérios de estabilidade para nova tentativa de retirada do aparelho.

VENTILAÇÃO MECÂNICA INVASIVA
INDICAÇÃO
Falência respiratória, caracterizada por:
- Acidose respiratória: pH <7,2 com $PaCO_2$ > 60 a 65 mmHg.
- Hipoxemia com PaO_2 < 50 mmHg em geral com FiO_2 (VNI) > 40% (valores discutíveis).
- Apneia grave.

A ventilação mecânica convencional nos RN em geral é realizada por ventiladores ciclados a tempo e limitados à pressão. O conceito básico é baseado no ajuste do limite de pressão para gerar um volume corrente adequado ao paciente.

De maneira muito básica determinaremos os ajustes do ventilador com base na fisiopatologia da doença de base (doença pulmonar restritiva, obstrutiva ou sem doença pulmonar como nas apneias centrais). Dessa forma, temos (Tabela 21.1).

TABELA 21.1 – PARÂMETROS VENTILATÓRIOS INICIALMENTE SUGERIDOS:

Parâmetros ventilatórios	Ventilação protetora em RN
PEEP 5 a 7 cmH_2O	pH 7,25 a 7,35
T_{insp} 0,35 a 0,45 s	$paCO_2$ 50 a 60 mmHg
FR 30 a 40 irpm	paO_2 50 a 70 mmHg
P_{insp} mínimo para atingir VC 4 a 6m L/kg (habitualmente 15 a 20 mmHg)	$SatO_2$ ~90%

Fonte: autoria própria.

A partir daí podemos utilizar diversos modos ventilatórios.

VENTILAÇÃO ASSINCRÔNICA
Ventilação pressão controlada
- *Objetivo:* atingir um determinado PIP.
- *Característica:* fluxo variável.

- *Indicação:* paciente curarizado, sem esforço respiratório.
- *Resultado:* PIP constante; curva de pressão quadrada com diminuição do fluxo inspiratório.

Ventilação Mandatória Intermitente (IMV)
- *Objetivo:* atingir um determinado PIP.
- *Indicação:* pacientes com esforço respiratório espontâneo, permitindo respirações espontâneas entre os ciclos mandatórios.
- *Desvantagem:* não sincroniza com o esforço do paciente, podendo enviar um ciclo mandatório em qualquer fase da respiração espontânea. Volume total é variável. Maior risco de barotrauma. Aumento do trabalho respiratório. Variações da pressão arterial.

Ventilação sincronizada
- Detecta o esforço do paciente e dispara um gatilho para que ocorra a sincronização entre a respiração espontânea e a mandatória.
- Sensores mais utilizados:
  - Fluxo proximal (mais indicado).
  - Fluxo distal (dentro do ventilador).
  - Atividade elétrica do diafragma (NAVA).

Ventilação assistida controlada (A/C)
- Define-se os parâmetros ventilatórios mandatórios.
- Ventilador sincroniza os ciclos mandatórios com o esforço do paciente.
- Ventilador assiste todas as respirações espontâneas do paciente com os parâmetros definidos pelo ciclo mandatório.

Ventilação Sincronizada Mandatória e Intermitente (SIMV)
- Define-se os parâmetros das ventilações mandatórias, permitindo a respiração espontânea do paciente; porém, diferente do

IMV ela sincroniza o ciclo mandatório com a respiração espontânea do paciente.
- As respirações espontâneas são determinadas pelo esforço do paciente sem assistência do ventilador. Elas são somente suportadas pelo PEEP.
- Utilizada principalmente na fase de desmame e estabilização da doença.

Ventilação com Pressão de Suporte (PSV)

- O paciente inicia e termina a fase inspiratória.
- O fluxo inspirado é variável e proporcional ao esforço do paciente. Não garante o volume corrente e o volume minuto.
- Pode ser usada de forma isolada (desmame ventilatório) ou associada a outro modo ventilatório, por exemplo SIMV com PSV (diminuição do trabalho respiratório devido a diminuição dos ciclos mandatórios e MAP, com aumento do V_{min} em comparação à SIMV).

Ventilação volume alvo

Quando falamos em ventilação com volume alvo definimos o VC, o que acarretará em um PIP variável. O VC ajustado recomendado é de 4 a 6 mL/kg.
Dentro dos modos ventilatórios a volume temos:
- Volume garantido:
  - Processador do ventilador ajusta conforme a necessidade da pressão para atingir o volume alvo.
  - Define-se o $V_{expiratório}$, $T_{inspiratório}$ e o limite máximo de PIP (P_{max}).
  - P_{max} deve ser alta o suficiente para permitir a flutuação do PIP.
  - É necessário um sensor de fluxo proximal.
  - Pode ocorrer falha em atingir o volume alvo se a P_{max} for insuficiente, o T_{insp} for muito curto ou na presença de grande escape de ar ao redor da cânula traqueal (> 40 a 50%).

- Pode ser usado em associação a outros modos ventilatórios: SIMV, A/C e PSV.
- Volume controlado pressão-regulado (PRVC):
  - A PIP é sequencialmente ajustada para atingir um volume corrente alvo com a menor pressão possível.
  - Define-se: VC alvo e P_{max} permitida.
  - A PIP é aumentada 3 cmH_2O a cada ciclo até que se atinja o VC alvo ou a P_{max}.

COMPARAÇÃO DA VENTILAÇÃO A PRESSÃO E A VOLUME

- Pró-ventilação a volume:
  - Troca gasosa eficaz mesmo com pressões mais baixas, evitando ciclos respiratórios com altos volumes.
  - Mantém o VC próximo ao alvo, reduzindo a hipocapnia.
  - Diminui os picos de pressão com manutenção do volume corrente.
  - Menor incidência de pneumotórax, dias de VM, hipocapnia e DBP.

VENTILAÇÃO ASSISTIDA
NEURALMENTE AJUSTADA (NAVA®)

O ato de respirar é controlado pelo centro respiratório do cérebro, que decide as características de cada respiração. O centro respiratório envia um sinal ao longo do nervo frênico, o qual excita o diafragma. Como resultado da contração muscular, há pressão negativa das vias respiratórias, causando um influxo de ar para os pulmões. Com NAVA®, a atividade elétrica do diafragma (Edi) é capturada, transferida ao ventilador e utilizada para auxiliar a respiração do paciente em sincronia e proporcional ao esforço desempenhado pelo paciente. NAVA usa a atividade elétrica do diafragma, captado por uma sonda nasogástrica específica localizada na parte inferior do esôfago, para sincronizar respirações mecânicas. Estudos observacionais em neonatos comparando a NAVA com outras formas de ventilação convencional sincronizada demonstram melhora na interação ventilador-paciente e redução de níveis de PIP e sedação, mantendo os valores de gases sanguíneos semelhantes. A integridade do sinal não é alterada durante as mamadas por sonda nasogástrica. NAVA pode ser utilizada como um componente da ventilação não invasiva (VNI)intermitente com pressão positiva.

PARÂMETROS ESPECÍFICOS DA NAVA

- Edi: atividade elétrica do diafragma.
- Pico Edi: esforço inspiratório – tamanho e duração do ciclo.
- Min Edi: atividade tônica básica do diafragma – previne o de recrutamento alveolar na expiração.
- Edi trigger (mV): mínimo aumento da atividade elétrica do diafragma capaz de iniciar um novo ciclo.
- Nível NAVA (cmH_2O)/mV: converte o sinal Edi em ventilação.
- PIP = nível NAVA × Edi (pico mínimo) + PEEP.

VENTILAÇÃO DE ALTA FREQUÊNCIA (VAF)

Corresponde a utilização de baixos VCs (2 a 3 mL/kg) e frequências respiratórias elevadas, medidas em Hertz.

INDICAÇÕES

- Falha de ventilação convencional.
- Evitar barotrauma se ventilação convencional com necessidade de altas pressões.
- Escape de ar.
- Recrutamento alveolar.

PARÂMETROS VENTILATÓRIOS NA VAF

- Frequência: redução de $PaCO_2$ relaciona-se com o volume minuto alveolar, quanto menor o VC, menor a retirada de CO_2. Logo, quanto maior a frequência, menor o VC e maior a $PaCO_2$.

- Amplitude: quanto maior a oscilação, maior o movimento do gás e a eliminação de CO_2.
- Pressão média da via respiratória: relação direta com grau de recrutamento e oxigenação.

Frequência inicial	10 a 15 Hz
Amplitude	Vibração do paciente até a raiz da coxa
Pressão média da via respiratória	Igual ou dois valores acima da pressão utilizada na ventilação convencional

Fonte: autoria própria.

DESMAME VENTILATÓRIO

- Extubar se MAP < 6 cm H_2O para CPAP ou O_2 em incubadora ou parâmetros baixos em IMV.
- Interromper VAF e passar para ventilação convencional quando MAP 6 a 8 cm H_2O com FiO_2 40%.

COMPLICAÇÕES

- Lesão pulmonar induzida pela ventilação – barotrauma, volutrauma e atelectrauma.
- Redução de débito urinário.
- Aumento de retenção salina.
- Redução do fluxo venoso hepático.

REFERÊNCIAS BIBLIOGRÁFICAS

1. Amato MB, Barbas CS, Medeiros DM, Magaldi RB et al. Effects of a protective ventilation strategy on mortality in acute respiratory distress syndrome. N Engl J Med. 1998; 338:347-54.
2. Attar MA, Donn SM. Mechanisms of ventilator induced lung injury in premature infants. Semin Neonatol. 2002; 7:353-60.
3. Clark RH, Slutsky AS, Gerstmann DR. Lung protective strategies of ventilation in the neonate: what are they? Pediatrics. 2000; 105: 112-14.
4. De Klerk AM, De Klerk RK. Use of continuous positive airway pressure in preterm infants:

comments and experience from New Zealand. Pediatrics. 2001; 48:761-2.

5. De Paoli AG, Davis PG, Lemyre B. Nasal continuous positive airway pressure versus nasal intermittent positive pressure ventilation for preterm neonates: a systematic review and meta-analysis. Acta Paediatr. 2003; 92:70-5.

6. Eichenwald EC. UpToDate. Mechanical ventilation in neonates. Download em 16/06/2020.

7. III Consenso Brasileiro de Ventilação Mecânica. J Bras Pneumol. 2007; 33:71-91.

8. Lee J, Kim HS, Sohn JA et al. Randomized crossover study of neurally adjusted ventilatory assist in preterm infants. J Pediatr. 2012; 161:808.

9. Stein H, Firestone K. Application of neurally adjusted ventilatory assist in neonates. Semin Fetal Neonatal Med. 2014; 19:60.

10. Todd DA, Wright A, Broom et al. Methods of weaning preterm babies < 30 weeks gestation of CPAP: a multicentre randomized controlled trial. Arch Dis Child Fetal Neonatal Ed. 2012; 97(4):236-40.

22

Broncodisplasia Pulmonar

- Francisco Paulo Martins Rodrigues
- Susana Cendón Porto

INTRODUÇÃO

A broncodisplasia pulmonar (BDP), descrita pela primeira vez por Northway *et al.*, em 1967, é uma das complicações mais frequentes e graves em RN prematuros, principalmente os extremos. A incidência da BDP varia entre grandes centros, podendo afetar metade dos prematuros extremos e predispor a alterações no neurodesenvolvimento e morbidades cardiorrespiratórias.

PATOGÊNESE

A BDP é resultante da prematuridade e de efeitos não fisiológicos simultâneos (inflamação, infecção, distensão mecânica causada por ventilação, oxigênio) em um pulmão funcionalmente imaturo (Figura 22.1).

QUADROS CLÍNICO E RADIOLÓGICO

Os pacientes com quadro de BDP apresentam clínica sugestiva de doença pulmonar, com taquipneia, esforço respiratório, quadros de sibilância, episódios de cianose e hipoxemia e, em casos mais graves, podem apresentar edema pulmonar e hipertensão pulmonar.

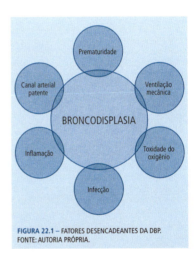

FIGURA 22.1 – FATORES DESENCADEANTES DA DBP.
FONTE: AUTORIA PRÓPRIA.

Os possíveis achados radiológicos são hiperinsuflação, com heterogeneidade do parênquima pulmonar com padrão micronodular e enfisematoso, podendo ainda apresentar traves de fibrose, atelectasia e congestão pulmonar.

DEFINIÇÃO

Os RN que receberam oxigênio (O_2) e/ou suporte ventilatório acima de 28 dias são classificados como broncodisplásicos. A BDP é classificada como leve, moderada ou grave, a depender da maneira como o RN encontra-se dependente ou não de O_2 com 36 semanas de idade gestacional corrigida (IGC), se < 32 semanas, entre 28 e 56 dias de vida ≥ 32 semanas, ou no momento da alta, a depender do que ocorrer antes, com base no consenso NICHD de 2001 (Tabela 22.1).

Em 2016, foi proposto um refinamento na classificação de BDP pelo NICHD, com base nas necessidades de suporte na oferta de O_2, além de apenas sua fração inspirada (Tabela 22.2).

TRATAMENTO

O tratamento baseia-se na promoção do crescimento do RN e prevenção de novas lesões pulmonares.

NUTRIÇÃO

A nutrição adequada do paciente é um ponto importante para o tratamento da BDP, uma vez que RN desnutridos têm maior predisposição a infecções e toxicidade por O_2. Uma dieta com baixa ingesta de calorias pode interferir

TABELA 22.1 – BRONCODISPLASIA

	< 32 semanas	≥ 32 semanas
Suplementação de O_2 aos 28 dias de vida pós-natal		
Critério diagnóstico com base no consenso NICHD* de 2001		
Idade Gestacional		
Momento da avaliação	36 semanas de IGC ou na alta, o que acontecer primeiro	> 28 dias mas < 56 dias de IGC ou na alta para casa, o que acontecer primeiro
BDP leve	Ar ambiente com 36 sem de IGC ou alta, o que acontecer primeiro	Respiração em ar ambiente com 56 dias de IGC ou na alta, o que acontecer primeiro
BDP moderada	Necessidade de FiO_2 < 30% com 36 semanas de IGC ou na alta, o que acontecer primeiro	Necessidade de FiO_2 < 30% com até 56 dias de vida ou na alta, o que acontecer antes
BDP grave	Necessidade de FiO_2 ≥ 30% e/ou pressão positiva nas vias respiratórias (ventilação com pressão positiva ou CPAP), com 36 semanas de IGC ou na alta, o que acontecer antes	Necessidade de FiO_2 ≥ 30% e/ou pressão positiva nas vias respiratórias (ventilação com pressão positiva ou CPAP), com 56 dias de vida ou na alta, o que acontecer antes

TABELA 22.2 – REVISÃO DOS CRITÉRIOS NICHD* COM BASE NAS CONCENTRAÇÕES DE O_2 (%) – 2016

Grau	Ventilação mecânica	nCPAP/NIPV ou CAF** > 3L/min	CAF 1 a 3 L/min	CAF < 1l/min	Capacete O_2
I (leve)	–	21	22 a 29	22 a 70	22 a 29
II (mod)	21	22 - 29	≥ 30	≥ 70	≥ 30
III (grave)	21	≥ 30	–	–	–
III(A)*	–	–	–	–	–

*NICHD: *National Institute of Child Health and Human Development* – Instituto Nacional de Saúde Infantil e Desenvolvimento Humano.
**CAF: cateter nasal de alto fluxo.
***III(A): morte precoce, entre 14 dias de vida e 36 semanas, secundária a doença do parênquima pulmonar que não pode ser atribuível a outras morbidades neonatais.

na multiplicação celular e no crescimento pulmonar. Sugere-se então a administração de dieta com oferta calórica de 150 kcal/kg/dia e oferta proteica de 3,5 a 4 g/kg/dia.

MANEJO HÍDRICO

O excesso de fluidos administrados ao RN broncodisplásico pode causar deterioração da função pulmonar com piora da hipoxemia e hipercapnia, tendo em vista que RN broncodisplásicos, apresentam dificuldade de manejo hídrico. Diante do exposto a oferta hídrica deve ser restringida ao mínimo necessário para a oferta calórica e proteica adequada. Sugere-se uma oferta hídrica de 140 a 150 mL/kg/dia. Entretanto, em RN muito afetados, deve-se fazer restrição hídrica de 110 a 120 mL/kg/dia, se necessário.

USO DE DIURÉTICOS

Embora o uso de diuréticos possa ajudar na mecânica ventilatória pulmonar no curto prazo, há poucas evidências de que seu uso a longo prazo traga benefícios. Entretanto, em caso de pacientes que permanecem dependentes de ventilação mecânica, CPAP ou cateter de alto fluxo, com radiografia de tórax evidenciando congestão pulmonar, apesar da restrição hídrica, pode-se realizar o uso de diuréticos tiazídicos, tais como a hidroclorotiazida, de 3 a 4 mg/kg/dia dividido em duas doses. Não há evidências de benefícios na associação com espironolactona. Em casos de exacerbação pulmonar, como edema agudo de pulmão realizar furosemida 1 a 2 mg/kg/dia por dois a três dias. A furosemida também se torna uma medicação de escolha após transfusão de concentrado de hemácias, na dose de 1 mg/kg.

CORTICOIDE

Diante da importância da inflamação na patogênese da broncodisplaisa e apesar do efeito deletério neurológico da terapia com esteroides, nota-se que RN broncodisplásicos, em uso prolongado de ventilação mecânica (acima de 3 a 4 semanas), com antecedente de falha de extubação ou uso de FiO_2 elevada, beneficiam-se do uso de dexametasona com esquema DART – *Dexamethasone: A Randomized Trial*. O esquema DART é realizado com o uso intravenoso de dexametasona e programação de extubação entre o 3º e o 5º dia, após o início da medicação:

- 0,15 mg/kg/dia, de 12/12h por três dias, após.
- 0,1 mg/kg/dia, de 12/12h por três dias, após.
- 0,05 mg/kg/dia, de 12/12h por dois dias, após.
- 0,02 mg/kg/dia, de 12/12h por mais dois dias e cessa.

Não há evidencias, que sustentem o uso de corticoide inalatório, uma vez que os estudos atuais não são conclusivos, quanto ao uso.

CAFEÍNA

O uso de cafeína no tratamento da apneia da prematuridade (descrito no Capítulo 20), está associada a redução de BDP.

MANEJO RESPIRATÓRIO

Em pacientes sob ventilação mecânica, utiliza-se volumes correntes baixos, de 4 a 6 mL/kg, para minimizar o volutrauma, que contribui para lesão pulmonar mecânica. A ventilação a volume garantido mostra-se como uma estratégia protetora das vias respiratórias. Uma vez já estabelecida a BDP, com dilatação das vias respiratórias e do aumento do espaço morto, são necessários volumes maiores para a manutenção da adequada mecânica pulmonar. Para se atingir a saturação alvo de 90 a 95%, deve-se ainda manter uma PaO_2 entre 50 e 60 mmHg e hipercapnia permissiva entre 50 e 55 mmHg de $PaCO_2$ até 70 mmHg em casos graves, mas com manutenção do pH dentro dos valores de normalidade (7,35 a 7,45). Para tal sugere-se:

- Tempos inspiratórios prolongados – 0,4 a 0,5 segundo – para promover a insuflação pulmonar uniforme.
- Manter uma pressão expiratória final positiva (PEEP) – 5 a 8 cmH_2O.

PROFILAXIA PARA VÍRUS SINCICIAL RESPIRATÓRIO

Os RN broncodisplásicos têm indicação de utilizar imunoglobulina para vírus sincicial respiratório – Palivizumab – no período sazonal, na dose de 15 mg/kg/dose, por 6 meses.

REFERÊNCIAS BIBLIOGRÁFICAS

1. Dysart K, Gantz MG, McDonald S et al. The diagnosis of bronchopulmonary dysplasia in very preterm infants an evidence-based approach. Am J Respir Crit Care Med. 2019; 200(6):751-9. doi:10.1164/rccm.201812-2348OC.

2. Poets CF, Lorenz L. Prevention of bronchopulmonary dysplasia in extremely low gestational age neonates: current evidence. Arch Dis Child Fetal Neonatal Ed. 2018; 103(3):F285-F291. doi:10.1136/archdischild-2017-314264.

3. Alvira CM, Morty RE. Can we understand the pathobiology of bronchopulmonary dysplasia? J Pediatr. 2017; 190:27-37. doi:10.1016/j.jpeds.2017.08.041.

4. Fanaroff AA, Martin RJ, Walsh MC. Medicina neonatal e perinatal; 2017:1062-72.

Seção 2

O RECÉM-NASCIDO E CONDIÇÕES ESPECIAIS
Parte 4 – Infecção

23

Prevenção e Tratamento da Doença Perinatal Causada pelo Estreptococo do Grupo B

- Clery Bernardi Gallacci
- Maria Eduarda da Rocha Santos Santana Neiva

O estreptococo do grupo B (EGB) de Lancefield, ou *Streptococcus agalactiae*, é um diplococo gram-positivo e um componente fisiológico do microbioma gastrointestinal e do microbioma vaginal em algumas mulheres. O trato gastrointestinal é o reservatório de EGB e a fonte da colonização geniturinária. O fator determinante para a infecção neonatal precoce parece ser a presença desse microrganismo no trato genital materno ao nascimento

A infecção neonatal por EGB pode apresentar-se de maneira precoce ou de maneira tardia. A forma precoce ocorre até o sétimo dia de vida, secundária à transmissão vertical ou à aspiração neonatal durante trabalho de parto e nascimento. É caracterizada por sepse, pneumonia e, com menos frequência, meningite. Usualmente, apresenta-se nas primeiras 12 a 48 horas de vida.

Já a doença de início tardio ocorre do sétimo dia até 2 a 3 meses de vida. É caracterizada por meningite, bacteremia e, menos comumente, infecção em tecidos moles. Ocorre, principalmente, devido à transmissão horizontal materna, mas também pode ser adquirida de fontes hospitalares ou da própria comunidade.

FATORES DE RISCOS

- História prévia de irmão com doença invasiva por EGB.
- Bacteriúria por EGB durante a gestação.
- Trabalho de parto com idade gestacional inferior a 37 semanas.
- Ruptura de membranas por tempo igual ou superior a 18 horas.
- Temperatura intraparto igual a ou maior que 38°C.

ESTRATÉGIAS PARA A PREVENÇÃO DA DOENÇA PERINATAL

A implementação de profilaxia intraparto resultou na redução na incidência de sepse precoce por EGB, de 1,8 para 0,23 a cada mil nascidos vivos, em 15 anos de profilaxia.

A investigação materna está indicada para gestantes com IG de 35 semanas a 37 semanas (Febrasgo), exceto naquelas com bacteriúria ou antecedente de filho anterior com doença causada pelo EGB, pois já está indicado o uso da profilaxia nesses casos.

TABELA 23.1 – PROFILAXIA ADEQUADA: REALIZAR PELO MENOS 1 DOSE COM INTERVALO DE 4H ANTES DO PARTO

Regimes recomendados para a profilaxia antimicrobiana intraparto para prevenção da doença perinatal causada por EGB	
Penicilina G cristalina	5 milhões de unidades EV, seguida de doses de 2,5 a 3 milhões de unidades a cada 4 horas até o parto
Alternativa: Ampicilina	2 g EV, seguida de 1 g EV, a cada 4 horas, até o parto
Gestante com baixo risco de anafilaxia: Cefazolina	2 g EV, seguida de 1 g EV, a cada 8 horas, até o parto
Com alto risco de anafilaxia, angioedema, urticária e desconforto respiratório	Clindamicina, 900 mg EV, a cada 8 horas, até o parto
EGB resistente à clindamicina	Vancomicina 20 mg/kg EV, a cada 8h, máximo 2 g/dose (CDC)

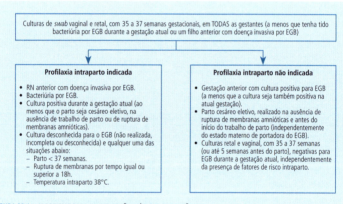

FIGURA 23.1 – ALGORITMO PARA INVESTIGAÇÃO CLÍNICA E INDICAÇÃO DE PROFILAXIA.

GUIA DE BOLSO DE NEONATOLOGIA | CAPÍTULO 23

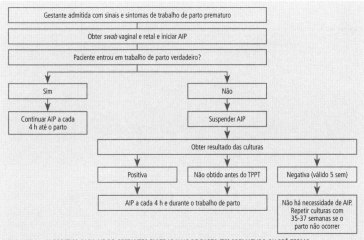

FIGURA 23.2 – ALGORITMO PARA AIP DE GESTANTES EM TRABALHO DE PARTO (TP) PREMATURO OU PRÉ-TERMO.

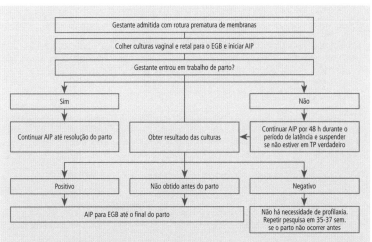

FIGURA 23.3 – ALGORITMO PARA PESQUISA DA COLONIZAÇÃO PELO EGB E USO DE PROFILAXIA INTRAPARTO (AIP) PARA GESTANTES COM ROTURA PREMATURA DE MEMBRANAS (ANTES DE 37 SEMANAS).

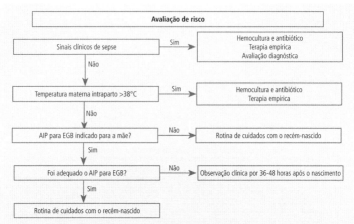

Avaliação diagnóstica completa = hemograma + PCR + hemocultura + LCR +
RX tórax. Considere a punção lombar e a cultura do LCR antes do início dos antibióticos empíricos. A punção lombar não deve ser realizada se a condição clínica da criança estiver comprometida e os antibióticos devem ser administrados imediatamente. AIP para EGB adequado é definido como a administração de penicilina G, ampicilina ou cefazolina ≥ 4 horas antes do parto.

FIGURA 23.4 – ALGORITMO DE RISCO DE SEPSE PRECOCE EM BEBÊS NASCIDOS COM ≥ 35 SEMANAS DE GESTAÇÃO.

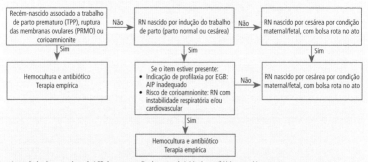

A punção lombar e a cultura do LCR devem ser realizadas antes do início dos antibióticos empíricos, a menos que o procedimento comprometa a condição clínica do bebê. AIP para EGB adequado é definido como a administração de penicilina G, ampicilina ou cefazolina, ≥ 4 horas antes do parto. Para bebês que não melhoram após a estabilização inicial e/ou que apresentam instabilidade sistêmica grave, a administração de antibióticos empíricos pode ser razoável.

FIGURA 23.5 – AVALIAÇÃO OBRIGATÓRIA DE RISCO DE SEPSE PRECOCE EM RECÉM-NASCIDOS COM ≤ 34 SEMANAS DE GESTAÇÃO.

GUIA DE BOLSO DE NEONATOLOGIA | CAPÍTULO 23

TABELA 23.2 – RECOMENDAÇÃO DE TRATAMENTO COM ANTIBIÓTICOS INTRAVENOSOS PARA BACTEREMIA E MENINGITE POR EGB DE INÍCIOS PRECOCE E TARDIO CONFIRMADOS

	IG ≤ 34 semanas		IG > 34 semanas	
	PNA ≤ 7 d	PNA > 7 d	PNA ≤ 7 d	PNA > 7 d
Bacteremia				
Ampicilina	50 mg/kg a cada 12h	75 mg/kg a cada 12h	50 mg/kg a cada 8h	50 mg/kg a cada 8h
Penicilina	50.000 U/kg a cada 12h	50.000 U/kg a cada 6h	50.000 U/kg a cada 12h	50.000 U/kg a cada 8h
Meningite				
Ampicilina	100 mg/kg a cada 8h	75 mg/kg a cada 6h	100 mg/kg a cada 6h	75 mg/kg a cada 6h
Penicilina	150.000 U/kg a cada 8h	125.000 U/kg a cada 6h	150.000 U/kg a cada 8h	125.000 U/kg a cada 8h

Medicamentos antibacterianos para recém-nascidos (28 dias de idade pós-natal). In: Kimberlin DW, Brady MT, Jackson MA, Long SS, editors. Red Book: Relatório de 2018 do Comitê de Doenças Infecciosas. 31. ed. Itasca, IL: Academia Americana de Pediatria; 2018. p. 915-919. IG, idade gestacional; PNA, idade pós-natal.

REFERÊNCIAS BIBLIOGRÁFICAS

1. Edmond KM; Kortsalioudaki C; Scott S; Schrag SJ, Zaidi AKM, Cousens S, Heath PT. Group B streptococcal disease in infants aged younger than 3 months: systematic review and meta--analysis. Lancet. 2012; 379 (9815): 547-56.

2. Lukacs SL; Schrag SJ. Clinical sepsis among neonates and young infants – United States, 1988-2006. J Pediatrics. 2012.Verani JR, Mc Gees L, Scharag SG. Prevention of Perinatal Group B Streptococcal Disease. Revised Guidelines from CDC. MMWR, 2010; 59. Puopolo KM, Lynfield R, Cummings JJ. Management of infants at risk for group B streptococcal disease. Pediatrics. 2019; 144(2).

3. Nair IS. Prevention of early-onset group B streptococcal disease in newborns. Perinatology. 2014; 14(4): 137-43.

127

24

Sepse Neonatal

- Fernando Perroud da Silveira Foresti
- Anna Carolina Annes Cardoso

Estima-se que a prevalência de sepse no período neonatal seja de, aproximadamente, 22 recém-nascidos acometidos a cada 1 000 nascidos vivos e que a mortalidade pode atingir cerca de 11% a 19%.

Sua apresentação no período neonatal é muitas vezes inespecífica. Isso ocorre pois há diminuição na resposta celular imune, diminuição do receptor de atividade inflamatória, alteração de citocinas inflamatórias e redução da resposta da imunidade adaptativa quando comparada à população adulta, resultando em alto risco de sepse neonatal. Além disso, os neonatos também são expostos a fatores ambientais intrauterinos e extrauterinos que os predispõem a infecções.

DEFINIÇÃO

Sepse é definida como uma síndrome de resposta inflamatória sistêmica (SIRS) secundária a infeção e sua classificação varia de acordo com as horas de vida. Caso ocorra até 72 horas de vida, é definida como sepse precoce; caso ocorra após esse período, é definida como sepse tardia.

FATORES DE RISCO

Os fatores de risco podem ser relacionados a afecções maternas (em caso de sepse neonatal precoce) ou ao próprio RN.

- Fatores de risco relacionados à mãe (sepse neonatal precoce):
  - Febre materna nas últimas 48h, principalmente intraparto.
  - Leucocitose materna, líquido amniótico purulento ou fétido (fisometria) ou corioamnionite.
  - ITU atual sem tratamento ou tratamento < 72h antes do parto.
  - Colonização materna por EGB, principalmente com profilaxia inadequada RPMO e/ou BR > 18h.
  - Trabalho de parto prematuro (< 37 semanas).
  - Taquicardia fetal sustentada.
  - Procedimentos invasivos realizados durante a gestação.
- Fatores de risco relacionados ao RN (sepse neonatal precoce ou sepse neonatal tardia):
  - Prematuridade.
  - Muito baixo peso ou extremo baixo peso ao nascer.
  - Sexo masculino.
  - Asfixia perinatal.
  - Instabilidade hemodinâmica.
  - HPIV.
- Ouros fatores de risco para sepse neonatal tardia:
  - Procedimentos cirúrgicos.
  - Uso de ventilação mecânica.

- Retardo do início da alimentação enteral ou jejum prolongado.
- Nutrição parenteral.
- Procedimentos invasivos (cateter umbilical venoso e arterial, PICC, CVC, drenos etc.).
- Uso prévio ou prolongado de antibióticos de amplo espectro.
- Hospitalização prolongada.

ETIOLOGIA

TABELA 24.1 – ETIOLOGIA

Sepse precoce	Sepse tardia
Trato genital materno ou bacteremia materna: EGB, *E. coli*, *S. aureus*, *S. viridans*, *Enterococcus*, *Streptococcus* do grupo A, *Listeria monocytogebes*, *Haemophilus*, *Klebsiella*, *Enterobacter*, *Citrobacter*, *Acinetobacter*, *Pseudomonas*, fungos, vírus.	Origem hospitalar (relacionados à flora hospitalar) ou relacionados a procedimentos realizado nos RN: *Staphylococcus aureus*, *Staphylococcus* coagulase negativo, *Streptococcus* do grupo B, *E. coli*, outros gram-negativos, fungos, vírus.

A infecção fúngica será dissertada em capítulo específico, assim como infecção pelo vírus sincicial respiratório.

MANIFESTAÇÕES CLÍNICAS

As manifestações clínicas podem ser inespecíficas, seja na sepse neonatal precoce, seja na sepse neonatal tardia, o que dificulta o diagnóstico precoce dessa patologia.

Dentre elas, encontram-se:

- Hipoatividade, hipotonia/letargia, irritabilidade.
- Distermias.
- Taquipneia ou apneia, taquicardia ou bradicardia.
- Instabilidade hemodinâmica.
- Intolerância alimentar (distensão abdominal, vômitos, baixo ganho ponderal).
- Crise convulsiva.

- Lesões cutâneas, discrasias sanguíneas, tremores.

DIAGNÓSTICO/EXAMES LABORATORIAIS

- **Culturas:** o diagnóstico definitivo é feito por meio de agentes isolados em culturas (hemocultura, urocultura ou cultura do líquido cefalorraquidiano). Para isso, antes do início de qualquer antibioticoterapia, devem ser coletadas as culturas.

  Vale salientar que, para pacientes em uso de cateter por tempo prolongado (PICC, acesso venoso central), é de grande importância a coleta de hemoculturas pareadas.

- **Hemograma:** em paciente com risco infeccioso, deve ser coletado hemograma entre 18h e 24h de vida, para avaliar a necessidade de início de antibioticoterapia, bem como nova coleta, após 72h após o início dos antibióticos.

TABELA 24.2 – INDICAÇÕES DE COLETA DE EXAMES COM 24 HORAS DE VIDA

- Bolsa rota > 18h ou ruptura prematura de membranas ovulares.
- Trabalho de parto prematuro sem causa.
- Infecção do trato urinário materno, com tratamento < 72 horas antes do parto.
- Asfixia perinatal.
- Taquicardia fetal sustentada.
- Febre materna 48h antes do parto ou intraparto.
- RNPT tardio e RNPT < 34 semanas.

Assim, segue-se a classificação do escore de Rodwell. Vale salientar a grande importância do índice de células jovens/total, com maior sensibilidade e com maior especificidade para avaliação de infecção. Valores maiores que ou iguais a 3 no escore sugerem a necessidade de discutir o início imediato de antibioticoterapia. Porém, valores menores que 3 são o melhor índice de valor preditivo negativo para infecção. Vale ressaltar que, em uso de drogas estimuladoras

GUIA DE BOLSO DE NEONATOLOGIA | CAPÍTULO 24

de granulócitos, os valores desse escore podem estar alterados.

- **Escore de Rodwell (Rodwell *et al.*, 1988):**
  - Considerar 1 ponto para cada um dos seguintes parâmetros:
    1. Leucopenia ou leucocitose:
       Leucopenia: ≤ 5.000/mm³
       Leucocitose:
       ao nascimento ≥ 25.000/mm³
       12 a 24h de vida ≥ 30.000/mm³
       ≥ 48h de vida ≥ 21.000/mm³
    2. Neutropenia ou neutrofilia (ver valores na Tabela 24.3).
    3. Aumento de neutrófilos imaturos (ver Tabela 24.3).
    4. Aumento de imaturos/totais (ver Tabela 24.3).
    5. Neutrófilos imaturos/N segmentados ≥ 0,3.
    6. Alterações degenerativas nos neutrófilos com granulação tóxica ou vacuolização.
    7. Plaquetopenia (< 150.000/ mm³).

- **PCR:** proteína C reativa, geralmente coletada para acompanhamento de pacientes já em uso de antibioticoterapia, avaliando evolução clínica, eficácia e acurácia do tratamento instituído. A redução rápida da PCR a valores próximos ao normal 24h e 48h após início de antibiótico, em pacientes com culturas negativas, autoriza-nos a avaliar a possibilidade de suspensão da antibioticoterapia.

- **Líquido cefalorraquidiano:** coletado em toda sepse neonatal tardia e em situações específicas de sepse neonatal precoce, sempre lembrando que a cultura de liquor é indispensável para seguimento do tratamento. O líquido cefalorraquidiano é coletado apenas se o número de plaquetas for maior que 50.000/mm³ ou se o RN estiver em protocolo de manipulação mínima, avaliando-se o risco/benefício.

- **Urina 1 e Urocultura:** coletados em casos de sepse neonatal tardia e em casos de sepse neonatal precoce, apenas se identificadas

TABELA 24.3 – VALORES DE NEUTRÓFILOS (POR MM³) EM RECÉM-NASCIDOS

	Neutropenia		Neutrofilia		N imaturos	I/T
	PN < 1,5 kg	PN > 1,5 kg	PN < 1,5 kg	PN > 1,5 kg		
Nascimento	< 500	< 1.800	> 6.300	> 5.400	> 1.100	> 0,16
12h	< 1.800	< 7.800	> 12.400	>14.500	> 1.500	> 0,16
24h	< 2.200	< 7.000	> 14.000	> 12.600	> 1.280	> 0,16
36h	< 1.800	< 5.400	> 11.600	> 10.600	> 1.100	> 0,15
48h	< 1.100	< 3.600	> 9.000	> 8.500	> 850	> 0,13
60h	< 1.100	< 3.000	> 6.000	> 7.200	> 600	> 0,13
72h	< 1.100	< 1.800	> 6.000	> 7.000	> 550	> 0,13
120h	< 1.100	< 1.800	> 6.000	> 5.400	> 500	> 0,12
4º – 28º dia	< 1.100	< 1.800	> 6.000	> 5.400	> 500	> 0,12

Fonte: Manroe *et al.*, 1979; Mouzinho *et al.*, 1994.

manifestações clínicas ou malformações do trato urinário. Se o paciente estiver em uso de sonda vesical de demora prolongada, avaliar necessidade de troca do dispositivo e proceder a uma nova coleta de urocultura após retirada do dispositivo.
- **Raio X tórax/abdome:** solicitados se manifestações clínicas sugerirem patologias pulmonares (por exemplo, pneumonia) ou abdominais (por exemplo, enterocolite necrosante).
- **Pesquisa de TORCHS:** a depender do quadro clínico, do histórico materno e da evolução do paciente.
- **Outros exames:** em casos específicos (por exemplo, em infecções fúngicas), avaliar necessidade de pesquisa de infecções de focos profundos, solicitando fundo de olho, ecocardiograma, USG de abdome/rins e vias urinárias e USG transfontanela.

TRATAMENTO

O tratamento da sepse vai depender de sua classificação e dos agentes etiológicos. A duração do tratamento varia de 7 dias a 28 dias, a depender da evolução clínica, do sítio de infecção e do agente etiológico.

Sempre é necessário oferecer medidas de suporte ao RN, como monitorização contínua (avaliando frequência cardíaca, pressão arterial, temperatura corpórea, frequência respiratória, glicemia) e assistência ventilatória, caso necessário.

A antibioticoterapia deve ser instituída de imediato quando houver suspeita de sepse e/ou, em RN menores de 34 semanas com risco infeccioso, logo após o nascimento. Porém, após exclusão do quadro de sepse, deve ser suspensa o mais rapidamente possível, a fim de reduzir as consequências do uso de antibióticos prolongado, com alteração do microbioma gastrointestinal.

A coleta de hemocultura antes do início de antibióticos faz parte da triagem infecciosa, assim como a cultura do LCR e a urocultura nos casos de sepse tardia. Após o resultado das culturas, há possibilidade de troca/suspensão do antibiótico escolhido.

A duração do tratamento dependerá dos agentes etiológicos diagnosticados e dos sítios acometidos. Em casos de sepse sem crescimento de agentes em cultura, de 7 dias a 10 dias; nos casos de sepse com crescimento de agente em hemocultura ou urocultura, de 10 dias a 14 dias; na comprovação de meningite, pode se estender para 14 dias a 28 dias. Ressaltamos que, uma vez afastado o quadro séptico, é recomendada a suspensão do uso de antibioticoterapia no terceiro dia de tratamento, após resultado do novo hemograma.

A escolha do antibiótico:
- Sepse neonatal precoce: penicilina cristalina ou ampicilina e um aminoglicosídeo (gentamicina).
- Sepse neonatal tardia: é necessário o conhecimento da flora hospitalar e da resistência bacteriana. A princípio, oxacilina e amicacina. Em casos de suspeita de meningite bacteriana, a escolha é associar cefotaxima.

SEPSE NEONATAL PRECOCE

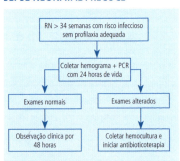

FIGURA 24.1 – CONDUTA RN > 34 SEMANAS, COM RISCO INFECCIOSO ASSOCIADO.
Fonte: Desenvolvida pelos autores.

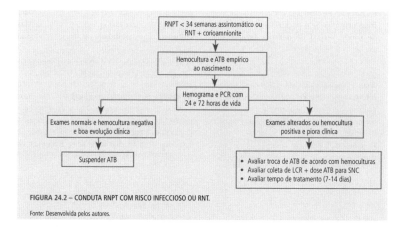

FIGURA 24.2 – CONDUTA RNPT COM RISCO INFECCIOSO OU RNT.

Fonte: Desenvolvida pelos autores.

SEPSE NEONATAL TARDIA

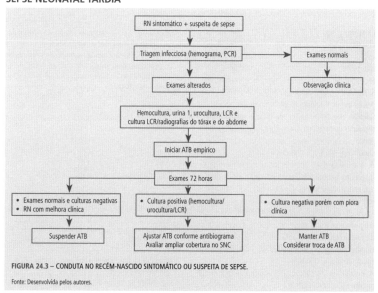

FIGURA 24.3 – CONDUTA NO RECÉM-NASCIDO SINTOMÁTICO OU SUSPEITA DE SEPSE.

Fonte: Desenvolvida pelos autores.

SITUAÇÕES ESPECIAIS
MENINGITE BACTERIANA

TABELA 24.4 – MENINGITE BACTERIANA

- Em geral, ocorre na sepse tardia, raramente na sepse precoce.
- Agentes etiológicos: *Staphylococcus arureus, Staphylococcus epidermides*, enterococos gram-negativos, infecções virais ou fúngicas e TORCH.
- Diagnóstico: análise quimiocitológica e culturado líquido cefalorraquidiano. Avaliar em casos de plaquetopenia ou instabilidade hemodinâmica.
- Quadro clínico: manifestações inespecíficas, quadro clínico semelhante ao da sepse.
- Investigar complicações com tomografia de crânio ao final do tratamento: vasculites, hidrocefalia, abscessos cerebrais ou edema cerebral.
- Tratamento: antibioticoterapia com cefotaxima. Avaliar duração de 14 dias a 28 dias e avaliar nova coleta de LCR após 5 dias a 7 dias de tratamento.

Fonte: Desenvolvido pelos autores.

INFECÇÕES VIRAIS

Nos anos de 2008 e 2009, foi realizado um estudo na Unidade Neonatal da Irmandade Santa Casa de Misericórdia de São Paulo, com recém-nascidos com mais de 7 dias de vida, internados na unidade, que apresentassem sinais e sintomas compatíveis com infecção respiratória aguda ou com necessidade de ventilação mecânica. Após coleta de PCR, 22,4% das amostras eram positivas para algum dos vírus testados. A prevalência foi: vírus sincicial respiratório, adenovírus, rinovírus, influenza (A, B e C), enterovírus, parainfluenza e bocavírus.

Atualmente, alguns outros vírus também devem ser lembrados, como rotavírus e coronavírus, no curso de pandemias.

REFERÊNCIAS BIBLIOGRÁFICAS

1. Fanaroff A; Martin R; Walsh M. Medicina neonatal e perinatal. 10. ed. Rio de Janeiro: Editora Elsevier, 2017.

2. Good P; Hooven T. Evaluating newborns at risk for earky-onset sepsis. Pediatrics; 66 (2), abr. 2019, p. 321-31.

3. Puopolo K. Management of Neonates Born at ≤34 6/7 Weeks' Gestation With Suspected or Proven Early-Onset Bacterial Sepsis. Pediatrics; 142 (6), dec. 2018.

4. Puopolo K. Management of Neonates Born at ≥35 0/7 Weeks' Gestation With Suspected or Proven Early-Onset Bacterial Sepsis. Pediatrics; 142 (6), dec. 2018.

5. McGovern M. Challenges in developing a consensus definition of neonatal sepsis. Pediatrics Res; 88, 14-26, 2020. Available at: https://doi.org/10.1038/s41390-020-0785-x.

6. Durigon J., Berezin E. Estudo prospectivo de prevalência de infecção viral em Unidade de Terapia Intensiva Neonatal. Journal of Infection Hospital; 2010.

7. Cortese, F. Early and Late Infections in Newborns: Where Do We Stand? A Review. Pediatrics and Neonatology; 57 (4); p. 265-73, aug. 2016.

25

Protocolo de Uso do Antifúngico Profilático

- Joana Rizzo de Medeiros Ferreira
- Mauricio Magalhães
- Mariana Volpe Arnoni

INTRODUÇÃO

A incidência brasileira de infecção fúngica invasiva varia de 2% a 4% em recém-nascidos com muito baixo peso (RNMBPN < 1.500 g), até 4% a 16% dos recém-nascidos de extremo baixo peso (EBPN < 1.000 g). No mundo, chega a ser o terceiro agente mais comum de sepse tardia, com destaque para a *Candida albicans* e, em segundo lugar, a *Candida parapsilosis* (não *albicans*), com aumento crescente do número de casos principalmente após 2010, por seus fatores predisponentes e sua patogênese. Diante disso, é uma das causas mais importantes de morbimortalidade na população neonatal. A literatura americana, inclusive, afirma que essa infecção está associada a comprometimento do desenvolvimento neuropsicomotor com 18 meses de idade. O uso universal de antifúngicos endovenosos para profilaxia é ainda controverso na literatura. Atualmente, é recomendado em Unidades de Terapia Intensiva Neonatal (UTIN) com taxas de infecções fúngicas superiores a 5%. Estima-se que o tempo de manifestação da doença seja de, em média, 21 dias entre colonização e candidemia invasiva (CI).

FATORES DE RISCO

- Imaturidade do sistema imune.
- Dispositivos invasivos (CVC ou VM).
- Colonização prévia por *Candida sp* em trajeto de parto.
- Transmissão cruzada pelas mãos de profissionais de saúde.
- Exposição a antimicrobianos de amplo espectro, o que favorece a seleção de microbioma.
- Uso de corticoide pós-natal.
- Uso de fármacos inibidores H2.

PATOGENICIDADE

- Pode afetar diferentes sistemas: coração, trato urinário, retina e sistema nervoso central.
- O envolvimento do SNC pode ocorrer em cerca de 50% dos recém-nascidos com CI.
- O comprometimento do neurodesenvolvimento após a infecção afeta até 60% dos sobreviventes.
- A taxa de mortalidade relatada em alguns estudos é cerca de 20%, mas pode chegar a 40%.

Dessa forma, estudos apresentam a eficácia da profilaxia com Fluconazol (com redução significativa na incidência de colonização por espécies de *Candida* e CI). Os benefícios potenciais da profilaxia antifúngica devem ser avaliados considerando-se custo-efetividade, eficácia da profilaxia e incidência de candidíase e mortalidade associada a candidíase na UTIN. A segurança e a toxicidade do medicamento a curto prazo e a longo prazo, bem como o potencial para o desenvolvimento de patógenos resistentes, também devem ser levados em conta. Promessa para profilaxia: probióticos (*Lactobacillus reuteri* ou *Lactobacillus rhamnosus*). Lactoferrina teria efeito fungicida.

SUGESTÃO DE PROTOCOLO ANTIFÚNGICO PROFILÁTICO

Em nosso serviço, a incidência, há cerca de um ano, gira em torno de 5% em menores de 1.500 g. Portanto, há indicação de profilaxia com antifúngico e com outras estratégias não farmacológicas.

MEDIDAS NÃO FARMACOLÓGICAS

- A prevenção contra infecção fúngica deve ser a principal estratégia dentro da UTI Neonatal.
- A lavagem supervisionada das mãos, sob água corrente, e o treinamento dos profissionais devem ser preocupações frequentes.
- A higienização das mãos inclui a fricção com álcool antes e depois da manipulação do paciente.
- Principal método para diminuir as taxas de infecção por *Candida* não *albicans*.
- Remoção precoce dos dispositivos invasivos.
- Diminuição do tempo de exposição aos ATB de amplo espectro.

MEDIDAS FARMACOLÓGICAS

- Paciente elegível para profilaxia:
  - Menores de 1.000 g, em uso de cateter venoso central ou submetido a ventilação mecânica.
  - individualizar indicação, se menor que 1.500 g.

- Antifúngico: Fluconazol, dose 3 mg/kg, endovenoso, duas vezes na semana.
- Duração da profilaxia: 6 semanas ou até a retirada de invasão.
- Controles laboratoriais:
  - Coleta bilirrubina total e frações, de transaminases, FA a cada 7 dias.
- Realizar pesquisa de colonização:
  - *Swab* orotraqueal, *swab* perianal.
  - 72 horas de vida, 7 dias de vida (repetindo-se a cada 7 dias ou até a retirada de invasão).
- Não esperar resultado para iniciar profilaxia com fluconazol.
- Se colonização positiva → investigar candidemia invasiva:
  - Coleta de culturas (HMC, URC, LCR) e micológico na urina.
- Se infecção presente → instituir tratamento:
  - Primeira opção: Micafungina.
  - Segunda opção: Anfotericina B (SNC).
  - Pesquisa de focos profundos: fundo de olho, ultrassom transfontanela, ultrassom abdominal total, ecocardiograma.

REFERÊNCIAS BIBLIOGRÁFICAS

1. Rios JFS. Fluconazole prophylaxis in preterm infants: a systematic review. The Brasilian Journal of Infectious Disease. 2017; 21 (3): 333-338.
2. Izquierdo G, Santolaya ME. Candidiasis invasoras em reciénnacidos: diagnóstico, tratamento y prevención. Rev Chilena Infectol 2014; 31 (1): 73-83.
3. Chen J. Integrated mensures for prevention of invasive Candida infections in preterm infants in Chinese nonatal intensive care unit. American Journal of Infection Control. 2015; 43: 1321-25.
4. Pappas PG. Clinical Practice Guideline for the Management of Candidiasis: 2016 Update by the Infections Diseases Society of America. 2016; 62: e3.
5. Ericson JE. Fluconazole Prophylaxis for the Prevention of Candidiasis in Premature Infants: A Meta-analysis Using Patient-level Data. 2016; 63.
6. Vasileiou, E. Invasive candidiasis and candidemia in pediatric and neonatal patients: A review of current guidelines. Current Medical Mycology. 2018; 4 (3): 28-33.

26

Enterocolite Necrosante

- Francisco Paulo Martins Rodrigues
- Fernando Perroud da Silveira Foresti

É uma síndrome caracterizada por inflamação e lesão necrótica difusa das camadas mucosa e submucosa da parede do intestino, podendo evoluir com perfuração. Ocorre com frequência na porção terminal do íleo e no cólon ascendente.

PREVENÇÃO

- Início de dieta enteral breve, em até 4 dias.
- Aleitamento materno exclusivo.
- Colostroterapia.
- Evitar uso de bloqueadores ácidos.
- Evitar cursos longos de antibioticoterapia.
- Probióticos (*Lactobacillus/Bifidobacterium*).

TRATAMENTO CLÍNICO

- Iniciar o mais precocemente possível:
- Pausa alimentar de 3 dias (casos suspeitos) a 14 dias (nos casos confirmados). Usar SOG de grosso calibre aberta para descompressão gástrica.
- Nutrição parenteral precoce.
- Antibioticoterapia de amplo espectro por 10 dias a 14 dias.
- Correção da acidose e dos distúrbios hidroeletrolíticos.
- Suportes respiratório e cardiovascular.

TABELA 26.1 – FATORES DE RISCO E MANIFESTAÇÕES CLÍNICAS DA ECN

Fatores de risco	Manifestações clínicas e laboratoriais
• Asfixia perinatal	• Distensão abdominal
• RCIU associado a fluxo reverso ou ausente de artéria umbilical	• Resíduos gástricos ou vômitos biliosos
• Jejum prolongado	• Enterorragia
• Dieta enteral com fórmula	• Instabilidade térmica
• Prematuridade extrema e muito baixo peso	• Apneia
• Hipotermia	• Letargia
• Hipotensão arterial	• Instabilidades respiratória e hemodinâmica
• Indometacina	• Alteração da perfusão
• Cateterismo umbilical	• Leucocitose
• Policitemia	• Leucopenia
• Antibioticoterapia prologada	• Acidose metabólica
	• Distúrbios hidroeletrolíticos
	• CIVD

TABELA 26.2 – ESTADIAMENTO CLÍNICO-RADIOLÓGICO

Estágio ECN	Grau	Sinais sistêmicos	Sinais gastrointestinais	Sinais radiológicos
Supeita	I	Inespecíficos: apneia, bradicardia, letargia e labilidade térmica	Intolerância à dieta, resíduo gástrico, sangue oculto nas fezes	Normal ou distensão de alças
Leve	IIA	Semelhante ao estágio I	Distensão abdominal significativa, ruídos abolidos e sangue nas fezes	Íleo, distensão de alças e áreas de pneumatose intestinal
Moderada	IIB	Estágio I + acidose metabólica leve e plaquetopenia	Aumento da distensão abdominal, edema de parede abdominal e dor à palpação, com ou sem massa palpável	Pneumatose extensa e ascite inicial. Pneumoportograma intra-hepático
Avançada	IIIA	Acidose metabólica e respiratória, apneia, diminuição da pressão arterial e da diurese, neutropenia e coagulopatia	Aumento do edema, eritema ou descoloração e induração da parede abdominal	Pouco gás abdominal e alça sentinela
	IIIB	Edema generalizado, choque, CIVD	Abdome tenso, pálido, presença de ascite	Ausência de gás intestinal e pneumoperitônio

- Manter hematócrito entre 35% e 40% e administrar hemoderivados, se necessário.
- Analgesia.
- Radiografia abdominal para seguimento a cada 6-12h nas fases iniciais da doença.

TRATAMENTO CIRÚRGICO

Indicação absoluta do procedimento é a presença de pneumoperitônio. Outras indicações: cultura positiva do líquido peritoneal e presença de líquido fecaloide ou bilioso na cavidade. Em pacientes instáveis que possuem evidência de perfuração intestinal e em RN com peso inferior a 1.000 g, pode ser feita drenagem peritoneal.

REFERÊNCIAS BIBLIOGRÁFICAS

1. Bell, MJ; Ternberg, JL; Feigin, RD et al. Neonatal necrotizing enterocolitis. Therapeutic decision based upon clinical staging. Ann Surg. 1978; 187 (1): 1-7.
2. Kliegman, RM; Fanaroff, AA. Necrotizing enterocolitis. N Engl J Med. 1984; 310: 1093-103.
3. Koletzko, B; Poindexter, B; Uauy, R et al. Nutritional Care of Preterm Infants. Scientific Basis and Practical Guidelines. World Review of nutrition and Dietetics. v. 110. Karger, 2014.
4. Lau, CSM; Chamberlain, RS. Probiotic administration can prevent necrotizing enterocolitis in preterm infants: A meta-analysis. Journal of Pediatric Surgery. 2015; 50:1405- 1412.
5. Lin, PW; Stoll, BJ. Necrotizing enterocolitis. Lancet. 2006; 368 (9543): 1271-83.
6. Rodriguez NA et al. Oropharyngeal adm- ninstration of mother´s colostrum, health outcomes of premature infants: study protocol for a randomized controlled trial. Trials. 2015; 16: 453.

27

Infecções Congênitas

- Ana Maria Vilarinho Ofranti
- Francisco Paulo Martins Rodrigues
- Flávia Jacqueline Almeida
- Simone Dutra Rodrigues dos Santos

RUBÉOLA CONGÊNITA

Doença exantemática viral que, na gestação, pode resultar em sintomas fetais graves e causar até aborto. Quanto mais precoce a infecção, maior a probabilidade de anomalias fetais.

QUADRO CLÍNICO

- Retardo do crescimento intrauterino.
- Catarata.
- Microftalmia.
- Retardo mental.
- Surdez principal.
- Sequelas cardiovasculares: PCA, estenose das artérias pulmonares, estenose de valva pulmonar.

DIAGNÓSTICO

- Imagem
  - Raio X de ossos com rarefação metafisária e estrias corticais.
  - Ecocardiograma.
- Avaliação auditiva
- Laboratorial:
  - Hemograma: leucopenia, plaquetopenia, leucocitose, anemia.
  - Liquor: hiperproteinorraquia.
  - Sorologias: PCR em fluidos e secreções.

- Sorologias: IGM e IGG.

ISOLAMENTO

- Durante toda a internação, de contato e respiratório.
- Ocorre eliminação do vírus por até um ano.

TRATAMENTO

- Não há tratamento específico, por isso a importância de promover a prevenção. É uma doença de notificação compulsória.

VARICELA-ZÓSTER

Ocasionada por uma infecção primária, causada pelo vírus da varicela-zoster. Se acometer a raiz do gânglio dorsal, será denominada herpes-zóster.

VARICELA MATERNA NO 1º E NO 2º SEMESTRE

Pode ocasionar a síndrome da varicela congênita, caracterizada por:
- Defeitos cutâneos.
- Cicatrizes de pele distribuídas por dermátomos.
- Atrofia de extremidades.

139

- Hipoplasia de membros.
- Bexiga neurogênica.
- Estenose de duodeno.
- Catarata congênita.
- Coriorretinite.
- Microftalmia.
- Atrofia cortical.

VARICELA NO PERIPARTO

- Se adquirida entre o 21º dia e o 5º dia antes do parto, resulta em forma leve de varicela congênita.
- Se adquirida entre o 5º dia antes do parto e o 2º dia de vida do RN, pode acometer vísceras, com mortalidade maior que 30%.

DIAGNÓSTICO

- Clínico.
  - Isolamento viral em cultura de fluido vesicular.
- Sorológico: anticorpos IGM no feto ou PCR.
- Ultrassonográfico: deve ser realizado cinco semanas após a erupção cutânea. Procurar por deformidade de membro, microcefalia, hidrocefalia, polidrâmnio, calcificação de tecidos moles e restrição de crescimento intrauterino.

TRATAMENTO

Recém-nascidos de mães com varicela 5 dias antes do parto até 2 dias após o parto: imunoglobulina específica para varicela-zóster (VZIG), dose de 12,5 UI/kg, via intramuscular, até no máximo 96 horas de vida.

PRECAUÇÕES

- RN com varicela: isolamento respiratório e de contato.
- Mãe com varicela 5 dias antes e 2 dias após o parto: isolar mãe e RN separadamente.

- Varicela intra-hospitalar: ficar em isolamento entre o 8º dia e o 21º dia após contato.
- Se recebeu VZIG, isolar até 28 dias após o contato.

ISOLAMENTO DE CONTATO NA UTI NEONATAL

- RN de qualquer idade gestacional, filhos de mães que não tiveram varicela;
- • RNPt < 28 semanas ou peso < 1.000 g, independentemente da história materna.

CITOMEGALOVIROSE CONGÊNITA

Causada pelo citomegalovírus, do grupo herpes vírus, é a infecção viral congênita mais comum. Pode ocorrer por infecção primária, reinfecção ou reativação de doença latente. O maior risco de infecção congênita é quando ocorre no final da gestação, mas a maior gravidade para o recém-nascido é quando acontece no início da gestação.

TRANSMISSÃO

- Contato com secreções contaminadas.
- Via transplacentária, canal de parto e aleitamento materno.

QUADRO CLÍNICO

- Neurológico: microcefalia, calcificação intraperiventricular, crise convulsiva e hipotonia.
- Gástrico: icterícia colestática, hepatoesplenomegalia.
- Pulmonar: pneumonia intersticial.
- Laboratorial: petéquias, plaquetopenia, anemia hemolítica, hiperproteinorraquia, neutropenia refratária.
- Restrição de crescimento intrauterino.
- Baixo peso ao nascimento.
- Hidropsia.
- Coriorretinite.
- Perda auditiva.

DIAGNÓSTICO

Pré-natal

- Sorologia materna.
- Teste de avidez do IGG materno.
- Reação de PCR no líquido amniótico.
- Achados sugestivos no feto: oligoâmnio, polidrâmnio, hidropsia, ascite, retardo de crescimento, microcefalia, hidrocefalia, calcificações cerebrais, derrame pleural e/ ou pericárdico, hepatoesplenomegalia, calcificações intra-hepáticas, íleo meconial.

Pós-natal

- Isolamento do vírus (padrão-ouro)
- PCR em sangue/urina/saliva.

SOROLOGIAS

A presença de anticorpos IGM positivos no recém-nascido confirma infecção congênita.

RASTREAMENTO

Deve ser realizado em todo aquele que tiver o diagnóstico fechado.

- Hemograma.
- Transaminases e bilirrubinas.
- Ureia e creatinina.
- Liquor.
- Raios X de crânio.
- Ultrassom de crânio.
- Tomografia de crânio, se alterações neurológicas, convulsões ou alteração de perímetro cefálico.
- Triagem auditiva – bera.
- Avaliação oftalmológica.

PRECAUÇÕES

- Precaução-padrão.

TRATAMENTO

Indicado nos casos de recém-nascidos com infecção confirmada, sintomáticos e com evidências de envolvimento de SNC (calcificação, microcefalia, atrofia cortical, LCR anormal), alteração auditiva e/ou coriorretinite. O tratamento visa reduzir sequela auditiva e deve ser iniciado o mais rapidamente possível, em até 30 dias após o nascimento.

- Ganciclovir (endovenoso): 6 mg/kg/ dose, de 12/12 h, por 6 semanas.
- Valganciclovir (via oral): 16 mg/kg/dose, de 12/12 h, por 6 meses.

Obs.: se houver alteração no *clearance* renal, as doses devem ser modificadas.

RECOMENDAÇÃO DE ALEITAMENTO MATERNO

A Anvisa recomenda em relação à transmissão do citomegalovírus:

- RN maiores de 32 semanas a nascidos a termo: deve-se manter o aleitamento.
- RN prematuros, imunodeficientes por qualquer etiologia e filhos de mãe positivas para CMV: deve-se interromper temporariamente o aleitamento e oferecer o leite da própria mãe pasteurizado.

TOXOPLASMOSE CONGÊNITA

É a doença congênita mais comum. Ocorre por transferência transplacentária do *Toxoplasma gondii* ou recrudescência da infecção materna crônica durante a gestação de mulheres imunodeprimidas. A gravidade da infecção é inversamente proporcional à idade gestacional, ou seja, quando ocorre no primeiro trimestre, manifesta-se com repercussões graves no feto, podendo gerar até o óbito fetal.

QUADRO CLÍNICO

Cerca de 70% são assintomáticos ao nascimento e 10% apresentam manifestação grave, podendo apresentar doença sistêmica ou isolada (SNC ou ocular).

- Tríade clássica: hidrocefalia, calcificações cerebrais intraparenquimatosas e retinocoroidite.
- Microcefalia ou hidrocefalia.

- Retinocoroidite bilateral, macular ou peri-macular simétrica.
- Calcificação craniana intraparenquimatosa.
- Hepatoesplenomegalia.
- Trombocitopenia e anemia.
- Icterícia.
- Hiperproteinorraquia.
- Linfoadenomegalia.
- Convulsão.
- Restrição de crescimento.
- Catarata, glaucoma e microftalmia.
- Manifestações menos comuns: miocardite, hidropsia fetal, retardo mental.

DIAGNÓSTICO

Pré-natal

- Ultrassonografia obstétrica.
- Anticorpos específicos IgM e/ou IgA no sangue fetal.
- PCR no líquido amniótico.
- Teste de avidez do IGG materno (alta avi-dez indica que a infecção aguda ocorreu há 3 meses ou 4 meses).

Pós-natal

- IgM específico e/ou IgA para toxoplasmose.
- IgG positivo depois dos 12 meses de idade.
- Aumento progressivo dos títulos de IgG.
- PCR no sangue ou no liquor.
- proteinorraquia elevada (maior que 1 g/dL).
- tomografia de crânio sem contraste (pre-sença de calcificações intracranianas, hi-drocefalia, atrofia cortical).
- Avaliação oftalmológica.
- Avaliação auditiva.
- Exames laboratoriais adicionais:
  - Hemograma: trombocitopenia, anemia e eosinofilia são achados comuns e ines-pecíficos em pacientes assintomáticos.
  - AST, ALT, BTF.

- Urianálise e creatinina sérica: avaliar necessidade de correção de doses pela função renal.

TRATAMENTO

Todos os recém-nascidos com doença confir-mada devem ser tratados, independentemente dos sintomas.

- Pirimetamina: 2 mg/kg (máximo 50 mg/dose), VO, 1×/dia, por 2 dias.
- 1 mg/kg (máximo 25 mg/dose), VO, 1×/dia, por 6 meses.
- 1 mg/kg, às segundas, às quartas e às sex-tas, até completar 1 ano de tratamento.
- Sulfadizina: 100 mg/kg/dia, VO, 2×/dia.
- Ácido folínico: 10 mg, VO, 3×/semana, até 1 semana após a suspensão da pirimetamina.
- Corticoide: se houver coriorretinite ou hi-perproteinorraquia (> 1 g/dL) – prednisona 0,5 mg, VO, 2×/dia.

HERPES SIMPLES

Causada pelo vírus herpes simples tipo II. A contaminação ocorre durante o parto (pelo trato genital infectado) e via transplacentária.

QUADRO CLÍNICO

Geralmente ocorre entre a primeira e a segun-da semana de vida, sendo caracterizada por vesículas ou grandes bolhas e podendo mani-festar-se da seguinte forma:

- Doença localizada: pele, olhos e boca com encefalite.
- Doença disseminada: hepatite, pneumo-nite e/ou CIVD, com ou sem encefalite ou doença de pele.
- Podem ocorrer, também, distermia, le-targia, hipotonia, apneia, convulsão e al-teração respiratória, icterícia colestática, hepatite.
- Doença intrauterina: muitas vezes resulta em aborto ou natimorto, microcefalia, le-sões de pele, hidroanencefalia, microftal-mia, coriorretinite.

DIAGNÓSTICO

- Cultura do vírus ou PCR (com material de vesículas).
- Liquor.
  - Imunofluorescência de esfregaço das lesões.
  - TC em casos de comprometimento do SNC.

TRATAMENTO

- Comprometimento do sistema nervoso central: Aciclovir parenteral, 20 mg/kg/dose, EV, 8/8h, por 21 dias.
- Doença localizada: Aciclovir 20 mg/kg/dose, EV, 8/8h, por 14 dias.
- Em caso de ceratoconjuntivite herpética, há necessidade de tratamento sistêmico com aciclovir por 14 dias e tratamento tópico (trifluridina, iododesoxiuridina ou vidarabina).
- Terapia de suporte (hidratação, suporte respiratório, correção das anormalidades de coagulação, controle das convulsões).

PREVENÇÃO

Indicação de parto cesáreo para parturientes com doença ativa.

SÍFILIS CONGÊNITA

A sífilis congênita é definida como a sífilis adquirida pelo feto por meio da disseminação hematogênica do *Treponema pallidum* da mãe para o feto, predominantemente por via transplacentária.

A grande maioria dos recém-nascidos é assintomática ao nascimento. Há duas formas de apresentação clínica: a precoce e a tardia.

SÍFILIS CONGÊNITA PRECOCE

Os sintomas podem ser identificados desde o nascimento até os 2 anos de idade (Tabela 27.1).

SÍFILIS CONGÊNITA TARDIA

Os sintomas aparecem após o segundo ano de vida (Tabela 27.2).

TABELA 27.1 – PRECOCE: SURGE ATÉ O 2º ANO DE VIDA

Apresentação	Alterações
Mucocutâneas	Exantema maculopapular em região perioral, pênfigo palmoplantar, condiloma plano
Sistema reticuloendotelial e hematológico	Hepatomegalia, esplenomegalia, hepatite, linfadenomegalia generalizada (principalmente epitroclear), anemia, leucopenia, leucocitose, plaquetopenia
Sistema esquelético	Osteocondrite ou osteíte, periostite nos ossos longos, pseudoparalisia dos membros
Sistema nervoso	Meningite, síndrome convulsiva, surdez
Outras manifestações	Síndrome nefrótica, coriorretinite, glaucoma, fissura perioral, hidropsia
Sistema respiratório	Rinite serossanguinolenta, com ou sem angustia respiratória

TABELA 27.2 – MANIFESTAÇÕES DA SÍFILIS TARDIA

Formas de apresentação	Tipos de alterações
Alterações do SNC, oculares, esqueléticas e neurossensoriais	Fronte olímpica, tíbia em sabre, ceratite intersticial, surdez neurossensorial, retardo mental e hidrocefalia

DIAGNÓSTICO E TRATAMENTO

O fluxograma da Figura 27.1 ilustra o manejo da sífilis congênita, de acordo com o Ministério da Saúde (2019).

No estado de São Paulo, optou-se por manter o fluxograma conforme está descrito na Figura 27.2.

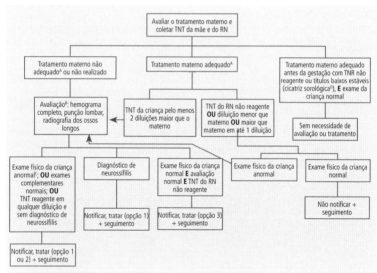

Legenda: TNT: teste não treponêmico.

A: Opções terapêuticas:
Opção 1: Benzilpenicilina potássica, 50.000 U/kg/dose, intravenosa, de 12 em 12 horas (até 1 semana de vida) ou de 8 em 8 horas (maior que 1 semana de vida).
Opção 2: Benzilpenicilina procaína, 50.000 U/kg, intramuscular, dose única diária, por 10 dias. Se houver perda de dose por mais de 24 horas, todo o curso terapêutico deverá ser reiniciado. Sempre que houver alteração LCR (neurossífilis) o tratamento deverá ser feito com benzilpenicilina potássica. Níveis liquóricos treponemicidas de penicilina não são alcançados em 100% dos casos quando utilizada a penicilina G benzatina (Kaplan, 1973; Speer, 1977).
Opção 3: Benzilpenicilina benzatina, 50.000 U/kg, intramuscular, dose única.

B: Avaliação: hemograma completo com plaquetas; exame de líquor (LCR) com celularidade, proteinorraquia, teste treponêmico quantitativo; outros testes de acordo com indicação clínica (p. ex., radiografia de tórax, de ossos longos, avaliação oftalmológica, prova hepáticas, neuroimagem, audiometria.
C: Investigar possíveis diagnósticos diferenciais toxoplasmose, rubéola, CMV, HSV, sepse neonatal, hepatite neonatal, hidropisia fetal, anormalidades de ossos longos, outras lesões vesiculares, entre outros.
D: Cicatriz sorológica: tratamento adequado com documentação da queda da titulação em pelo menos 2 diluições (p. ex., era 1:16 e agora é menor ou igual a 1:4).

Tratamento adequado: tratamento completo para estágio clínico da sífilis com penicilina benzatina, e **iniciado** até 30 dias antes do parto. Gestante que não se enquadrarem nesses critérios serão consideradas como tratadas de forma não adequada.

FIGURA 27.1 – FLUXOGRAMA PARA AVALIAÇÃO E MANEJO DA CRIANÇA EXPOSTA À SÍFILIS E DA CRIANÇA COM SÍFILIS CONGÊNITA.

Fonte: DIAHV/SVS/MS.

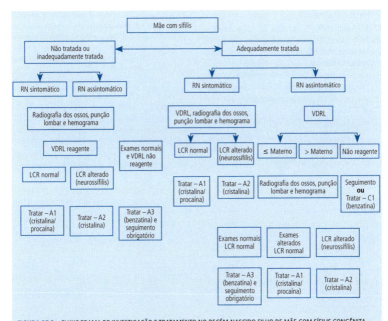

FIGURA 27.2 – FLUXOGRAMA DE INVESTIGAÇÃO E TRATAMENTO NO RECÉM-NASCIDO FILHO DE MÃE COM SÍFILIS CONGÊNITA.

Fonte: Adaptado de Brasil. Ministério da Saúde. Secretaria de Vigilância em Saúde. Programa de DST e Aids. Diretrizes para controle da sífilis congênita: manual de bolso, 2006. p. 59.

SEGUIMENTO DA SÍFILIS CONGÊNITA

- Realizar consultas ambulatoriais mensais até o sexto mês de vida e consultas ambulatoriais bimensais do 6º ao 12º mês.
- Realizar teste não treponêmico com 1 mês, 3 meses, 6 meses, 12 meses e 18 meses de idade, interrompendo o seguimento com dois exames não treponêmicos consecutivos negativos.
- Diante de elevação do título sorológico ou de não negativação até os 18 meses de idade, reinvestigar a criança exposta e proceder ao tratamento.
- Realizar teste treponêmico para sífilis após os 18 meses de idade para a confirmação do caso.
- Recomenda-se acompanhamento oftalmológico, neurológico e audiológico das crianças com diagnóstico de sífilis congênita semestralmente, por dois anos.
- Em crianças cujo resultado de LCR tenha se mostrado alterado, deve haver uma reavaliação liquórica a cada 6 meses até a normalização.
- Se o teste da orelhinha normal, não afasta a necessidade da solicitação de exames

espécificos para avaliar a surdez do oitavo par craniano.

- Nos casos de crianças tratadas de forma inadequada, na dose e/ou no tempo do tratamento preconizado, deve-se convocar a criança para reavaliação clínico-laboratorial e reiniciar o tratamento, obedecendo aos esquemas anteriormente descritos.

REFERÊNCIAS BIBLIOGRÁFICAS

1. BRASIL. Ministério da Saúde. Protocolo Clínico e Diretrizes Terapêuticas para Prevenção da Transmissão Vertical de HIV, Sífilis e Hepatites Virais. – Brasília: Ministério da Saúde, 2019.
2. SÃO PAULO. Secretaria do Estado de Saúde. Guia de bolso para o manejo da sífilis em gestantes e sífilis congênita. São Paulo: Secretaria de Estado da Saúde, 2016.
3. Guerina N. G. Congenital toxoplasmosis: Treatment, outcome, and prevention. Up to date, jun. 2015.
4. Simon. Congenital Rubeolla Syndrome: Clinical Features and Diagnoses. Up to Date, jun. 2015.
5. Harrison, G. J. D. Congenital cytomegalovirus infection: Clinical features and diagnoses. Up to date, jun. 2015.

28

HIV

- Fernando Perroud da Silveira Foresti
- Francisco Paulo Martins Rodrigues
- Simone Dutra Rodrigues Santos
- Mariana Aparecida Brunossi Moura Proença
- Jéssica Almeida Rangel Regino de Castro

Anualmente, são registradas quedas nas taxas de novas infecções pelo HIV em crianças por transmissão vertical no Brasil, devido a um somatório de medidas envolvendo o cuidado da mulher e da criança. Essas medidas incluem o aumento do número de diagnósticos realizados em mulheres gestantes, a utilização de terapia antirretroviral para todas as pessoas com HIV e as medidas de profilaxia para a criança nascida de mulheres com HIV. Apesar do número cada vez menor de crianças com HIV, as medidas de prevenção e tratamento devem ser aprimoradas com a chegada de novas tecnologias.

A supressão da carga viral é um fator determinante na redução da transmissão vertical, sendo influenciada pela efetividade da terapia antirretroviral realizada durante a gestação, com relação ao tempo de uso até o parto. A taxa de transmissão vertical do HIV reduz de aproximadamente 30% para menos de 1% quando se alcança a supressão da CV-HIV materna (CV-HIV plasmática < 50 cópias/mL) próximo ao parto. Neste capítulo, vamos expor os cuidados e a terapia antirretroviral recomendados ao recém-nascido com risco de infecção pelo HIV.

CUIDADOS NA SALA DE PARTO E NO PÓS-PARTO IMEDIATO

- Se possível, realizar o parto empelicado, com retirada do neonato mantendo as membranas corioamnióticas íntegras.
- Clampear imediatamente o cordão após o nascimento, sem ordenha.
- Realizar banho, preferencialmente com fonte de água corrente, imediatamente após o nascimento (ainda na sala de parto). Limpar com compressas macias, de forma delicada para não lesar a pele, todo o sangue e todas as secreções visíveis no RN.
- Aspirar delicadamente as vias aéreas do RN, somente se necessário, evitando traumatismos em mucosas. Se necessário, aspirar delicadamente o conteúdo gástrico de líquido amniótico com sonda oral, evitando traumatismos. Se houver presença de sangue, realizar lavagem gástrica com soro fisiológico.
- Colocar o RN junto à mãe o mais brevemente possível.
- Iniciar os ARV (preferencialmente, ainda na sala de parto) logo após os cuidados imediatos ou nas primeiras 4 horas após o nascimento.

147

- Orientar a não amamentação e inibir a lactação com medicamento (cabergolina). Orientar a mãe para substituir o leite materno por fórmula láctea até os 6 meses de idade.

PROFILAXIA ANTIRRETROVIRAL NO RN EXPOSTO AO HIV

- Primeiramente, a criança deverá ser classificada em ALTO ou BAIXO risco de exposição, conforme os critérios presentes no Quadro 28.1, para definir a escolha terapêutica, conforme o Quadro 28.2. A profilaxia deve ser iniciada o mais precocemente possível após o nascimento, preferencialmente nas primeiras 4 horas de vida. A indicação da profilaxia após 48 horas do nascimento deve ser avaliada de forma individualizada.

As doses recomendadas dos ARV são:

1. Zidovudina (AZT) solução oral 10 mg/mL:
   - RN com menos de 30 semanas de idade gestacional: 2 mg/kg/dose, de 12/12h.
   - RN entre 30 e 35 semanas de idade gestacional: 2 mg/kg/dose, de 12/12h, por 14 dias, e 3 mg/kg/dose, de 12/12h, a partir do 15º dia, por 4 semanas.
   - RN com 35 semanas de idade gestacional ou mais: 4 mg/kg/dose, de 12/12h, por 4 semanas.
   - Excepcionalmente, quando a criança não tiver condições de receber o medicamento por VO, pode ser utilizado o AZT injetável, sendo recomendado 75% da dose para uso oral, com o mesmo intervalo entre as doses.

QUADRO 28.1 – CLASSIFICAÇÃO DE RISCO DE EXPOSIÇÃO AO HIV

Alto risco	• Mães sem pré-natal • Mães sem TARV durante a gestação • Mães com indicação para profilaxia no momento do parto que não a tenham recebido • Mães com início de TARV após a segunda metade da gestação • Mães com infecção aguda por HIV durante a gestação ou o aleitamento • Mães com CV-HIV detectável no terceiro trimestre, recebendo ou não TARV • Mães sem CV-HIV conhecida • Mães com teste rápido positivo para o HIV no momento do parto (sem diagnóstico e/ou seguimento prévio)
Baixo risco	• Uso de TARV desde a primeira metade da gestação e com carga viral (CV) do HIV indetectável a partir da 28ª semana (terceiro trimestre) e sem falha na adesão à TARV.

Fonte: BRASIL. Ministério da Saúde. NOTA INFORMATIVA Nº 6/2021.

QUADRO 28.2 – UTILIZAÇÃO DE ANTIRRETROVIRAL NA PROFILAXIA DE CRIANÇA EXPOSTA CONFORME IDADE GESTACIONAL (IG) E RISCO DE EXPOSIÇÃO

Risco	IG	AZT	3TC	RAL	NVP
Baixo risco	Qualquer IG	X	Não usar	Não usar	Não usar
Alto risco	37 semanas ou mais	X	X	X	Não usar
	34 semanas a 37 semanas	X	X	Não usar	X
	< 34 semanas	X	Não usar	Não usar	Não usar

Fonte: BRASIL. Ministério da Saúde. NOTA INFORMATIVA Nº 6/2021.

2. Lamivudina (3TC) solução oral 10 mg/mL
   – RN com 34 semanas de idade gestacional ou mais, do nascimento até a 4ª semana de vida: 2 mg/kg/dose, de 12/12h.
3. Raltegravir (RAL) 100 mg granulado para suspensão oral:
   – RN com 37 semanas de idade gestacional ou mais – 1ª semana: 1,5 mg/kg, 1×/dia; a partir da 2ª semana até a 4ª semana: 3 mg/kg, 2×/dia.
4. Nevirapina (NVP):
   – RN com idade gestacional igual ou maior que 34 semanas e menor que 37 semanas – 1ª semana: 4 mg/kg/dose, 2×/dia; 2ª semana: 6 mg/kg/dose, 2×/dia.

PROFILAXIA PRIMÁRIA PARA A PNEUMONIA POR *PNEUMOCYSTIS JIROVECI*

Recomenda-se que todas as crianças expostas ao HIV recebam profilaxia com SMX-TMP a partir de quatro semanas de vida, até que tenham duas CV indetectáveis. Essa profilaxia é mantida somente para as crianças infectadas, até 1 ano de idade, independentemente da contagem de LT-CD4+.

SEGUIMENTO LABORATORIAL DA CRIANÇA EXPOSTA

Ao nascimento, deve ser coletada a carga viral do RN, preferencialmente antes do início dos antirretrovirais. Novas coletas são indicadas com 14 dias de vida, 2 semanas após o término da profilaxia (6 semanas de vida) e 8 semanas após o término da profilaxia (8 semanas de vida). Com 12 meses de vida, devem ser coletados anticorpos anti-HIV. Em caso de resultado reagente, deve ser recoletado com 18 meses.

Sugerem-se, devido a efeitos adversos da terapia antirretroviral e para identificação precoce das repercussões sistêmicas da infecção pelo HIV, outros exames para acompanhamento, como hemograma, AST, ALT, GGT, FA, bilirrubinas e glicemia.

REFERÊNCIAS BIBLIOGRÁFICAS

1. BRASIL. Ministério da Saúde. Protocolo Clínico e Diretrizes Terapêuticas para Manejo da Infecção pelo HIV em Crianças e Adolescentes. – Brasília: Ministério da Saúde, 2018.
2. BRASIL. Ministério da Saúde. Protocolo Clínico e Diretrizes Terapêuticas para Prevenção da Transmissão Vertical do HIV, Sífilis e Hepatites Virais. Brasília: Ministério da Saúde, 2019.
3. BRASIL. Ministério da Saúde. NOTA INFORMATIVA Nº 6. 2021.

29

Hepatites B e C

- Rafaela Fabri Rodrigues Pietrobom
- Simone Dutra Rodrigues Santos
- Luciana Oliveira Martins Pereira de Almeida

HEPATITE B

A infecção pelo vírus da hepatite B (HBV) continua sendo um problema de saúde pública no Brasil, mesmo com a disponibilidade de vacina segura e eficaz para sua prevenção. A epidemiologia da hepatite B não é homogênea no cenário nacional e as áreas em que há dificuldade de acesso aos serviços de saúde são desproporcionalmente afetadas.

A transmissão do agente infeccioso pode ocorrer por solução de continuidade (pele e mucosas), via parenteral e relações sexuais desprotegidas, sendo esta a via predominante. A transmissão vertical (materno-infantil) pode ocorrer durante a gestação e, principalmente, no momento do parto. Frequentemente, ocasiona uma evolução desfavorável, com maior chance de cronificação.

A hepatite B crônica tem pouca influência no curso da gestação, assim como a gestação em geral não altera a história natural da doença. No entanto, após o parto, poderá ocorrer reativação viral com exacerbação da doença hepática na parturiente. Podem ocorrer hipertensão gestacional, aborto, parto pré-termo e restrição do crescimento fetal secundária à doença ativa.

Na infecção aguda pelo HBV, o risco de transmissão é pequeno quando a infecção ocorre no primeiro trimestre da gestação, menor que 10%. Porém, quando a infecção ocorre no segundo ou no terceiro trimestres da gestação, o risco de transmissão se eleva a níveis superiores a 60%.

Deve-se realizar pesquisa do HBsAg em todas as gestantes no primeiro trimestre da gestação ou quando se iniciar o pré-natal, além de assegurar que toda gestante tenha o esquema vacinal completo para hepatite B. Gestantes portadoras de exame HBsAg reagente deverão ser orientadas e referenciadas já durante o pré-natal a unidades obstétricas que assegurem a profilaxia adequada. Gestantes que não foram avaliadas durante o pré-natal devem realizar a pesquisa de HBsAg no momento da admissão hospitalar para o parto. O exame pode ser feito por meio de teste rápido.

Quanto à via de parto, não há evidências concretas dos benefícios da realização de cesariana como medida preventiva da transmissão vertical de hepatite B, sendo esse um tema ainda controverso na literatura.

Crianças nascidas de mães infectadas pelo HBV que são positivas tanto para HBsAg quanto para o HBeAg têm maior risco para aquisição da infecção, entre 70% e 100%, quando comparadas àquelas nascidas de mães HBsAg positivas, com HBeAg negativo (5% a 30% de chance de transmissão vertical).

A taxa de infecção entre recém-nascidos (RN) filhos de mães infectadas pelo HBV que não receberam nenhum tipo de profilaxia pode chegar a 90%. A associação da vacina de hepatite B ao fornecimento de imunoglobulina humana anti-hepatite B às crianças expostas, assim como a oferta de profilaxia para gestantes com antivirais, é uma medida a ser adotada para diminuir o risco de transmissão vertical. Com as medidas de profilaxia, reduz-se o risco de transmissão para 5% a 10%.

Dos RN infectados, em torno de 70% a 90% evoluem para a forma crônica, definida como a persistência do vírus ou a presença do antígeno de superfície (HBsAg) por mais de seis meses, detectada por meio de testes sorológicos.

MANIFESTAÇÃO CLÍNICA E DIAGNÓSTICO

RN infectados pelo HBV raramente apresentam manifestação clínica ou alteração laboratorial no período neonatal. O aumento de enzimas hepáticas pode ter início, em geral, após os 2 meses de vida.

Os pacientes que evoluem para a forma crônica da doença podem evoluir na vida adulta com cirrose e carcinoma hepatocelular, eventos de elevada morbimortalidade.

O diagnóstico é feito por meio de testes sorológicos que identificam a presença do HBsAg e do antígeno E do HBV (HBeAg). A infecção secundária à transmissão vertical comumente é diagnosticada por sorologia positiva com 1 a 2 meses de idade.

O exame de biologia molecular para detecção do DNA viral não está recomendado como teste de triagem, pois pode ter resultado positivo por meses a anos após a eliminação viral.

CONDUTA

- Imediatamente após o nascimento, proceder com banho em água corrente ainda na sala de parto. Quando não for possível, limpar com compressas macias todo o sangue e todas as secreções visíveis no RN e proceder ao banho em água corrente logo em seguida.
- Utilizar aspiração gástrica para a remoção de secreção infectada.
- A primeira dose da vacina deve ser aplicada o mais precocemente possível após o nascimento, em até 24 horas de vida, para evitar a transmissão vertical. Depois, deve seguir o esquema completo do calendário básico de vacinação. A avaliação da soroconversão deve ser realizada mediante anti-HBs e HBsAg entre 30 e 60 dias após a última dose da vacina para hepatite B.
- A imunoglobulina humana anti-hepatite B deve ser administrada em dose única, 0,5 mL, por via intramuscular, para todos os recém-nascidos filhos de mães com HBsAg positivo, independentemente do peso ao nascimento e da idade gestacional. A medicação deve ser administrada concomitantemente à vacina de hepatite B, no vasto lateral do membro oposto, o mais precocemente possível, preferencialmente nas primeiras 12 a 24 horas e em até 7 dias de vida.
- Após vacina e imunoglobulina, a amamentação está liberada e deve ser encorajada, pois há alto grau de evidência de que não existe aumento do risco de transmissão através do leite materno após as medidas de profilaxia.
- As crianças expostas que não receberam imunoglobulina no nascimento deverão realizar HBsAg como rastreio. Em caso de HBsAg não reagente, poderão seguir esquema vacinal habitual. Crianças com

HBsAg reagente confirmam infecção pelo HBV e deverão realizar exames complementares, além de serem encaminhadas ao especialista.

- Não há tratamento específico para o período neonatal, considerando-se que, nesse período, a grande maioria se apresenta clinicamente assintomática e sem alterações laboratoriais iniciais. O manejo consiste no seguimento ambulatorial com reavaliação clínica e laboratorial.

HEPATITE C

A hepatite C é adquirida mediante exposição a sangue contaminado, por via sexual ou por transmissão vertical. O risco de transmissão vertical é de 5%, significativamente menor quando comparado ao da hepatite B. Entretanto, já se demonstrou que gestantes com carga viral elevada ou coinfectadas pelo HIV apresentam maior risco de transmissão para os recém-nascidos.

Gestantes com hepatite C estão sob risco de complicações, como diabetes gestacional, pré-eclâmpsia, restrição de crescimento, hemorragias e trabalho de parto prematuro. Não há, até o momento, profilaxia disponível durante o pré-natal. As medicações utilizadas no tratamento são teratogênicas e devem ser suspensas no momento em que se confirma a gestação.

Até o momento, não há evidências que recomendem uma via de parto preferencial para prevenção da transmissão vertical, mas devem-se evitar procedimentos invasivos, partos laboriosos e tempo de ruptura de membranas superior a 6 horas.

O vírus da hepatite C (HCV) e os anticorpos contra o vírus foram detectados no leite de mães infectadas. No entanto, a transmissão do HCV através do leite materno, até o momento, não foi documentada em mães com resultados positivos para o anti-HCV.

MANIFESTAÇÃO CLÍNICA E DIAGNÓSTICO

RN infectados geralmente são assintomáticos e a maioria apresenta enzimas hepáticas normais ou discretamente elevadas.

Na infância, a evolução da doença tende a ser benigna, com grande chance de resolução espontânea, que pode chegar a 25%-40%. Nas crianças que não apresentam negativação do vírus, pode ocorrer a infecção crônica assintomática ou a infecção crônica ativa.

Na adolescência ou na vida adulta, a doença pode evoluir para cirrose e, mais raramente, para carcinoma hepatocelular. Estima-se que a morbimortalidade aumente quando o HCV é adquirido na infância, seja por transmissão vertical, seja por transmissão parenteral.

O diagnóstico pode ser feito pela presença de anticorpos IgG anti-HCV após 18 meses de idade, considerando-se que, antes disso, ainda há positividade por passagem transplacentária de anticorpos maternos. Anticorpos IgM podem indicar infecção ou ser resultado falso-positivo.

- Sorologia anti-HCV não reagente após 18 meses → descartada transmissão vertical.
- Sorologia anti-HCV reagente após 18 meses → solicitar carga viral para HCV.
  - Carga viral detectável: hepatite C confirmada.
  - Carga viral indetectável: provável cura espontânea do HCV.

CONDUTA

Não há disponibilidade de profilaxia para o RN e não há indicação de tratamento neonatal, visto que os pacientes são assintomáticos nessa fase e o diagnóstico laboratorial acontece tardiamente.

Quanto à amamentação, a hepatite C não contraindica o aleitamento. O leite materno ou o colostro contêm pequenas concentrações de vírus, que são inativados no trato digestório da criança.

No entanto, sabe-se que o HCV é transmitido pelo sangue infectado. Assim, se a mãe infectada tiver fissura de mamilo ou lesão na aréola circundante com sangramento, ela deve parar de amamentar temporariamente na mama com sangramento. Nesse período, ela deve ordenhar o leite da mama afetada e descartá-lo. Logo que o trauma mamilar cicatrize e não apresente sangramento, ela pode retomar o aleitamento materno na mama antes comprometida.

A decisão das mães HCV positivas por amamentar ou não deve se basear em uma discussão entre a mãe e o profissional de saúde, após ela obter informações suficientes sobre riscos e benefícios do aleitamento materno, além de ter conhecimento de que a transmissão do HCV pela amamentação é teoricamente possível.

As hepatites virais B e C são doenças de notificação compulsória. Portanto, cada ocorrência deve ser notificada por um profissional de saúde.

REFERÊNCIAS BIBLIOGRÁFICAS

1. BRASIL. Protocolo clínico e diretrizes terapêuticas para prevenção da transmissão vertical de HIV, sífilis e hepatites virais. Brasília: Ministério da Saúde, 2019.

2. Center of Disease Control and Prevention. Hepatitis B and C infections. 2015.

3. World Health Organization. Report on the Expanded Program on Immunization (EPI) of the World Health Organization (WHO) Department of Vaccines and Biologicals. (Post-exposure immunization for hepatitis). Geneva: WHO, [s.d.]. Available at: <www.who.int/ immunization>.

4. O'Donovan, D. J. Hepatitis viruses and the newborn: Clinical manifestations and treatment. UpToDate; 2018.

5. Kimberlin DW, Brady MT, Jackson MA, Long SS, editors.. Transmission of Infectious Agents via Human Milk. In: Red Book: 2018 Report of the Committee on Infectious Diseases. 31st. ed. Itasca, IL: American Academy of Pediatrics; 2018. p. 115.

6. Kimberlin DW, Brady MT, Jackson MA, Long SS, editors.. Hepatitis C. In: Red Book: 2018 Report of the Committee on Infectious Diseases. 31st. ed. Itasca, IL: American Academy of Pediatrics; 2018. p. 428.

30

Tuberculose

- Simone Dutra Rodrigues dos Santos

A tuberculose no recém-nascido pode acontecer por transmissão durante a gestação (forma congênita, que é rara) ou no período neonatal (por contato com indivíduos bacilíferos) ou por ingestão de leite materno na tuberculose mamária. Os recém-nascidos mais acometidos são os prematuros. É importante investigar quando recém-nascido apresentar pneumonia associada a falha terapêutica, hepatoesplenomegalia febril, meningite linfomonocitária sem agente identificado. Pode cursar com infecção ou sepse bacteriana: febre, letargia ou irritabilidade, dificuldade respiratória, linfoadenopatia, hepatoesplenomegalia, distensão abdominal, otorreia, lesões dermatológicas, anorexia, vômitos, diarreia com sangue, icterícia, convulsão, cianose, apneia, ascite, pouco ganho ponderal, anemia, plaquetopenia. Associar quadro clínico com dados epidemiológicos.

DIAGNÓSTICO

Exames específicos para isolar a microbactéria em fluidos corporais e tecidos, ultrassonografias de abdome e radiografia de tórax. O teste tuberculínico pode ser realizado, mas demora até dois meses para se tornar reator.

CRITÉRIOS

- Lesão na primeira semana de vida.
- Complexo primário hepático ou granuloma hepático de caseificação.
- Infecção tuberculosa de placenta ou do trato genital materno.
- Exclusão da transmissão pós-natal após investigação de contatos.

TABELA 30.1 – QUANDO MÃE COM TUBERCULOSE BACILÍFERA

RN assintomático	RN sintomático
Introduzir quimioprofilaxia por 3 meses, com isoniazida, 10 mg/kg/dia	Investigar TB ativa: lavado gástrico, radiografia de tórax, LCR, teste tuberculínico

Criada pelos autores

- BCG após esquema terapêutico. Não vacinar ao nascimento.
- Após 3 meses de profilaxia, realizar teste tuberculínico:
  - Se maior ou igual a 10 mm, prosseguir com a quimioprofilaxia até 6 meses ou 9 meses.
  - Se inferior a 10 mm, interromper quimioprofilaxia e administrar BCG.

- No caso de recém-nascido sintomático: Isoniazida 10 mg/kg/dia; Rifampicina 10 mg/kg/dia; Pirazinamida 35 mg/kg/dia por 2 meses. Após: Isoniazida e Rifampicina por mais quatro meses.
- Não é contraindicada a amamentação, desde que a mãe não seja portadora de mastite tuberculosa. É recomendável o uso de máscara cirúrgica ao amamentar e cuidar da criança, enquanto a mãe for bacilífera.

REFERÊNCIA BIBLIOGRÁFICA

1. BRASIL. Ministério da Saúde. Manual de recomendações para controle da tuberculose no Brasil.

31

Prevenção da Infecção pelo Vírus Sincicial Respiratório – Palivizumabe

- Paulo Roberto Pachi
- Marcelo Massanori Okuma
- Paulo Woon Ki Hong

Os vírus respondem por cerca de 50% a 90% de todas as infecções de vias aéreas na infância, sendo os seguintes vírus os principais causadores dessas infecções: vírus sincicial respiratório (VSR), influenza A e B, rinovírus, adenovírus, parainfluenza I, II e III e metapneumovírus (MPVH).

Todo RN pré-termo com menos de 32 semanas de idade gestacional e todas as crianças com doença pulmonar crônica ou com cardiopatias graves têm indicação de imunoprofilaxia para prevenção da infecção pelo vírus sincicial respiratório durante o período de sazonalidade do vírus.

O Ministério da Saúde (MS) aprovou o protocolo de uso de palivizumabe para a prevenção da infecção pelo vírus sincicial respiratório (VSR) com a Portaria 522, de 13 de maio de 2013.

INDICAÇÕES

- RN prematuro com *idade gestacional inferior a 29 semanas*, até 1 ano de vida.
- RN prematuro com *idade gestacional entre 29 e 31 6/7 semanas*, até 6 meses de vida.
- Portadores de *doença pulmonar crônica* e *cardiopatias congênitas*, independentemente da idade gestacional ao nascer, desde

que em tratamento dessas condições nos últimos seis meses, está indicado até o segundo ano de vida.

- Palivizumabe deve ser aplicado também nos bebês hospitalizados que estejam contemplados nessas recomendações.

ADMINISTRAÇÃO E DOSE

- 15 mg/kg por via muscular (face anterolateral da coxa) mensalmente. A primeira dose deve ser administrada um mês antes do início do período de sazonalidade do VSR e as 4 doses subsequentes devem ser administradas com intervalos de 30 dias durante esse período, no total de até 5 doses.
- Não aplicar após o período de sazonalidade do VSR.

Região	Período de Aplicação	
Norte	Janeiro a Junho	Fevereiro a Junho
Nordeste	Fevereiro a Julho	Março a Julho
Centro-Oeste	Fevereiro a Julho	Março a Julho
Sudeste	Fevereiro a Julho	Março a Julho
Sul	Março a Agosto	Abril a Agosto

Fonte: Nota Técnica conjunta 05/2015 – Ministério da Saúde

REFERÊNCIAS BIBLIOGRÁFICAS

1. Pickering LK, Baker CJ, Kimberlin DW, Long SS, editors. Respiratory syncytial virus. In:. Red book: 2009 report of the Committee on Infectious Diseases. 28th. ed. Elk Grove Village, IL: American Academy of Pediatrics; 2009. p. 560-9.

2. CDC. Respiratory syncytial virus activity – United States, jul. 2008/Dec. 2009. MMWR; 2010. 59: 230-3.

3. Sociedade Brasileira de Pediatria. Diretrizes Para o Manejo da Infecção Causada pelo Vírus Sincicial Respiratório (VSR) 2017.

32

Microcefalia: Conduta nos Casos Suspeitos de Infecção pelo Zika Vírus

- Susana Cendón Porto
- Francisco Paulo Martins Rodrigues
- Marco Aurélio P. Sáfadi

INTRODUÇÃO

Após o nascimento do recém-nascido (RN), o primeiro exame físico deve ser feito em até 24 horas de vida. A medida do perímetro cefálico (PC) faz parte do exame físico e é realizada com uma fita métrica, 1 cm a 2 cm acima da glabela anteriormente e na porção mais proeminente da região occipital, posteriormente. Trata-se de uma medida muito importante para se fazer o diagnóstico de microcefalia.

Como o zika vírus tem tropismo pelas células neurais, ele se tornou um dos principais agentes etiológicos de microcefalia congênita. Trata-se de um vírus do gênero flavivírus, da família *Flaviviridae*, transmitido pelo mosquito *Aedes aegypti*.

DIAGNÓSTICO DE MICROCEFALIA

A organização mundial da saúde (OMS) define como microcefalia a medida do PC mais de dois desvios-padrão abaixo da média, ou seja, abaixo do percentil 2 (– 2 Z Score), com base no padrão de crescimento para sexo e idade gestacional ao nascimento, nas curvas do INTERGROWTH (disponível no site: http://intergrowth21.ndog.ox.ac.uk/en/ManualEntry/ Compute). Microcefalia severa é definida como PC mais de 3 desvios-padrão abaixo da média para sexo e idade gestacional.

QUADRO CLÍNICO

As alterações mais comuns identificadas nos RN com microcefalia incluem:
- Desproporção craniofacial.
- Deformidade articular e de membros (membros atrogripóticos).
- Alterações do tônus muscular.
- Alteração de postura.
- Exagero dos reflexos primitivos.
- Hiperexcitabilidade.
- Hiperirritabilidade.
- Crises epilépticas.

INVESTIGAÇÃO

Na investigação inicial de RN com microcefalia, também se devem incluir as outras causas de infecções congênitas. Devem-se coletar amostra de urina, sangue de cordão ou periférico e liquor do RN e sangue da mãe, conforme descrito a seguir.

159

Tipo de material	• Procedimento de coleta para pesquisa sorológica e RT-PCR do zika vírus
Sangue (soro)	• Coletar cerca de 10 mL de sangue da mãe, sem anticoagulante. • No caso do RN, coletar 3 mL de sangue (preferencialmente do cordão umbilical ou 48 horas após o nascimento), sem anticoagulante, e separar 0,5 mL a 1,0 mL de soro para sorologia.
Liquor	• Coletar 1 mL do RN nas primeiras 48h após o nascimento.
Urina	• Coletar 5 mL do RN nas primeiras 48h após o nascimento.

Fonte: Autoria própria.

- Deve-se utilizar tubo plástico estéril, com tampa de rosca e anel de vedação, para armazenar as amostras e rotular o tubo com nome do paciente, data da coleta e tipo de amostra. Até duas semanas, deve-se refrigerar o material a 2°C-8°C; acima de duas semanas, congelar a –20°C a –70°C.
- Devem-se acondicionar as amostras em caixa de transporte de amostra biológica (Categoria B UN/3373) com gelo reciclável.

Todo RN com microcefalia deve realizar exames de imagem, sendo a ultrassonografia transfontanela o exame de escolha inicial. Se anormalidades forem detectadas, deve-se realizar um estudo adicional com tomografia de crânio (TC) sem contraste ou ressonância magnética (RMN). A TC é mais sensível na detecção de calcificações e a RMN tem maior sensibilidade na caracterização de alterações estruturais cerebrais.

A avaliação do fundo de olho deve ser realizada para investigação de alterações na retina, no nervo óptico e na mácula, sugestivas de infecções congênitas, incluindo zika vírus. Além do exame de otoemissões acústicas (teste da orelhinha), deve-se realizar o teste dos potenciais evocados auditivos de tronco cerebral (BERA/PEATE) pelo risco de surdez neurossensorial.

Também se devem realizar investigações laboratoriais gerais, incluindo hemograma completo, função hepática, função renal, marcadores inflamatórios e distúrbios metabólicos.

Especialistas de neuropediatria, infectologia pediátrica e fisioterapia motora devem fazer parte do acompanhamento multidisciplinar do paciente, além do suporte psicológico que deve ser ofertado à família.

NOTIFICAÇÃO

Devem ser notificados os casos suspeitos de síndrome congênita por zika vírus, de acordo com cada caso:

- Para notificação de casos suspeitos, não há necessidade de confirmação laboratorial, devendo-se este critério ser incluído nos casos confirmados de infecção por zika vírus.

GUIA DE BOLSO DE NEONATOLOGIA | CAPÍTULO 32

Grupo	Critério antropométrico	Critério de imagem ou clínico
RN com até 48 horas de vida	Circunferência craniana menor que 2 desvios-padrão, segundo a curva de Intergrowth, de acordo com a idade gestacional ao nascer e com o sexo.	• Desproporção craniofacial (macrocrania ou microcrania em relação à face). • Malformação articular dos membros (artrogripose). • USG com padrão alterado durante pré-natal.
RN ou criança após as primeiras 48 horas de vida	RN pré-termo, a termo ou pós-termo: circunferência craniana menor que 2 desvios-padrão, segundo a curva de Intergrowth, de acordo com a idade gestacional e com o sexo.	• Desproporção craniofacial (macrocrania ou microcrania em relação à face). • Malformação articular dos membros (artrogripose). • Observação da persistência de duas ou mais manifestações neurológicas, visuais ou auditivas, quando não houver outra causa conhecida, independentemente do histórico materno. • Duas ou mais manifestações neurológicas, visuais ou auditivas, mesmo não persistentes, de mãe com suspeita/confirmação de infecção por zika vírus durante a gestação. • Alteração do crescimento/ desenvolvimento neuropsicomotor (escala de Denver disponível na caderneta da criança), sem causa definida, independentemente do histórico clínico de infecção na gestação.

Fonte: Autoria própria.

REFERÊNCIA BIBLIOGRÁFICA

1. BRASIL. Ministério da Saúde. Orientações integradas de vigilância e atenção à saúde no âmbito da Emergência de Saúde Pública de Importância Nacional. Brasília: Ministério da Saúde, 2017. 158 p. Disponível em: http://portalarquivos. saude.gov.br/images/pdf/2016/dezembro/12/ orientacoes-integradas-vigilancia-atencao.pdf.

33

COVID-19 – Recomendações Assistenciais ao RN

- Susana Cendón Porto
- Mariana Volpe Arnonl

INTRODUÇÃO

A infecção pelo novo coronavírus (Sars-CoV-2) causa o quadro conhecido como COVID-19, que foi descrito pela primeira vez na província de Wuhan, na China, em dezembro de 2019, e que, desde então, se tornou uma emergência de saúde pública. As características clínicas e a potencial transmissão vertical nas gestantes são desconhecidas. Até o momento, não foram encontrados vírus Sars-CoV-2 nas amostras de líquido amniótico, no cordão umbilical ou no leite materno de gestantes que contraíram COVID-19.

SALA DE PARTO

- A equipe que assiste o recém-nascido (RN) deve estar paramentada com EPI para precauções de contato, gotículas e aerossóis: máscara N95 ou PFF2, avental de manga longa descartável e impermeável, luvas de procedimento, óculos de proteção, protetor facial e gorro.
- Sempre que possível, prestar os primeiros cuidados ao RN em sala separada da sala em que está a mãe. Quando não for possível, manter distância mínima de 2 m entre a mãe e a mesa de cuidados com o recém-nascido.
- Em casos de RN que necessitem de ventilação com pressão positiva (VPP) ou intubação orotraqueal (IOT), o procedimento deverá ser realizado com filtro HEPA. Durante o procedimento de IOT, não deve ser realizada a oclusão com qualquer tipo de dispositivo.
- A amamentação deve ser adiada para o momento em que cuidados de higiene e medidas de prevenção da contaminação do neonato possam ser adotadas. Sempre que possível, realizá-los na primeira hora de vida.
- As mães sintomáticas devem ser orientadas quanto ao uso da máscara cirúrgica durante os cuidados com o RN e durante toda a amamentação, além da higienização das mãos antes e depois do contato com o RN.
- O transporte do RN para qualquer setor do hospital deve ser realizado em incubadora de transporte específica. É fundamental a limpeza adequada da incubadora após cada transporte.

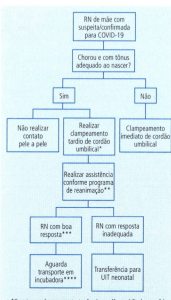

*Quanto ao clampeamento tardio do cordão umbilical: se ≥ 34 semanas, aguardar 1-3 min; se < 34 semanas, aguardar 30-60 segundos.
** Nos casos de RN que necessitam de reanimação neonatal com VPP ou IOT, orientamos o uso do filtro HEPA, que pode ser acoplado tanto em balão autoinflável como em ventilador mecânico manual em T. Não se recomenda a oclusão de cânula traqueal com qualquer dispositivo no momento da intubação.
*** Nos RN > 34 semanas, sempre que a condição clínica permitir, realizar banho na primeira hora de vida.
**** Se mãe estável clinicamente, RN segue para alojamento conjunto, na companhia da mãe em leito de isolamento, onde permanecerá em berço comum até a alta. Em caso de mães instáveis, RN será transferido para leito de cuidados intermediários, onde permanecerá em incubadora e receberá os devidos cuidados até a alta hospitalar.

FIGURA 33.1 – NORMAS DE ATENDIMENTO AO RECÉM-NASCIDO DE MÃE COM SUSPEITA OU COVID-19 CONFIRMADO.

Fonte: Autoria própria.

INTERNAÇÃO – ALOJAMENTO CONJUNTO

- Os recém-nascidos de mães com quadro suspeito/confirmado para COVID-19 serão encaminhados para alojamento conjunto em leito de isolamento.
- O berço do RN deve ficar a uma distância mínima de 1 m da cama da mãe.
- Os profissionais de saúde que forem prestar assistência à mãe e ao recém-nascido devem seguir precauções de contato e gotículas: máscara cirúrgica, avental de manga longa descartável, luvas de procedimento e óculos de proteção.
- Caso durante o atendimento haja risco de procedimentos com geração de aerossóis, a equipe deverá utilizar: máscara N95, avental de manga longa descartável, luvas de procedimento, óculos de proteção e gorro.
- O aleitamento materno poderá ser mantido desde que a mãe deseje amamentar e esteja em condições clínicas adequadas. A mãe deverá ser orientada a permanecer de máscara cirúrgica e a higienizar as mãos antes de cada contato com o RN.
- Caso a mãe não se sinta segura em amamentar, enquanto estiver doente, recomenda-se que seu leite seja retirado e ofertado à criança. A extração do leite será realizada no alojamento conjunto ou no leito de isolamento materno.
- A coleta de secreção respiratória para investigação de COVID-19 será realizada para todas as gestantes em trabalho de parto com quadro de síndrome gripal e/ou síndrome respiratória aguda grave (SRAG).
- Todos os RN de mães suspeitas para COVID-19 e os RN que apresentem quadro de infecção de vias aéreas superiores,

síndrome gripal e/ou SRAG serão triados com coleta de secreção respiratória para pesquisa de COVID-19.

INTERNAÇÃO – UNIDADE NEONATAL

- Caso o RN necessite de suporte de cuidados intermediários ou intensivos, será encaminhado para isolamento na Unidade Neonatal.
- Os profissionais de saúde que forem prestar assistência ao recém-nascido devem seguir precauções de contato e gotículas: máscara cirúrgica, avental de manga longa descartável e impermeável, luvas de procedimento e óculos de proteção ou máscara facial.
- Caso durante o atendimento haja risco de procedimentos com geração de aerossóis, a equipe deverá utilizar: máscara N95, avental de manga longa descartável e impermeável, luvas de procedimento, óculos de proteção, máscara facial e gorro.
- Mãe e pai sintomáticos ou contatos domiciliares de pessoas com síndrome gripal não devem entrar na UTIN ou na unidade de cuidados intermediários até que o período de transmissibilidade da Sars-CoV-2 tenha se encerrado (14 dias).

BANCO DE LEITE

- Realizar triagem das mães antes da entrada na unidade: não será permitida entrada daquelas que estiverem apresentando sinais e sintomas sugestivos de síndrome gripal.
- O responsável pela triagem deverá usar máscara cirúrgica.

REFERÊNCIAS BIBLIOGRÁFICAS

1. Sociedade Brasileira de Pediatria. Documento Científico: Recomendações sobre os cuidados respiratórios do recém-nascido com covid-19 suspeita ou confirmada. 2020; 1-7.
2. Chen H, Guo J, Wang C, Luo F, Yu X, Zhang W. Clinical characteristics and intrauterine vertical transmission potential of COVID-19 infection in nine pregnant women: a retrospective review of medical records. Lancet. 2020; 395(10226): 809-15. Available at: http://dx.doi.org/10.1016/S0140-6736(20)30360-3.
3. Coordena V, Materno A, Aten A, Para ES, Parto SDE. NOTA TÉCNICA No 6 / 2020-COCAM / CGCIVI / DAPES / SAPS / MS. 2020;6–9.
4. Dong L, Tian J, He S, Zhu C, Wang J, Liu C, et al. Possible Vertical Transmission of Sars-CoV-2 from an Infected Mother to Her Newborn. JAMA - J Am Med Assoc. 2020; E1-3.

Seção 2

O RECÉM-NASCIDO E CONDIÇÕES ESPECIAIS
Parte 5 – Cardiologia e Distúrbios Hemodinâmicos

34

Hipertensão Pulmonar Persistente Neonatal e Uso do Óxido Nítrico Inalatório

- Joana Rizzo de Medeiros Ferreira
- Marcela C. M. P. Bosco
- Mauricio Magalhães

INTRODUÇÃO

A hipertensão pulmonar persistente do recém-nascido (HPPN) ou a hipertensão pulmonar por persistência do padrão fetal (HPPPF) ocorre quando a pressão pulmonar persiste elevada, resultando em *shunt* da direita para a esquerda, podendo levar a hipóxia grave e refratária.

Incidência de 0,5-2 a cada 1.000 nascidos vivos. Geralmente, é multifatorial.

É classificada em:

- subdesenvolvimento dos capilares pulmonares (comum nas hipoplasias pulmonares associadas a hérnia diafragmática congênita ou a oligodrâmnio e anidrâmnio com elevada morbimortalidade).
- mau desenvolvimento (no pós-termo, nas síndromes de aspiração meconial, no fechamento intraútero do canal arterial ou forame oval patente e na drenagem anômala das veias pulmonares).
- má adaptação (associada a condições perinatais adversas, como asfixia perinatal, necessidade de reanimação neonatal, patologias pulmonares, infecção e cardiopatias congênitas, sendo essas as causas mais frequentes de HPPPF).

DIAGNÓSTICO

- História perinatal: malformação fetal, oligodrâmnio, RPMO, bolsa rota prolongada, sepse e condições de nascimento, especialmente asfixia perinatal, necessidade de reanimação, presença de líquido meconial, prematuridade, uso materno de inibidores seletivos da reabsorção de serotonina intimamente relacionado a HPPN.
- Apresentação clínica: desconforto respiratório nas primeiras 24h de vida com cianose, dessaturação, geralmente associada a diferença pré-ductal e pós-ductal > 10% (ausência não exclui o diagnóstico), sopro de insuficiência tricúspide e B2 hiperfonética. Também pode ocorrer em outros períodos, caracterizado por labilidade da saturação à manipulação.
- Exames: gasometria, RX e ecocardiograma (padrão-ouro).

DIAGNÓSTICO DIFERENCIAL

- Cardiopatias congênitas, pneumotórax, taquipneia transitória do recém-nascido, sepse, displasia broncopulmonar.

TRATAMENTO

- Reduzir estímulos: luminosos, sonoros e manipulação (agrupar cuidados, manipulação mínima).
- Otimizar oxigenação:
  - ofertar oxigênio via cateter/funil, VNI/VM convencional/VAF para $satO_2$ pré-ductal ≥ 90%.
  - PA sistêmica > PA pulmonar, privilegiando fluxo sanguíneo pulmonar. Estratégias: oferta hídrica adequada +/- expansão com cristaloide ou Albumina 10-20 mL/kg; DVA: Noradrenalina: vasopressor sistêmico e potencial vasodilatador pulmonar (0,1-1 mcg/kg/min); Hidrocortisona se insuficiência adrenal suspeita ou confirmada (1 mg/kg/dose, de 8/8h, por 3-5d); manter Hb/Ht mais elevados.
- Sedação/analgesia: idealmente com Fentanyl contínuo (1-3 mcg/kg/h).
- Bloqueador neuromuscular em casos muito específicos.
- Aumentar vasodilatação pulmonar:
  - Oferta adequada de oxigênio, manter saturação de oxigênio dentro da normalidade.
  - Óxido nítrico inalatório 20 ppm associado a recrutamento alveolar adequado.
  - Milrinone: vasodilatador usado na dose de 0,25-1 mg/kg/min; Citrato de Sidenafila/Sildenafil: vasodilatador preferencialmente pulmonar, usado via enteral, na dose de 0,5 a 1 mg/kg/dose, até de 6/6h (alguns estudos apontam que doses acima de 1,5 mg/kg/dia aumentam a mortalidade).
- Evitar e corrigir acidose e outros distúrbios metabólicos: ajuste da ventilação; cogitar correção de BicNa (meta: pH 7,35-7,45,

pO_2 50-80 mmHg, pCO_2 40-55 mmHg); normoglicemia, cálcio/potássio e magnésio dentro dos limites da normalidade.
- Ventilação de alta frequência (VAF) pode ser utilizada como estratégia ventilatória com bons resultados.

MANEJO DO RN COM HPPN (FIGURA 34.1)

Após estabilização de $satO_2$, pO_2 e estabilidade hemodinâmica por 4-6h, iniciar redução lenta de FiO_2 (2 a 5%) a cada 30-60 minutos até 60%. A partir daí, começar redução do NO inalatório de 5 ppm a cada 4-6h até 5 ppm, posteriormente reduzir 1 ppm a cada 4-6h, se possível, até suspensão. Outro esquema possível de redução do NOi seria de 20 ppm por 4h e, após, para 6 ppm, seguindo de 1h em 1h até a suspensão. Não há consenso na literatura sobre a melhor forma de desmame. Reduzir suporte hemodinâmico: a cada 6-12h, reduzir Milrinone e, posteriormente, Noradrenalina até a suspensão de ambas. Caso o paciente esteja em uso de Sidenafil, espaçar doses para 8h → 12h → 24h e suspender. O desmame da sedação vai ocorrer conforme a proximidade de extubação (VAF→ VM convencional com parâmetros mínimos → O_2 × Ar ambiente).

CONCLUSÃO

É uma doença complexa, grave e potencialmente fatal, decorrente principalmente da falha na transição da circulação fetal para neonatal, com reversibilidade em muitos pacientes, se adequadamente tratada. Tem como base de seu tratamento a oxigenoterapia (com ou sem necessidade de suporte ventilatório), associada ou não ao uso de NOi, manipulação mínima e suporte hemodinâmico.

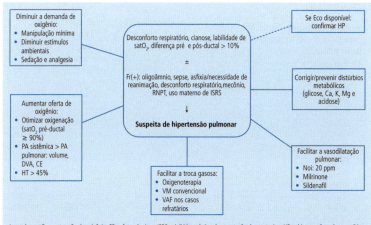

Legendas: satO₂ = saturação de oxigênio, FR = fator de risco, ISRS = inibidor seletivo da recaptação de serotonina, HP = hipertensão pulmonar, PA = pressão arterial, DVA = droga vasoativa, CE = corticosteroide, Ht = hematócrito, VM = ventilação mecânica, VAF = ventilação de alta frequência, NOi = óxido nítrico inalatório, Glic = glicose, Ca = cálcio, K = potássio, Mg = magnésio.

FIGURA 34.1 – MANEJO DO RN COM HPPN.

Fonte: Autoria própria.

REFERÊNCIAS BIBLIOGRÁFICAS

1. Nakwan, N. The Pratical Challenges of Diagnosis and Treatment in Persistent Pulmonary Hypertension of the Newborn: A Developing Country's Prerspective. Am J Perinatol; 2018
2. Stark, A.R.; Eichenwald, E.C. Persistent Pulmonary Hypertension of the Newborn. UpToDate; 2018
3. Fuloria, M.; Aschner, J.L. Persistent pulmonary hypertension of the newborn. Seminars in Fetal & Neonatal Medicine. 2017; 1e7.
4. Steinhorn, R.H. Advances in Neonatal Pulmonary Hypertension. Neonatology. 2016; 109: 334-344.
5. Luecke, C.; McPherson, C. Treatment of persistente pulmonary hypertension of the newborn: use of vasodilators in term neonates. Pointers in pratical pharmacology. 2017; 36 (3).
6. Kinsella, J. P. Best Practice Guideline: inhaled nitric oxide in the term newborn. Early Human Development. 2008; 84: 709-716.
7. Pandya, K.A.; Puliglanda, P.S. Pulmonary hypertension management in neonates. Seminars in Pediatric Surgery. 2015; 24: 12-16.
8. Nair, J.; Lakshminrusimha, S. Update on PPHN: mechanisms and treatment. Seminars in Perinatology. 2014; 38: 78-91.
9. Bendapudi, P.; Barr, S. Diagnosis and management of pulmonary hypertension of the newborn. Paedriatrics and child health. 2013; 24: 12-16.

35

Cardiopatias Congênitas

- Juliana Garcia Letra
- Marcela C. M. P. Bosco

INTRODUÇÃO

- A malformação (MF) cardíaca é a MF isolada mais comum ~ 1%.
- Geralmente, é esporádica e multifatorial.
- Dez por cento das MF cardíacas estão associadas a síndromes genéticas (T.21 – até 50% têm MF cardíaca) – solicitar cariótipo nas CC complexas sempre.
- Vinte e cinco por cento das MF cardíacas têm outras MF associadas – investigar demais MF maiores.
- Responsável por 3% a 5% dos óbitos no período neonatal, sendo que 20% a 30% das crianças com CC falecem até o primeiro ano de vida.

A patogênese, na primeira ou na segunda semanas de vida, está associada à transição de circulação fetal para circulação neonatal (fechamento dos *shunts*). Por isso, devemos nos lembrar de algumas peculiaridades do coração neonatal: predisposição à descompensação, reserva funcional limitada, incapacidade de adaptação a volumes grandes e miocárdio "deprimível" – hipóxia, acidemia, anemia, sepse, hipoglicemia, hipocalcemia e policitemia.

As cardiopatias podem ser classificadas de acordo com o quadro clínico predominante:

- Cianose: obstrução de fluxo pulmonar (T4F, Apulm, Atri) ou circulação em paralelo (TGA).
- ICC: obstrução de fluxo sistêmico (SHCE, CoAo) ou hiperfluxo pulmonar (CIV, CIA, PCA, DSAV) ou mistura completa (DAVP, Truncus).
- Sopro: obstrutivas ou com hiperfluxo pulmonar.
- Assintomática.

A história clínica (perinatais com ecocardiografia fetal, idealmente), o exame físico (com teste de oximetria), a radiografia de tórax e o eletrocardiograma com 12 derivações podem dar pistas para o diagnóstico, sendo o ecocardiograma com dopplerfluxometria colorida o padrão-ouro para o diagnóstico.

O manejo geral para todas as cardiopatias inclui nutrição adequada (oferta calórica), suporte ventilatório s/n, sedação/analgesia, controle de temperatura e de glicemia e correção de distúrbios associados (anemia, distúrbios hidroeletrolíticos (cálcio e/ou ácido-base).

O RECÉM-NASCIDO E CONDIÇÕES ESPECIAIS | SEÇÃO 2

Patologia	QC	RX/outros	Manejo
• T4F: CIV com consequente dextroposição da Ao, levando a estreitamento da via de saída do VD e a hipertrofia secundária	• Cianose variável, a depender do grau de obstrução do fluxo pulmonar, PCA e presença de colaterais sistêmico-pulmonares; presença de sopro ejetivo na área pulmonar		• Nas crises de hipóxia: O_2 com cuidado, volume e B-bloqueador (apenas se estenose infundibular) • PGE_1 nos quadros associados a hipoxemia importante • Procedimentos: Blalock--Taussig (paliativa) × cirurgia corretiva (definitiva)
• TGA: inversão da posição entre Ao e TP, dependente de comunicações (CIA, CIV, PCA) para sobrevida pós-natal	• Cianose variável com evidente esforço respiratório; hiperfonese B1 na área tricúspide e B2 única e hipofonética na área pulmonar		• Volume e diuréticos; septostomia atrial (Rashkind) nas comunicações restritivas; PGE_1 +/- NOi nos casos refratários • Cirurgia definitiva (Jatene): *switch* arterial
• Anomalia de Ebstein: implantação anômala da(s) cúspide(s) da valva tricúspide, com consequente "atrialização de VD" e obstrução de sua via de saída	• Cianose importante; taquidispneia; sinais de ICC D: hepatomegalia e edema periférico; abaulamento precordial; sopro de estenose pulmonar ou CIV	 • ECG: onda P muito aumentada nos casos de anomalia grave; desvio do eixo QRS superior; +/- arritmias cardíacas (TSVD paroxística, fibrilação ou *flutter* atrial)	• PGE_1 se hipoxemia importante; manejo das arritmias e cuidados em centro de referência

- SHCE: estenose ou atresia mitral, hipoplasia VE e estenose ou atresia aórtica; fluxo sistêmico totalmente dependente do CA

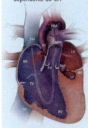

- Taquipneia, taquicardia, palidez cutânea, extremidades frias, má perfusão periférica (sinais de baixo débito sistêmico); sopro cardíaco discreto, quando presente

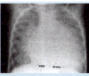

- ECG: sobrecarga VD acentuada; ausência dos potenciais do VE
- GASO: acidose metabólica grave (Bic < 10)

- PGE_1 + inotrópicos, diuréticos, correção de distúrbios metabólicos (Bic),
- Suporte ventilatório: hipoxemia ($pO_2 \sim 40$ mmHg, $SatO_2 < 90\%$) e hipercapnia ($pCO_2 \sim 45$ mmHg c/ pH $\sim 7,40$) permissivas
- Procedimento: Híbrido × Norwood precocemente

- CoAo: estreitamento na Ao descendente, abaixo da A. subclávia esquerda e na zona de inserção do CA

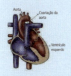

- Pode se apresentar desde assintomática até ICC grave com taquipneia progressiva e taquicardia nas primeiras semanas de vida; assimetria evidente de pulsos arteriais e PA entre os membros superiores e inferiores

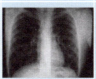

- PGE_1, DVA e diuréticos
- Plastia?

- DSAV: valva AV única geralmente insuficiente + CIA tipo *ostium primum* e CIV
  – é a cardiopatia mais comum na Trissomia do 21

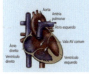

- B2 hiperfonética e desdobrada em área pulmonar, B1 hiperfonética em área tricúspide, sopro sistólico em regurgitação na borda esternal esquerda

- RX: cardiomegalia global; hiperfluxo pulmonar; dilatação de TP
- ECG: bloqueio divisional anterossuperior (eixo QRS, 20° a –90°); sobrecarga VD ou biventricular

- Controle dos sinais de insuficiência cardíaca com diuréticos, digitálicos e vasodilatadores
- Cirurgia corretiva, preferencialmente a partir de 2/3 meses de vida

RESUMINDO

É uma patologia relativamente frequente e engloba um grupo heterogêneo.

A classificação com base no quadro clínico preponderante pode nortear a conduta.

As cardiopatias cianogênicas devem ser conduzidas com:

- O_2 criteriosamente.
- PGE_1 para manutenção do canal arterial, seja para fluxo pulmonar, seja para fluxo sistêmico.
- NOi nos casos associados a HP/hipoxemia refratária.
- Betabloqueador nos casos de estenose pulmonar infundibular.
- DVA s/n.
- Volume mais livre naquelas com obstrução ao fluxo pulmonar, mas com cautela quando o hiperfluxo pulmonar estiver presente.

DICA: tentar desenhar a cardiopatia para melhor compreensão dos casos complexos.

REFERÊNCIAS BIBLIOGRÁFICAS

1. 1. Lopes, A. A. Cardiologia Pediátrica. Coleção Pediatria. Barueri: Manole; 2011.2. Sociedade Brasileira de Pediatria. Departamento de Cardiologia e Neonatologia. Diagnóstico precoce de cardiopatia congênita crítica: oximetria de pulso como ferramenta de triagem neonatal.

2. 3. Santana, M. V. T. Cardiopatias congênitas no recém-nascido: Diagnóstico e tratamento. São Paulo: Atheneu, 2004.

3. 4. Zahka, K. G., Patel, C. R. Congenital defects. In: Fanaroff A.A., Martin R.J. Neonatal-perinatal medicine. 7th. ed. St Louis: Mosby, 2002. p. 1120-40.

36

Choque Neonatal

- Mauricio Magalhães
- Juliana Garcia Letra
- Marcela C. M. P. Bosco

INTRODUÇÃO

Choque é um estado fisiopatológico, caracterizado por um desequilíbrio entre a oferta e a demanda de oxigênio para os tecidos com hipóxia local. A fase compensada do choque é caracterizada por mecanismos compensatórios neuroendócrinos, com manutenção da pressão arterial (PA) e fluxo para os órgãos nobres. Na fase descompensada, surge a hipotensão associada a sinais de hipoperfusão tecidual, sendo diagnosticada, nessa fase, a maioria dos choques neonatais. Por fim, falência múltipla de órgãos e morte são evidentes na fase final e irreversível do choque.

No período neonatal, a definição de hipotensão é variável, a depender da referência:

- PA < p5-10 (tabelas populacionais).
- PAM < 28-30 mmHg (nos RN de muito baixo peso ao nascer).
- PAM < idade gestacional (usada nos primeiros 3-7 dias de vida, mas estendida quando corrigida para idade pós-natal), sendo essa a mais utilizada.

A preocupação com hipotensão reside no risco de hipofluxo associado a ela, mas, com o uso de sensores mais específicos de fluxo (como NIRS e aEEG), é possível fazer essa distinção.

TIPOS DE CHOQUE

Mecanismo	Tipos de choque neonatal	Causas do choque
Anormalidades com o leito vascular	Choque distributivo	Sepse, injúrias endoteliais e vasodilatadores
Defeitos da bomba	Choque cardiogênico	Cardiopatia congênita, arritmia, cardiomiopatia, pós-cirurgia cardíaca/ligadura do canal arterial
Volume sanguíneo inadequado	Choque hipovolêmico	Perda sanguínea relacionada ao feto/RN ou relacionado a placenta
Baixo fluxo	Choque obstrutivo	Tamponamento cardíaco, pneumotórax, hipertensão pulmonar
Capacidade inadequada de liberação de oxigênio	Choque dissociativo	Meta-hemoglobinemia e anemia severa

CLASSIFICAÇÃO FISIOPATOLÓGICA

- Vasodilatação: uma das causas mais frequentes em prematuros; pode estar associada ou não a SIRS/sepse. Ocorre vasoplegia, por produção local exacerbada de NO e citocinas com efeito direto vascular. Caracterizada por diminuição da pressão de perfusão com DC normal ou elevado. Tratamento com vasopressor puro ou vasopressor inotrópico.

- Disfunção sistólica: frequente em asfixiados, prematuros pós-ligadura do canal arterial e choque séptico, menos frequente nas cardiomiopatias dilatadas, pós-taquicardia ou hipertensão prolongada. Ocorre por lesão miocárdica (nos asfixiados), contratilidade miocárdica débil e pós-carga elevada (miocardiopatia dilatada), assim como pode ter uma etiologia multifatorial (pós-ligadura). DC diminuído evidente. Vasopressor inotrópico ou inodilatador ou cardiotônico +/- vasodilatador são o melhor tratamento.
- Hipovolemia real ou por diminuição do retorno venoso: mais rara, pode ser por perdas sanguíneas (DPP, Tx feto-materna e/ou feto-placentária, hemorragia pulmonar maciça ou HPIV), perdas insensíveis (prematuros extremos), perda para o terceiro espaço (ECN, sepse, pós-operatório de cirurgia abdominal), MAP inadvertidamente elevada, pneumotórax hipertensivo e derrame pericárdico. Caracterizado por DC diminuído e hipotensão; o tratamento deve visar à correção da causa-base (reposição volêmica com cristaloide, sangue e/ou coloide, drenagem de pneumotórax/derrame pericárdico).
- Disfunção diastólica: menos frequente, pode ocorrer na cardiomiopatia hipertrófica secundária à doença de depósito ou à DM materna descontrolada. Caracterizada por DC diminuído e hipotensão. Volume e betabloqueador ou vasopressor puro são o melhor tratamento.
- Choque séptico: comum, pode apresentar vasodilatação e disfunção miocárdica (principalmente nas infecções por gram-negativos). DC elevado geralmente é característico. O tratamento consiste em ATB, volume, vasopressor puro ou vasopressor inotrópico, CE (com efeito glicocorticoide e mineralocorticoide) e inotrópico s/n.

DIAGNÓSTICO

- Dados da história obstétrica e perinatal.
- Avaliação clínica: sinais de má perfusão (extremidades frias, tempo de enchimento capilar lentificado, livedo reticular, oligoanúria, hipoatividade), hipotensão, taquicardia; outros sinais podem estar presentes, a depender do tipo de choque e da existência de sepse associada.
- Avaliação laboratorial: gasometria (acidose metabólica), lactato (elevado). Associar investigação para sepse, além de controles de glicemia, calcemia, função renal e demais eletrólitos.
- ECO funcional: avaliação dinâmica de choque, volemia, função sistólica/débito cardíaco, PCARH e sinais de HP.
- NIRS: avaliação precoce do choque – avaliação de fluxo sanguíneo cerebral, renal e mesentérico; faixa da normalidade de 55-85; sofre interferência pela PA, $SatO_2$, pCO_2, Hb e glicemia.
- aEEG: neonatos sob sepse e instabilidade hemodinâmica comumente apresentam alterações patológicas eletrográficas na atividade de base e têm maior incidência de crises epilépticas. O monitoramento contínuo pelo aEEG permite avaliação objetiva da função cerebral em tempo real e é útil na detecção de crises epilépticas nessa população, as quais, em sua maioria, ocorrem sem nenhuma manifestação clínica.
- Outros: cardiometria elétrica, índice de perfusão, RNM funcional cardíaca e espectroscopia de luz visível.

ABORDAGEM INICIAL

- Oferta adequada de oxigênio.
- Acesso venoso adequado.
- Jejum (inicial).
- Adequação da volemia e correção de distúrbios associados (em especial, glicemia, calcemia e acidemia).
- Drogas vasoativas:

DROGA	DOSE	LOCAL DE AÇÃO	EFEITO HEMODINÂMICO
Dopamina*	1-4 mcg/kg/min	Receptores dopaminérgicos	Dilatação renal e mesentérica
	4-10 mcg/kg/min	Alfa-receptores	Inotropismo
	11-20 mcg/kg/min	Beta-receptores	Vasopressão, aumento da resistência vascular sistêmica e pulmonar
Dobutamina	5-20 mcg/kg/min	β1 e β2 receptores, algum efeito alfa-receptor	Inotropismo, diminuição da resistência vascular sistêmica, aumento do débito cardíaco
Adrenalina	0,02-0,3 mcg/kg/min	Alfa-receptor	Inotropismo e diminuição da resistência vascular sistêmica
	0,3-1 mcg/kg/min	β1 e β2 receptores	Vasopressão e aumento da resistência vascular sistêmica
Noradrenalina	0,1-1 mcg/kg/min	β1 e β2 receptores	Vasopressão e aumento da resistência vascular sistêmica
Hidrocortisona**	1-2,5 mg/kg a cada 4-8 horas por 3-5 dias	Receptores de catecolaminas	Regulação dos receptores adrenérgicos
Vasopressina	0,018-0,12 U/kg/h	Receptor 1 de vasopressina	Aumento da resistência vascular sistêmica
Milrinone	0,25-1 mcg/kg/min	Inibidor da fosfodiasterase-3 e ação sob receptores β1 e β2	Inodilatação, lusitropismo, aumento da contratilidade cardíaca e diminuição da resistência vascular sistêmica
Levosimendan	0,1-0,4 mcg/kg/min	Múltiplas ações, incluindo inibição da fosfodiasterase em altas doses	Inodilatação, aumento da contratilidade cardíaca sem consumo de oxigênio pelo miocárdio

*A literatura diverge acerca das doses e dos efeitos da dopamina (principalmente em doses baixas, que se relacionam à dilatação renal e mesentérica). Sabidamente, existem os efeitos descritos acima, mas as doses variam sobretudo de paciente para paciente, sendo importante seu uso de forma individualizada e à beira do leito.
** Em casos mais graves, é possível usar a dose de 100 mg/m²/dia (sendo o cálculo da superfície corporal = 4 × P (kg)/(P + 90)).

- Outras drogas: pentoxifilina (em estudo para choque séptico), NOi (nos casos associados a HP).

CONCLUSÃO

A história clínica, desde antecedentes perinatais, associada a achados clínicos ou laboratoriais e aliada aos achados dinâmicos de ecocardiografia funcional, NIRS e aEEg, levam a uma compreensão fisiopatológica do choque neonatal, direcionando seu tratamento.

FLUXOGRAMA PARA DIAGNÓSTICO DO CHOQUE

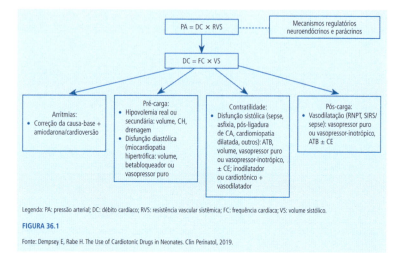

Legenda: PA: pressão arterial; DC: débito cardíaco; RVS: resistência vascular sistêmica; FC: frequência cardíaca; VS: volume sistólico.

FIGURA 36.1

Fonte: Dempsey E, Rabe H. The Use of Cardiotonic Drugs in Neonates. Clin Perinatol, 2019.

REFERÊNCIAS BIBLIOGRÁFICAS

1. Singh Y, Katheria AC, Vora F. Advances In Diagnosis And Management Of Hemodynamic Instability In Neonatal Shock. Frontiers in Pediatrics. 2018; 6 (2).
2. Overgaard C, Dzavik V. Inotropes and Vasopressors. Circulation. 2008; 118: 1047-56.
3. Schmaltz C. Hipotension and Shock in Preterm Neonate. Adv Neonatal Care. 2009; 9 (4): 156-62.
4. Winn JL, Wong HR. Pathophysiology and Treatment of of Septic Shock in Neonates. Clin Perinatol. 2010; 37: 439-79.
5. Noori S, Friedlich PS, Seri I. Patophysiology of Shock in The Fetus and Neonate. Polin, Fox an Abman – Fetal and Neonatal Physiology. 4th. ed. Saunders – 2011.

Ecocardiografia Funcional

- Rodrigo de Jesus Gonçalves Figueredo
- Marcela C. M. P. Bosco
- Mariana Menezes Azevedo

INTRODUÇÃO

A ecocardiografia funcional é um ultrassom à beira leito que objetiva uma avaliação dinâmica do RN, servindo com ferramenta para o manejo clinico do estado hemodinâmico do paciente, não objetivando diagnosticar ou conduzir os defeitos cardíacos.

O neonatologista que for realizar a ECO funcional deve estar familiarizado com a técnica, com as imagens e com as adaptações cardiovasculares próprias do período neonatal e deve ter cuidados especiais para evitar instabilidade do RN: integridade da pele e prevenção de infecção, manutenção da temperatura corporal e do ambiente (utilizar gel aquecido e limitar o tempo do exame) e monitorização cardiorrespiratória.

INDICAÇÕES

- Identificação e manejo de persistência do canal arterial (PCA).
- Manejo clínico de RN com asfixia perinatal.
- Manejo do choque neonatal.
- Suspeita clínica de hipertensão pulmonar (HP).
- Suspeita clínica de derrame pericárdico/tamponamento.
- Localização de cateteres centrais.

AQUISIÇÃO DA IMAGEM

- Utilização de probes/transdutores de alta frequência (preferencialmente 8 mHz a 12 mHz) e, preferencialmente, setoriais.
- Avaliação em 2D, M-mode e dopplerfluxometria contínua, pulsátil e colorida.

JANELAS ECOCARDIOGRÁFICAS

Locais de visualização do coração sem interposição do ar, com ajuste da imagem idealmente para cerca de 50% da tela.

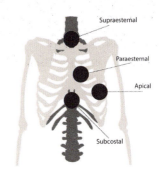

- Paraesternal eixo longo (PEL) – chanfradura para ombro D, quarto espaço intercostal (EIC), em bordo esternal esquerdo (BEE).
- Paraesternal eixo curto (PEC) – partindo do PEL, girar 90° para esquerda do paciente (chanfradura para ombro E).

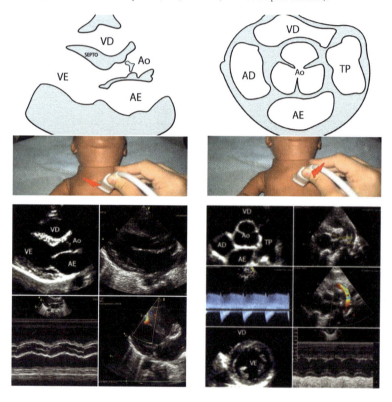

- Apical 4 Câmera 4 câmaras (4C) e 5 câmaras (5C) – 4°/6° EIC linha axilar anterior-média.
- Supraesternal (SE) – fúrcula; Esternal alta direita (EAD) – bordo esternal à direita (BED) alta.

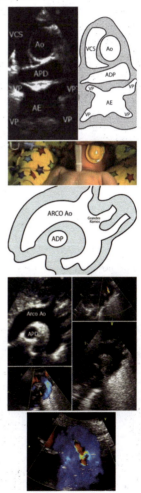

- Subcostal (SC) – Epigástrio.

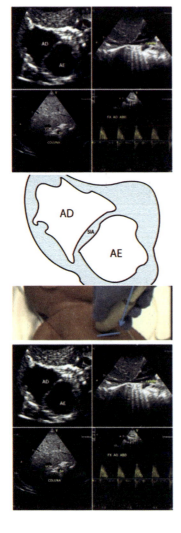

Lembretes

- Dicas:
  - Para o cálculo de **Fluxo/débito: $r^2 \times FC \times VTi/Peso$ (kg),** pois vaso semelhante a um cilindro. r: raio do vaso/valva, FC: frequência cardíaca, VTi: integral da área sob a curva (usar a curva mais envelopada para a medida) durante um ciclo cardíaco (valor normal para Ao e AP 150-600 e VCS 45-150 mL/kg/min).
  - Estimativa da PSAP (pressão sistólica da AP): $P = 4 \times V_{máx2}$, somar 5 (se dilatação de AD leve); 10 (se moderada); 15 (se importante). P = variação, $V_{máx2}$: velocidade máxima medida na AP.
  - Fração de ejeção: (EDV – ESV)/EDV. EDV = Volume diastólico VE, ESV= Volume sistólico VE (Valor normal > 58%).
  - Fração de encurtamento ou D: (DDVE – DSVE × 100)/DDVE. DDVE: diâmetro diastólico do VE, DSVE: diâmetro sistólico do VE (Valor normal 25% a 40%).
  - O *doppler* só é fidedigno se o ângulo de insonação for < 20°. Toda cor vermelha mostra fluxo que se aproxima do transdutor e toda cor azul, fluxo que se afasta.
  - Para estimar HP, é necessário refluxo tricúspide. São sinais indiretos de HP: aumento VD, retificação ou abaulamento do SIV p/ VE no PEC.
  - A volemia estimada pela VCI varia com recrutamento pulmonar.
  - São sinais de PCA com repercussão hemodinâmica:
    - Diâmetro na extremidade pulmonar > 1,5 mm.
    - *Shunt* E-D.
    - Fluxo diastólico APE > 20 cm/s.
    - Relação AE/Ao > 1,5.
    - Roubo de fluxo Ao descendente e/ou A. mesentérica.

Corte	Inclinação	Visualizar/Medir	Outros
PEL	Tricúspide (medianizar)	Identificação da VTri — medida do REFLUXO	Mobilidade das VMi e VAo, integridade e mobilidade SIV, medida da RELAÇÃO AE/Ao, medida do DIÂMETRO da VAo, diâmetro das cavidades ventriculares/contratilidade de VE (janela PEL SEM INCLINAÇÃO), integridade do septo interventricular
	Pulmonar (lateralizar)	Identificação da VP – medida do DIÂMETRO e do FLUXO PULMONAR	
PEC	Varredura da base ao ápice	Identificar Ao central e vias de entrada e saída de VD – medida do DIÂMETRO de VAo, visualizar AD e AE, SIA, medida do FLUXO PULMONAR e da CONTRATILIDADE VE	Possibilidade de visualização do CA (imagem do "tripé")
Apical	4 câmaras	Simetria e contratilidade das 4 câmaras, SIA/SAV/SIV, fluxo e refluxo pelas VAV	Localização de cateter central
	5 câmaras (anteriorizando)	FLUXO da Ao	
SE	-	Visualizar CA - medida de DIÂMETRO, DIREÇÃO e PADRÃO FLUXO; Ao e seus ramos – checar tamanho do istmo e roubo de fluxo da Ao descendente	Estimativa do FLUXO em VCS
EAD	-		
SC	Transversal (*com ou sem inclinação para 4 câmaras, com a chanfradura para E)	Definir *situs*	*identificação de SIA/FOP, VCS, Ao, TP (e medida de seus FLUXOS)
	Longitudinal (bascular para D* ou E**)	Visualizar VCI e sua complacência*	Visualizar Ao e ROUBO de FLUXO em A. mesentérica**

Legenda — PEL: paraesternal eixo longo; D: direita; VTri: valva tricúspide; VP: valva pulmonar; VMi: valva mitral; VAo: valva aórtica; SIV: septo interventricular; AE/Ao: átrio esquerdo/aorta (valva); VE: ventrículo esquerdo; PEC: paraesternal eixo curto; E: esquerda; VD: ventrículo direito; AD: átrio direito; AE: átrio esquerdo; SIA: septo interatrial; CA: canal arterial; SAV: septo atrioventricular; VAV: valva atrioventricular; SE: supraesternal; PEAD: paraesternal alto à direita; VCS: veia cava superior; SC: subcostal; FOP: forame oval patente; TP: tronco da pulmonar; VCI: veia cava inferior.

REFERÊNCIAS BIBLIOGRÁFICAS

1. Curso: Ecocardiografia funcional em UTI neonatal e pediátrica, Disciplina de cardiologia pediátrica do Departamento de Pediatria da Santa Casa de São Paulo, 2018.

2. Mertens L. Targeted Neonatal Echocardiography in the Neonatal Intensive Care Unit: Practice Guidelines and Recommendations for Training. Journal of the American Society of Echocardiography; 24 (10): –1057-78.

3. Evans N. Point-of-care ultrasound in the neonatal intensive care unit: international perspectives. Seminars in Fetal and Neonatal Medicine. 2011; 16 (1).

4. Jain A. A Comprehensive Echocardiographic Protocol for Assessing Neonatal Right Ventricular Dimensions and Function in the Transitional Period: Normative Data and Z Scores. Journal of the American Society of Echocardiography; 27 (12): 1293-04.

5. Ficial B, Finnemore AE, Cox DJ, Broadhouse KM, Price AN, Durighel G, Ekitzidou G, Hajnal JV, Edwards AD, Groves AM. Validation study of the accuracy of echocardiographic measurements of systemic blood flow volume in newborn infants. J Am Soc Echocardiogr. 2013; 26(12): 1365-71. doi:10.1016/j.echo.2013.08.019. PMID: 24075229; PMCID: PMC3852205.

6. Schwarz CE, Preusche A, Baden W, Poets CF, Franz AR. Repeatability of echocardiographic parameters to evaluate the hemodynamic relevance of patent ductus arteriosus in preterm infants: a prospective observational study. BMC Pediatr. 2016; 16: 18. doi:10.1186/s12887-016-0552-7

7. Skinner J, Alverson D, Hunter S. Echocardiography for the Neonatologist. Churchill: Livingstone, 2000. 243 p.

8. De Waal, K. Functional echocardiography: from physiology to treatment. Early Human Development; 86 (3): 149-154.
9. Breatnach CR, Levy PT, James AT, Franklin O, El-Khuffash A. Novel Echocardiography Methods in the Functional Assessment of the New-born Heart. Neonatology. 2016; 110: 248-260. doi: 10.1159/000445779
10. Noori S, Shepherd J, What is a hemodynamically significant PDA in preterm, Congenital heart disease. 2018.

38

Persistência do Canal Arterial

■ Fernando Perroud da Silveira Foresti
■ Rodrigo de Jesus Gonçalves Figueredo

O canal arterial é uma importante conexão vascular entre o ramo esquerdo da artéria pulmonar e a aorta descendente, que, durante a vida fetal, desvia sangue do leito vascular pulmonar para a circulação sistêmica.

Os recém-nascidos prematuros têm elevada incidência de persistência canal arterial, especialmente aqueles menores de 1.500 g (30%) e aqueles com idade gestacional menor que 28 semanas (65%).

A patência do canal arterial intraútero se dá pelos altos níveis de prostaglandinas E2 e pela baixa concentração de oxigênio. Após o nascimento, ocorre queda nos níveis de prostaglandina, aumento na concentração de oxigênio promovendo contração muscular do canal arterial, levando ao fechamento funcional do mesmo, que ocorre entre 12h e 15h após o nascimento.

A presença do canal arterial com repercussão hemodinâmica em prematuros está associada a maior mortalidade, a hemorragia e edema pulmonar e a displasia broncopulmonar.

FATORES DE RISCO

- Prematuridade.
- Não uso de corticoide antenatal.
- Síndrome do desconforto respiratório.
- Reposição de surfactante exógeno.
- RCIU.
- Administração excessiva de líquido intravenoso nos primeiros dias de vida.
- Sepse.

QUADRO CLÍNICO

- Sopro contínuo em região infraclavicular esquerda.
- Pulsos amplos.
- Sinais clínicos de ICC ou sobrecarga cardíaca esquerda, decorrentes do hiperfluxo pulmonar: taquicardia, taquipneia, hepatomegalia.
- Aumento da pressão de pulso com diferença entre PAS e PAD > 25-35 mmHg.
- Precórdio hiperativo.

DIAGNÓSTICO

- Ecocardiograma: padrão-ouro.

PCA COM REPERCUSSÃO

- Ecocardiograma:
  - Fluxo diastólico reverso na aorta descendente e artéria mesentérica;
- Relação AE/aorta > 1,4.
- *Shunt* E-D com relação Qp/Qs > 1,5:
  - Sobrecarga ventricular esquerda.

O RECÉM-NASCIDO E CONDIÇÕES ESPECIAIS | SEÇÃO 2

- Fluxo diastólico APE > 40 cm/s;
- Radiografia de tórax: aumento da trama vascular, aumento das câmaras cardíacas esquerdas.
- NIRS com evidencia de queda no padrão de saturação cerebral

TRATAMENTO

MEDIDAS GERAIS

- Restrição hídrica, com volume entre 120 mL/kg/dia e 130 mL/kg/dia.
- Evitar o uso de diuréticos de alça, preferência por tiazidicos.
- Suporte ventilatório minimo para saturação adequada, hipercapnia permissiva, PEEP (5-7) para prevenir atelectasias e diminuir o shunt E-D.
- Manter hematócrito acima de 35%.
- Não é recomendada profilaxia com indometacina.

TRATAMENTO FARMACOLÓGICO

- Indometacina EV ou via SOG, por 3 dias.

Dias de vida	1ª Dose	2ª Dose	3ª Dose
< 48 h	0,2 mg/kg/dia	0,1 mg/kg/dia	0,1 mg/kg/dia
2 a 7 dias	0,2 mg/kg/dia	0,2 mg/kg/dia	0,2 mg/kg/dia
>7 dias	0,2 mg/kg/dia	0,25 mg/kg/dia	0,25 mg/kg/dia

IBUPROFENO

- 1ª dose: 10 mg/kg.
- 2ª e 3ª dose: 5 mg/kg.
- IV 24/24 h, infusão em 15 minutos, por 3 dias.

- Altas doses de ibuprofeno oral parece ser mais efetiva no fechamento de canal:
  - 1ª dose: 15-20 mg/kg;
  - 2ª e 3ª doses: 7,5 a 10 mg/kg;
  - Oral, a cada 24 horas.

CONTRAINDICAÇÕES AOS INIBIDORES DA COX

- Infecção ativa suspeita ou comprovada.
- Sangramento ativo (principalmente em SNC e gastrointestinal).
- Enterocolite necrosante comprovada ou suspeita.
- Trombocitopenia ou alterações de coagulação.
- Diurese < 1 cc/kg/h ou creatinina > 1 mg/dl.
- Cuidados com a alimentação durante o tratamento: Mantemos o volume administrado durante todo o tratamento.

PARACETAMOL

- Pode ser usado quando há contraindicação de indometacina e ibuprofeno, ou como opção no caso de falha terapêutica dos mesmos antes do tratamento cirúrgico de 15 mg/kg, de 6/6h, por 5-7 dias.

TRATAMENTO CIRÚRGICO

- Indicado no PCA com repercussão hemodinâmica que não apresenta resposta ao tratamento farmacológico (até 2 ciclos) ou em casode contraindicação desse tratamento.

COMPLICAÇÕES DA LIGADURA CIRÚRGICA DE CANAL

- Pneumotórax.
- Quilotórax.
- Hipertensão arterial.
- Infecção.
- Síndrome cardíaca pós-ligadura de canal.

REFERÊNCIAS BIBLIOGRÁFICAS

1. Benitz WE and Committee on Fetus and Newborn. Patent Ductus Arteriosus in Preterm Infants. Pediatrics. 2016;137(1):e20153730. Disponível em http://www.uptodate.com/ contents/management-of-patent-ductus-arteriosus-in-premature-infants. Acesso em: 23/06/2020.
2. Evans N. Diagnosis of the pretermpatent ductus arteriosus: clinical signs, biomarkers, ultrasound? Semin Perinatol. 2012;36:114-22.
3. Noori S, Shepherd J, What is a hemodynamically significant PDA in preterm, Congenital heart disease, 2018.
4. Terrin G, Conte F, Oncel MY, et al. Paracetamol for thetreatment of patent ductus arteriosus in pretermneonates: a systematic reviewand meta-analysis. Arch Dis Child Fetal Neonatal Ed 2016;101:2 F127-F136.
5. Mitra S, et al. Association of Placebo, Indomethacin, Ibuprofen, and Acetaminophen With Closure of Hemodynamically Significant Patent Ductus Arteriosus in Preterm Infants: A Systematic Review and Meta-analysis. JAMA. 2018 Mar 27;319(12):1221-1238.

Seção 2

O RECÉM-NASCIDO E CONDIÇÕES ESPECIAIS
Parte 6 – Doenças Hematológicas no Neonato

39

Anemias no Período Neonatal

- Maria Renata Tollio Chopard
- Juliana Garcia Letra

Anemia é a deficiência da oxigenação tecidual secundária à falta de transportador de oxigênio (glóbulos vermelhos). Devido às variações constantes dos níveis de hemoglobina e hematócrito no período neonatal, não há valores fixos de Hb e Ht para conceituar a anemia neonatal. Os valores referenciais estão dispostos na Tabela 39.1 de acordo com idade gestacional e dias de vida.

Existe uma grande variação da Hb e do Ht iniciais e evolutivos, dependendo da idade gestacional (Figuras 39.1 a 39.3) (Henry & Cheisthensen, 2015).

A anemia pode ser secundária a diversas causas e seu diagnóstico diferencial é imprescindível.

Na suspeita de uma anemia, solicitar hemograma com reticulócitos, tipagem sanguínea e teste de Coombs (Figuras 39.4 a 39.6).

TERAPÊUTICA

Transfusão sanguínea: o volume de sangue administrado deve ser entre 15 mL/kg e 20 mL/kg. Se o RN apresentar repercussão clínica, reconsiderar valores.

A transfusão está indicada nos casos de:

- *Perda sanguínea aguda* (independentemente da idade gestacional):
- 20% do volume sanguíneo.
- 10% do volume sanguíneo, com sintomas de diminuição da liberação do

TABELA 39.1 – VALORES HEMATOLÓGICOS NORMAIS EM RNT E PT NO PRIMEIRO DIA DE VIDA

TERMO	HB (g/dl)	HT (%)	Reticulócitos (%)
Cordão umbilical	17 (14-20)	53 (45-61)	< 7
1 dv	18,4	58	< 7
3 dv	17,8	55	< 3
7 dv	17	54	< 1
Prematuros com peso < 1.500 g			
Cordão umbilical	16 (13-18,5)	49	< 10
7 dv	14,8	45	< 3

Adaptada: Matthews, DC & Glader B. Erythrocyte Disorders in Infancy. In Gleason, CA; Devaskar, SU. Avery's Diseases of the Newborn nineth edition. Philadelphia: Elsevier, 2012.p.1083.

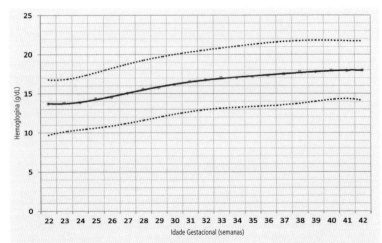

FIGURA 39.1 – CONCENTRAÇÃO DE HB NO PRIMEIRO DIA DE VIDA DE ACORDO COM A IDADE GESTACIONAL.

Fonte: Henry & Cheisthensen. Clin Perinatol. 2015.

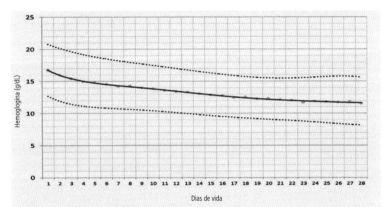

FIGURA 39.2 – CONCENTRAÇÃO DE HEMOGLOBINA NOS RNPT 29 A 34 SEMANAS.

Fonte: Henry & Cheisthensen. Clin Perinatol. 2015.

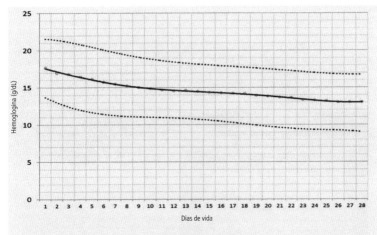

FIGURA 39.3 – CONCENTRAÇÃO DE HEMOGLOBINA NOS RNPT 35 A 42 SEMANAS.

Fonte: Henry & Cheisthensen. Clin Perinatol. 2015.

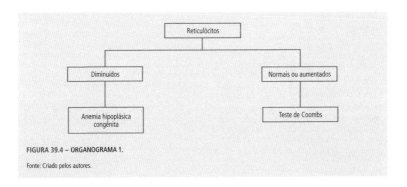

FIGURA 39.4 – ORGANOGRAMA 1.

Fonte: Criado pelos autores.

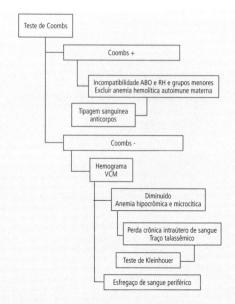

FIGURA 39.5 – ORGANOGRAMA 2.

Fonte: Criado pelos autores.

oxigênio, como acidose persistente após uso de expansão de volume na reanimação.
- Necessidade imediata de aumento da liberação de oxigênio, que não pode ser alcançada com aumento do suporte ventilatório.
- *Anemia crônica*:

TABELA 39.2 – CRITÉRIOS DE TRANSFUSÃO PARA RNT

HT < 35 -40%	• Com sinais de desconforto respiratório • Com hipovolemia associada a sinais de choque (taquicardia, diminuição da perfusão e hipotensão
HT < 30%	• Sem sinais de desconforto respiratório • Na primeira semana de vida • Necessidade de procedimento cirúrgico • Taquicardia, cardiomegalia, apneia • Ganho de peso inadequado sem outras causas

Fonte: criado pelo autor.

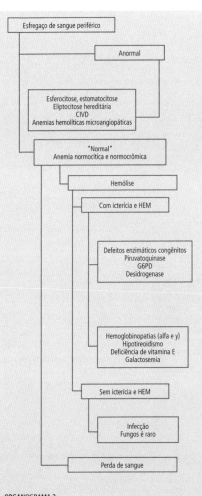

FIGURA 39.6 – ORGANOGRAMA 3.

Fonte: Criado pelos autores.

40

Anemia da Prematuridade

- Juliana Garcia Letra
- Maria Renata Tollio Chopard

Os RNPT apresentam uma queda progressiva da hemoglobina até a sexta ou a oitava semana de vida. Nos RNPT com peso de nascimento entre 1,0 kg e 1,5 kg, a Hb pode chegar a cerca de 8 mg/dL e, nos abaixo de 1,0 kg, a Hb pode ser próxima de 7 mg/dL.

Frente às incertezas, na literatura, referentes à relação entre ECN e transfusão sanguínea, orientamos pausar duas dietas (durante e após a transfusão) e tentar iniciar a transfusão no horário da dieta que foi suspensa.

TERAPÊUTICA

- Transfusão sanguínea: na Tabela 40.1, encontra-se a diretriz adotada em nosso serviço. O volume de sangue administrado deve ser entre 15 mL/kg e 20 mL/kg. Se RN com repercussão clínica, reconsiderar valores.
- Frente às incertezas, na literatura, referentes à relação entre ECN e transfusão sanguínea, orientamos pausar duas dietas (durante e após a transfusão).

TABELA 40.1 – CRITÉRIOS DE TRANSFUSÃO SANGUÍNEA EM RNPT

Idade pós-natal	Critérios	
	Condição clínica	
	CRÍTICO (HB /HT)	NÃO CRÍTICO (HB /HT)
0-3 dv	13,6 g/dL < 41%	11,6 g/dL < 35%
4-7 dv	11,3 g/dL < 34%	9,3 g/dL < 28%
8-21 dv	10,0 g/dL < 30%	8,0 g/dL < 24 %
> 21 dv	9,0 g/dL < 27%	7,0 g/dL < 21%

Paciente Crítico:
- Necessidade de ventilação mecânica (qualquer modo exceto CPAP)
- CPAP com FiO$_2$ > 0,25 por mais de 12 horas em 24 horas
- PCA com necessidade de tratamento
- Mais de 6 episódios de apneia com necessidade de estímulo em 24 horas ou mais de 4 quedas de saturação com SO$_2$ < 60% apesar de metilxantina e CPAP
- Sepse neonatal aguda ou ECN aguda necessitando de suporte inotrópico ou vasopressores.

Fonte: Franz AR et al. Clinical Trial – JAMA, 324(6), Aug 2020.

- Terapia com ferro:
  - Suplementação de ferro deve ser realizada entre 15-30 dias de vida.
  - Dose: 2 a 4 mg/kg/dia.
  - Ferritina < 100 mg/mL^3: aumentamos a dose para 5 mg/kg/dia a 7 mg/kg/dia.
  - Sugerimos suspender a suplementação de ferro quando valor de ferritina > 300 mg/mL, devido ao risco de hemosiderose.
  - O ferro polimaltosado e o ferro quelado são os mais recomendados, devido à menor liberação de radicais livres no plasma.
- Ácido fólico: é necessária sua suplementação nos RNPT entre 14 e 28 dias de vida. Dose recomendada: 0,05 mg/dia a 0,20 mg/dia.
- Eritropoetina recombinante humana (r-HuEPO): a utilização rotineira é controversa na literatura. A r-HuEPO proporciona pequena redução do número de transfusões sanguíneas. Existem resultados contraditórios sobre a associação entre o seu uso precoce (até 3 dias de vida) e a ocorrência de retinopatia da prematuridade. Trabalhos recentes apontam um possível efeito neuroprotetor quando utilizada precocemente e em altas doses. Em nosso serviço, utilizamos a r-HuEPO em casos individualizados, desde que o RN se encaixe nos critérios a seguir:
  - RNPT com IG < 32 semanas, quando Ht < 40%.
  - Peso de nascimento inferior a 1.250 g.
  - Introdução o mais precocemente possível, sendo recomendado o seu início entre 7 dias e 21 dias de vida.
  - Dose inicial de 750 UI/kg/semana, subcutânea, podendo chegar a 1.200 UI/kg/semana, fracionada em 3 doses.
  - Medição diária da PA antes de sua administração e suspensão quando PAd ≥ 60 mmHg até a normalização.
  - Controle de Hb, Ht, reticulócitos e ferritina antes da primeira dose , se possível.
  - Controle de HMG com reticulócitos e ferritina a cada 15 dias.
  - Introdução de ferro polimaltosado na dose de 2 mg/kg/dia quando aporte de leite ≥ 60 mL/kg/dia.
  - Se ferritina < 100 μcg/dL a 7 mg/kg/dia.
  - Caso o RN já esteja recebendo suporte adequado de ferro e não responda com aumento dos reticulócitos, podemos pensar em aumentar a dose da r-HuEPO.
  - Suspender medicação se Ht > 40% ou se chegar à sexta semana de uso.

41

Policitemia Neonatal

- Juliana Garcia Letra
- Maria Renata Tollio Chopard

Policitemia é definida como hematócrito venoso maior que 65% ou hemoglobina superior a 22 mg/dL[9]. Em circunstâncias clínicas, a definição geralmente é baseada no Hct, e não na concentração de hemoglobina.

A triagem diagnóstica pode ser realizada por meio do Ht capilar, mas, quando elevado, deve-se colher amostra de sangue venoso para orientação terapêutica. Em geral, o Ht capilar é 10% maior que o central. Os pacientes que devem ser rastreados para policitemia são os RN pequenos para idade gestacional, os filhos de mãe diabética e grandes para idade gestacional, o maior gemelar monocoriônico discordante e os RN com restrição de crescimento intrauterino.

A policitemia pode ser secundária a diversas causas, destacadas na Tabela 41.1.

QUADRO CLÍNICO

A maioria é assintomática. Os sintomas, quando presentes, relacionam-se ao baixo fluxo sanguíneo e à hiperviscosidade. A hiperviscosidade pode ser consequente ao hematócrito elevado, à viscosidade plasmática (proteínas, fibrinogênio, plaquetas), à maleabilidade eritrocitária, à acidemia e ao tamanho do vaso sanguíneo.

TABELA 41.1 – CAUSAS DE POLICITEMIA

Fatores placentários	• Retardo na ligadura do cordão umbilical • Asfixia perinatal • Transfusão gêmeo-gêmeo • Transfusão materno-fetal
Hipóxia intrauterina	• RCIU, tabagismo • Filho de mãe diabética e hipertensa • Cardiopatia cianótica materna
Fatores fetais	• Trissomias do 13,18 e 21 • Hipotireoidismo • Tireotoxicose congênita • Hiperplasia adrenal congênita • Síndrome de Beckwith-Wiedermann
Alta altitude	
Nenhuma anormalidade específica	

Fonte: Criada pelo autor.

Os principais sintomas estão relacionados na Tabela 41.2.

DIAGNÓSTICO

- Quais bebês devem ser rastreados?

O hematócrito (HTc) deve ser medido em lactentes com sinais ou sintomas que podem ser causados por policitemia, incluindo cianose, taquipneia, má alimentação e vômito.

TABELA 41.2 – PRINCIPAIS SINTOMAS NA POLICITEMIA – CRIADA PELO AUTOR

Órgãos afetados	Manifestações clínicas
SNC	Hipotonia, letargia, irritabilidade, tremores, apneia, raramente convulsões
Cardiopulmonar	Taquicardia, taquipneia, cianose, pletora, cardiomegalia, insuficiência cardíaca congestiva, hipertensão pulmonar
Gastrintestinal	Vômitos, intolerância alimentar, distensão abdominal, enterocolite necrozante
Geniturinário	Oligúria, hipertensão transitória, insuficiência renal aguda, trombose de veia renal
Hematológico	Trobocitopenia, raramente trombose
Metabólico	Hipoglicemia, hipocalcemia, icterícia
Miscelânia	Priapismo, infarto testicular

O HTc pode ser realizado em amostra capilar como exame de triagem. Se o HTc capilar for > 65%, o teste deve ser repetido em uma amostra de sangue venoso. O HTc venoso geralmente será 5% a 15% menor que o HTc capilar. O diagnóstico de policitemia é feito se o HTc **venoso** for > 65%.

Lactentes com policitemia confirmada devem medir os níveis de glicose no sangue e bilirrubina, uma vez que a hipoglicemia e a hiperbilirrubinemia são complicações comuns da policitemia. A frequência da monitorização subsequente da glicemia e bilirrubina depende dos resultados iniciais.

TRATAMENTO

De acordo com a Figura 41.1.

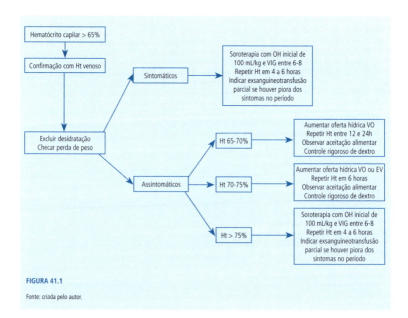

FIGURA 41.1

Fonte: criada pelo autor.

Para o cálculo da exsanguineotransfusão parcial, usar a fórmula descrita a seguir:

$$\text{Volume a ser trocado} = \frac{\text{Ht observado} - \text{Ht desejado}}{\text{Ht observado}} \times \text{Volemia}$$

Volemia = 80 mL/kg e Ht desejado = 55%.

A exsanguineotransfusão parcial deve ser realizada por troca a troca com albumina, plasma fresco congelado ou soro fisiológico. Damos preferência à utilização de solução salina quando o volume de troca for baixo. A via de acesso dependerá da gravidade do quadro, podendo ser via cateter umbilical ou via periférica.

Alguns controles deverão ser realizados: Hb, Ht, USG transfontanela, plaquetas, glicemia, cálcio e BTF.

42

Síndromes Hemorrágicas do Recém-Nascido

- Juliana Garcia Letra
- Maria Renata Tollio Chopard

SÍNDROMES HEMORRÁGICAS DO RN

São caracterizadas por uma deficiência dos mecanismos de coagulação, podendo levar a sangramentos que podem se manifestar como sangramentos difusos, hematomas, equimoses (sugerem deficiência dos fatores de coagulação), petéquias (sugerem distúrbios plaquetários e/ou vasculares), sangramento digestivo, sangramentos em pontos de punção, além de icterícia e hepatoesplenomegalia.

Os mecanismos de coagulação podem ser divididos em três etapas: fase vascular plaquetária, fase de coagulação (Figura 42.1) e fase de fibrinólise.

ROTEIRO DIAGNÓSTICO

- Diagnóstico clínico:
  - História familiar: pode sugerir presença de hepatoesplenomegalia.

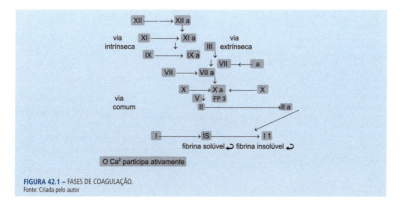

FIGURA 42.1 – FASES DE COAGULAÇÃO.
Fonte: Criada pelo autor

O RECÉM-NASCIDO E CONDIÇÕES ESPECIAIS | SEÇÃO 2

- História materna: sangramentos prévios (contagem plaquetária), infecções congênitas (sorologias da mãe), uso de medicamentos (Tabela 42.1).
- História do RN: idade, sexo, antecedentes de parto traumático, asfixia, sepse, uso ou não de vitamina K.
- Diagnóstico laboratorial:
  - Avaliar o tempo de protrombina (TP, via extrínseca), tempo de tromboplastina parcial ativada (TTPA, via intrínseca) e contagem plaquetária (hemograma completo), comparando os resultados com a tabela de valores normais para a idade (Tabelas 42.2 a 42.5).
- Na suspeita de deficiência de fatores de coagulação, fazemos suas dosagens séricas, analisando os resultados conforme a idade do paciente (Tabela 42.5). Quando existe uma hipótese de CIVD, deve-se dosar o fibrinogênio e o D-dímero.
- A interpretação dos achados laboratoriais deve ser feita concomitantemente ao quadro clínico (Tabelas 42.6 e 42.7)

TABELA 42.1 – RELAÇÃO SOBRE O USO DE MEDICAMENTOS PELA MÃE E SANGRAMENTO NO NEONATO

Medicamento	Efeitos	Confiabilidade	Mecanismo
Aspirina	Sangramento	Conhecido	Interfere com a função plaquetária
	Kernicterus	Possível	Separa a bilirrubina da albumina
Cumarina	Sangramento	Conhecido	↓ fatores de coagulação K dependentes (bloqueio da carboxilação)
Diazóxido	Sangramento	Duvidoso	Trombocitopenia
Dilatin	Sangramento	Suspeito	↓ fatores de coagulação K dependentes (estimula enzimas hepáticas e o fator de degradação)
Fenobarbital		Duvidoso	Trombocitopenia
Ácido nalidíxico	Aumento de bilirrubinas	Possível	Alteração da Hb por oxidação
Nitrofurantoína	Aumento de bilirrubinas	Possível	Alteração da Hb por oxidação
Rifampicina Izoniazida	Sangramento	Suspeito	Diminuição dos fatores K dependentes
Sulfonamidas	Kernicterus	Conhecido	Separa a bilirrubina da albumina
Tiazídicos	Sangramento	Suspeito	Trombocitopenia

TABELA 42.2 – VALORES DE REFERÊNCIA PARA TESTES DE COAGULAÇÃO EM RNPT SAUDÁVEIS (30-36 SEMANAS DE GESTAÇÃO)

Teste de coagulação	Dia 1	Dia 5	Dia 30
TP (s)	13 (10,6-16,2)	12,5 (10,0-15,3)*	11,8 (10,0-13,6)
INR	1,0 (0,61-1,70)	0,91 (0,53-1,48)	0,79 (0,53-1,11)
TTPA (s)	53,6 (27,5-79,4)**	50,5 (26,9-74,1)	44,7 (26,9-62,5)
TT (s)	24,8 (19,2-30,4)	24,1 (18,8-29,4)*	24,4 (18,8-29,9)
Fibrinogênio (g/l)	2,43 (1.50-3,73)**	2,80 (1,60-4,18)**	2,54 (1,50-4,14)

*p < 0,05 **p < 0,01
Adaptada de Andrew M, el al. Blood 72: 1651, 1988.

GUIA DE BOLSO DE NEONATOLOGIA | CAPÍTULO 42

TABELA 42.3 – VALORES DE REFERÊNCIA PARA TESTES DE COAGULAÇÃO NO FETO E RNT

Teste de coagulação	19-23 s (n=20)	24-29 s (n=22)	30-38 s (n=22)	Neonato (n=60)
TP (s)	32,5 (19-45)	32,2 (19-44)**	22,6 (16-30)**	16,7 (12-23,5)*
INR	6,4 (1,7-11,1)	6,2 (2,1-10,6)**	3,0 (1,5-5)*	1,7 (0,9-2,7)*
TTPA (s)	168.8 (83-250)	154 (87-210)**	104,8 (76-128)**	44,3(35-52)*
TT (s)	34,2 (24-44)*	26,2 (24-28)	21,4 (17-23,3)	20,4(15,2-25)**

* p < 0,05
** p < 0,01
Adaptada de Reverdiau-Moalic P, et al: Blood 88:900, 1996.

TABELA 42.4 – TESTES DE COAGULAÇÃO NO 1O DIA DE VIDA DE RNPT EXTREMOS

Prematuros	TP(s) n=144	TTPa (s) n=136	Fibrinogênio (g/l) n=80
23 – 26 semanas	21,5 (14,4-36,7)	75,2 (40,5-158,5)	1,86 (0,7-4,8)
"Valores anormais" para PT mais maduros	140 (97,2%)	124 (91,2%)	66 (82,5%)

Neary E, et al. Neonatology 104: 222-227, 2013.

TABELA 42.5 – VALORES NORMAIS DE HEMOSTASIA E COAGULAÇÃO NO PERÍODO NEONATAL (HATHWAY, 1975)

Fatores	RNPT (27 a 31 sem)	RNPT (32 a 36 sem)	RNT
I Fibrinogênio (mg/100 dL)	270 ± 140	226 ± 70	246 ± 55
II Protrombina (%)	30 ± 10	35 ± 12	45 ± 15
V Proacelerina (%)	72 ± 25	91 ± 23	98 ± 40
VII Proconvertina (%) + X Sturt - Power	32 ± 15	39 ± 14	56 ± 16
VIII AHF (%)	70 ± 30	98 ± 40	105 ± 35
IX PTC (%)	27 ± 10	—	28 ± 8
XI PTA (%)	—	—	30
XII Hageman (%)	—	30	51
XIII Fibrinase (%)	100	100	100
PDF (mcg/ml)	0-10	0-7	0-7

O RECÉM-NASCIDO E CONDIÇÕES ESPECIAIS | SEÇÃO 2

TABELA 42.6 – RNs SAUDÁVEIS

Plaquetas	TP	TTPA	Diagnósticos prováveis
Normais	Normal	Normal	Trauma Hemangioma Disfunção plaquetária (raro)
Normais	Aumentado	Aumentado	Deficiência de vitamina K
Normais	Normal	Aumentado	Deficiência hereditária de fatores (VIII, IX, XI, XII, doença de von Willebrand)
Normais	Aumentado	Normal	Deficiência hereditária de fatores (II e VII)
Diminuídas	Normal	Normal	Plaquetopenia imune Trombose

TABELA 42.7 – RNs COM MAU ESTADO GERAL – CRIADA PELO AUTOR

Plaquetas	TP	TTPA	Diagnósticos prováveis
Normais	Normal	Normal	Prematuridade extrema Acidose e hipóxia graves Hiperosmolaridade
Normais	Aumentado	Aumentado	Doença hepática grave
Diminuídas	Normal	Normal	Consumo de plaquetas: • infecção • enterite necrosante
Diminuídas	Aumentado	Aumentado	CIVD

ETIOLOGIAS

DOENÇA HEMORRÁGICA DO RN

- Deficiência dos fatores de coagulação dependentes da vitamina K (II, VII, IX, X), além das proteínas C e S. O sangramento geralmente inicia-se entre 24 horas e 48 horas após o nascimento, porém pode ser mais tardio (Tabela 42.8)

- Quando o sangramento for intestinal, devemos fazer o teste de Apt e Downey, que consiste na centrifugação de uma parte de fezes ou de conteúdo gástrico com cinco partes de água, retirando-se o sobrenadante e acrescentando-se 1 mL de hidróxido de sódio a 1%. Se a solução se tornar marrom-amarelada, o sangue é de origem materna; se for rosa, é do RN.

TABELA 42.8 – DOENÇA HEMORRÁGICA DO RN

Idade	Locais de sangramento	Causas prováveis
0-24 hs	Cutâneo, umbilical, intracraniano, intra-abdominal	Drogas administradas à mãe: • anticonvulsivantes (barbitúricos e difenil-hidantoína) • drogas antituberculose • ↑ velocidade de degradação da vitamina K
1-7 dias	Gastrointestinal, cutâneo, nasal, circuncisão, punção, HIC e adrenal (0,7%)	Idiopática (RN alimentado ao seio sem suplementação de vitamina K)

GUIA DE BOLSO DE NEONATOLOGIA | CAPÍTULO 42

- Fatores predisponentes: asfixia, acidose metabólica, antibioticoterapia e NPP prolongada.
- Investigação laboratorial: TP e TTPA aumentados, plaquetas normais e diminuição dos fatores K dependentes.
- Terapêutica: administração de vitamina K 1 mg IM/EV, podendo-se chegar até 3 mg. Repetir TP e TTPA 4 horas a 6 horas após. Nos RNPT, a resposta à vitamina K IM não é tão boa. Nesses casos, é indicado plasma fresco 15 mL/kg, assim como nos casos de sangramento intenso.
- Profilaxia: administração de 0,5 mg (RN < 1 kg) a 1 mg de vitamina K IM em todos os RN ao nascimento.
- A profilaxia pode ser feita VO, na dose de 2 mg, sendo repetida após 1 mês de vida. A profilaxia VO é contraindicada em prematuros, em RN doentes, sob uso de antibióticos, com colestase ou diarreia.

DEFICIÊNCIA CONGÊNITA DOS FATORES DE COAGULAÇÃO

Sua ocorrência é rara e deve ser lembrada quando existe história familiar de sangramento e RN do sexo masculino. É representada, principalmente, pela deficiência do fator VIII (hemofilia A) e, mais raramente, pela deficiência do fator IX (doença de Christmas).

- Achados laboratoriais: TTPA aumentado. A confirmação se faz por meio da dosagem desses fatores.
- Tratamento: manter os fatores, no mínimo, em 30%. Para isso, utilizamos plasma fresco (doença de Christmas) e crioprecipitado ou globulina anti-hemofílica na hemofilia.

CIVD

Síndrome causada pelo desencadeamento da cascata de coagulação de forma descontrolada.

- Quadro clínico: sangramento secundário à depleção plaquetária e ao consumo dos fatores de coagulação, com formação de microtrombos no interior da corrente sanguínea (pequenos vasos e capilares), tromboses, disfunções orgânicas e anemia hemolítica microangiopática.
- Exames laboratoriais: plaquetopenia, aumento do TP (por diminuição dos fatores K dependentes), aumento do TTPA e do TT, diminuição do fibrinogênio, diminuição dos fatores V e VIII, aumento importante do D-dímero.
- Tratamento: visa reduzir ou interromper o sangramento importante:
  - Tratar o fator desencadeante;
    - Plaquetas < 20.000/mm³: 1 U a 2 U a cada 24h a 36h (10 mL/kg).
    - Plsama fresco congelado: 15 mL/kg, a cada 12 h a 24h.
    - Crioprecipitado: 10 mL/kg, principalmente nas fases iniciais da CIVD.
    - Concentrado de hemácias ou sangue total: quando queda acentuada da hemoglobina.
    - Heparina: só na trombose de grandes vasos (ver a seguir).
    - Exsanguineotransfusão: se hemorragia persistente, para remoção de toxinas, dos fatores de coagulação ativos e dos produtos de degradação da fibrina.

ALTERAÇÕES PLAQUETÁRIAS/ TROMBOCITOPENIA

- Consideramos plaquetopenia quando menor que 100.000/mm³. Porém, a função plaquetária do neonato é deficiente em relação à do adulto. A trombocitopenia pode ocorrer por uma diminuição de sua produção ou por aumento de sua degradação.

- Podemos classificar as trombocitopenias de acordo com o tempo de aparecimento (Tabela 42.9).

TABELA 42.9 – CLASSIFICAÇÃO DA TROMBOCITOPENIA FETAL E NEONATAL

Período	Causas
Fetal	Aloimune, infecções congênitas Alterações cromossômicas Doença hemolítica, Rh severa Congênita/Hereditária (Síndrome de Wiskott-Aldrich)
Neonatal de início precoce (até 72 horas de vida)	Insuficiência placentária, asfixia perinatal Infecção perinatal, CIVD Aloimune/Autoimune, Infecções congênitas Trombose, doença metabólica Substituição da medula óssea (leucose congênita) Síndrome de Kasabach-Merrit Congênita/Hereditária (Sd. da agenesia do rádio)
Início tardio (> 72 horas de vida)	Sepse tardia, doença metabólica Enterocolite necrosante Infecção congênita, autoimune Síndrome de Kasabach-Merrit Congênita/Hereditária (Sd. da agenesia do rádio)

Fonte: Criada pelo autor.

TROMBOCITOPENIA ALOIMUNE

- Existe uma incompatibilidade plaquetária entre a mãe e o feto, semelhante à que ocorre na isoimunização Rh. O feto possui um antígeno plaquetário que é ausente na mãe. Durante a gestação, as plaquetas fetais atravessam a placenta e, quando atingem a circulação materna, induzem a produção de anticorpos (PLA 1) e sua fração IgG passa pela placenta, chegando à circulação fetal e gerando a destruição plaquetária. Sua incidência varia de 1:5.000 a 1:10.000.
- Geralmente, encontramos RN saudáveis que apresentam equimoses ou petéquias, hematúria, sangramento umbilical ou digestivo e a única alteração é a diminuição plaquetária (< 30.000). Existe uma incidência aumentada de HIC, principalmente se o parto for traumático. A confirmação diagnóstica se faz pela pesquisa de Ac antiplaquetas, em que a mãe apresenta plaquetas normais. O quadro pode durar até seis meses.
- O tratamento é feito com a transfusão de plaquetas quando < 30.000. As plaquetas precisam ser compatíveis (PLA1 negativas). Na ausência de plaquetas PLA1 negativas, considerar a exsanguineotransfusão com sangue compatível com o do RN ou usar gamaglobulina 500 mg/kg/dia, EV, por 2 dias. Os casos suspeitos devem ser transfundidos com plaquetas abaixo de 100.000. Em casos conhecidos, com sangramentos menores, transfundir com plaquetas abaixo de 50.000 e, com sangramentos maiores, abaixo de 100.000.

TROMBOCITOPENIA AUTOIMUNE

- A mãe já possui antígenos plaquetários (PTI) que atravessam a placenta, atingindo as plaquetas fetais. O quadro clínico dependerá do número de plaquetas e de anticorpos maternos. O RN é sadio, com manifestações de sangramento. O esfregaço de sangue periférico mostra plaquetas < 100.000/mm³ e, no mielograma, aumento de megacariócitos plaquetogênicos. O tratamento é realizado com transfusão plaquetária, se < 30.000 com sangramento ou impossibilidade de imunoglobulina. Em casos de trombocitopenia severa, a infusão de imunoglobulina, 1 g/kg em 2 dias, geralmente é efetiva. Quando as plaquetas estão muito baixas ao nascimento, indica-se prednisona, 2 mg/kg/dia, com redução gradual da dose.
- A prevenção pode ser realizada com a administração de prednisona 10 mg/dia a 20 mg/dia à mãe, nas duas semanas finais de gestação, quando plaquetas menores que 100.000/mm³, indicando-se o parto cesáreo.

43

Trombose

- Juliana Garcia Letra
- Maria Renata Tollio Chopard

A trombose é rara nos recém-nascidos, mas, quando presente, ocasiona complicações graves, com piora da morbimortalidade desses pacientes. São considerados fatores de risco:

- Cateteres vasculares centrais (venosos e arteriais): ocorrem em aproximadamente 10% dos pacientes, sendo a maioria assintomática.
- Policitemia.
- Sepse neonatal.
- Cirurgias de grande porte.
- Doenças formadoras de trombos (ex.: deficiências das proteínas C e S; mutação do fator V de Leiden).

O quadro clínico varia de acordo com o local do trombo e o diagnóstico deverá ser confirmado com exame de imagem (ultrassom com doppler, ecocardiograma, angiografia).

- Nos casos de trombo, solicitar exames laboratoriais.
- Antitrombina, proteínas S e C. Se alteradas, repeti-las em 6 semanas a 8 semanas.
- Testar mutação do fator V de Leiden.
- TP (INR), TTPa, contagem de plaquetas, fibrinogênio, antes do início da terapêutica.
- USG de crânio, antes da terapêutica.

O tratamento para paciente assintomático é feito com medidas de suporte e monitoramento do tamanho do trombo, além da retirada do cateter central, quando presente. Se houver aumento do trombo, é sugerido o tratamento.

Em RN sintomático, está indicada a terapia anticoagulante. O cateter, se possível, deverá ser retirado após 5 dias de iniciado o tratamento.

- Heparina: inibidor indireto da trombina. É necessário cateter para infusão contínua e não se deve fazer *flush*:
  - Dose ataque: 75 UI/kg a 100 UI/kg.
  - Dose inicial de manutenção: 28 UI/kg/h.
  - Controlar TTPa (entre 1,5 vez e 2 vezes o limite superior normal) e fator anti-X ativado (entre 0,35 U/mL a 0,7 U/mL).
  - Tempo de terapia dependente da redução do trombo (USG).
- Heparina de baixo peso molecular (Enoxaparina) – pode ser feita EV ou SC:
  - Dose inicial: RNT – 1,7 mg/kg/dose, SC, 2 vezes ao dia. RNPT – 2,0 mg/kg/dose, SC, 2 vezes ao dia.
  - Controle do ajuste da dose com dosagem do fator anti-X ativado (colher entre 4h a 6h após a dose), manter entre 0,5 U/mL e 1 U/mL.

- Dose profilática: 0,75 mg/kg/dose, 2 vezes ao dia. Manter o fator anti-X ativado entre 0,1 U/mL e 0,3 U/mL.
- Trombolíticos: só são indicados quando o trombo oclui um grande vaso, acarretando obstrução para órgãos ou membros. É contraindicado se houver deficiência de fatores de coagulação. Deve ser acompanhado em conjunto, com equipe especializada.
  - Fator ativador do plasminogênio recombinante: 0,1 mg/kg/hora a 0,2 mg/kg/hora com outras doses alternativas.
  - Estreptoquinase e uroquinase.
  - Conforme a localização do trombo, algumas considerações específicas devem ser tomadas.
    - Átrio direito: remoção do cateter, se possível; uso de enoxaparina. Utilizar trombolíticos se houver piora da função miocárdica. Nos casos de trombos pequenos, móveis e em forma de "serpente", não pediculados, o tratamento deve ser conservador, com introdução de anticoagulante se houver aumento do trombo.

NEUTROPENIA

DEFINIÇÃO

Contagem de neutrófilos (segmentados e bastonetes) abaixo de 1.500/microlitro. O risco de infecção é maior quando esses valores são abaixo de 1.000/microlitro.

CAUSAS

Aumento na destruição ou na utilização dos neutrófilos

- Imune:
  - Neutropenia aloimune/isoimune.
  - Neutropenia autoimune da mãe.
- Não imune:
  - Pré-eclâmpsia materna.
  - Infecção: bacteriana, viral.

- Hemorragia peri-intraventricular.
- Asfixia.
- Distúrbios metabólicos.

Produção reduzida dos neutrófilos

- RN de mãe hipertensa,
- Doadores de transfusão feto-fetal,
- Fatores nutricionais.
- Doença de Kostmann (agranulocitose congênita grave).
- Aplasia de leucócitos.
- Síndrome de Barth.
- Disgenesia reticular.
- Síndrome de hiperimunoglobulina M.
- Síndrome de Shwachman-Diamond.
- Diceratose congênita.

Causas mistas

- Drogas.
- Infecção TORCH.

Marginação excessiva de neutrófilos

- Pseudoneutropenia.
- Marginação induzida por endotoxina.

AVALIAÇÃO DA NEUTROPENIA

- Índice I/T normal ou baixo: sugere diminuição da produção de neutrófilos.
- Índice I/T alto: sugere aumento da produção de neutrófilos, devido à sua destruição periférica.

TRATAMENTO

- Granulócitos recombinantes e fatores estimuladores de colônias de granulócitos e macrófagos.
- Dose: 10 microgramas/kg/dia, via subcutânea.
- Imunoglobulina.
- Transfusão de granulócitos.

INDICAÇÕES DE HEMODERIVADOS

1) **Concentrado de glóbulos vermelhos**: indicado nas anemias (ver indicação em anemia neonatal).
- Volume: 10 mL/kg a 20 mL/kg.
- Nos casos graves:

$$\text{Vol. de concentrado} = \frac{\text{volemia} \times (\text{Ht desejado} - \text{Ht encontrado})}{\text{HT desejado}}$$

$$\text{Volemia} = 80 \text{ mL/kg e Ht desejado} = 55\%$$

2) **Concentrado de hemáceas lavadas:**
- Diminui os antígenos plaquetários, plasmáticos, leucocitários e do sistema HLA. Remoção do anticoagulante AS e/ou do potássio em pacientes de risco para a hipercalemia.
- É indicado nas anemias por incompatibilidades sanguíneas.

3) **Hemoderivados irradiados**:
- Fetos submetidos à transfusão intrauterina, RN que receberam transfusão intraútero e prematuros com peso de nascimento < 1.200 g.
- Qualquer paciente com:
  - Imunodeficiência celular comprovada ou suspeita.
  - Imunossupressão secundária a quimioterapia e radioterapia.
  - Recepção de componentes sanguíneos de parentes.

4) **Sangue total:**
- Indicado para reposição de volume no choque, na anemia grave, em processos infecciosos graves e na exsanguinotransfusão.
- Volume: 15 mL/kg a 20 ml/kg.

5) **Plaquetas:**
- Volume: 10 mL/kg a 20 mL/kg.
- A indicação da transfusão plaquetária, em geral, é feita com base na contagem plaquetária, mas devemos levar em consideração a função plaquetária. Um modo de conseguirmos melhor indicação seria com base na massa plaquetária (contagem plaquetária × volume médio plaquetário), nos casos em que o equipamento nos forneça o volume médio plaquetário.

TABELA 43.1 – INDICAÇÕES DE TRANSFUSÃO PLAQUETÁRIA

Plaquetas ($\times 10^9$/L)	Indicação
< 25	RN sem sangramento (incluindo PAN e sem história familiar de HIC)
< 50	RN com sangramento, coagulopatia, antes de cirurgia, ou com PAN com irmão com antecedente de HIC
< 100	RN com sangramentos maiores ou necessidade de grandes cirurgias (neuro)

Fonte: Chan, Anthony KC. Management of Thrombosis in the newborn. UpToDate.2020. Disponível em: <http:\\www.uptodate.com/online>. Acesso em: 03/05/2020.

TABELA 43.2 – INDICAÇÕES DE TRANSFUSÃO PLAQUETÁRIA

Massa plaquetária*	Condição clínica do paciente
< 800	ECMO ou pré-operatório imediato
< 400	Instável
< 160	Estável

* Volume médio plaquetario × contagem de plaquetas
Fonte: Chan, Anthony KC. Management of Thrombosis in the newborn. UpToDate.2020. Disponível em: <http:\\www.uptodate.com/online>. Acesso em: 03/05/2020.

6) **Plasma fresco congelado**:
- Contém todos os fatores de coagulação, fibronectina, gamaglobulina, albumina e outras proteínas plasmáticas.
- 1 mL de PFC tem 1 U de fator IX → 1 mL/kg aumenta em 1% fator IX ativado.
- Volume: 15 mL/kg.

- Podemos calcular o volume de PFC para deficiência de fator IX pela seguinte fórmula:

Vol PFC = (fator IXa desejado − fator IXa inicial) × kg

- Indicações:
  - Suporte no manejo da CIVD.
  - Sangramento secundário às deficiências de fatores K dependentes.
  - Quando um fator específico não está viável, incluindo antitrombina e deficiência de proteína C ou S, mas não se limitando a elas.
  - Não é indicado para expansão de volume ou para melhorar o estado geral do paciente.

7) Crioprecipitado:
- Maior quantidade de fator VIII, XIII e fibrinogênio, fator de Von Willebrand e fibronectina.
- 1 U de crioprecipitado = 100 U de fator VIII e 200 mg de fibrinogênio.
- Volume: 10 mL/kg.
- Indicações:
  - Hipofibrinogenemia ou disfibrinogenemia em sangramento ativo.
  - Hipofibrinogenemia ou disfibrinogenemia em pacientes submetidos a procedimentos invasivos.
  - Deficiência de fator XIII com sangramento ativo ou submetido a procedimento invasivo, na ausência do próprio fator.
  - Deficiência grave do fator VIII.

8) Albumina:
- Dose: Albumina humana 20%, 1 g/kg/dia, EV.
- Hipotensão aguda em pacientes nas seguintes condições:
- Falência hepática aguda ou crônica.
- Após paracentese nas ascites.
- RN com sepse e/ou SDR.
- Para manutenção do volume sanguíneo em algumas situações:
- Tratamento da policitemia por meio de flebotomias.
- Procedimentos de troca plasmática.
- Para induzir a diurese em combinação com diuréticos em pacientes em anasarca:
- Enteropatia ou nefropatia perdedora de proteína.
- Falência hepática aguda.
- Comprometimento cardiovascular secundário a hipovolemia associada a:
- Cirurgia com circulação extracorpórea.
- Choque/pré-choque.
- Taquicardia significante.

9) Imunoglobulina:
- Dose: 500 mg a 1 g/kg/dia, EV.
- *Status* de deficiência imune humoral:
- Primária, exceto pacientes com deficiência seletiva de IgA.
- Secundária, incluindo HIV e transplantados.
- Desordens hematológicas: PTI, Síndrome de Evans, doença hemolítica autoimune.
- Trombocitopenia aloimune neonatal.
- Trombocitopenia secundária à doença autoimune materna (PTI, LES).

REFERÊNCIAS BIBLIOGRÁFICAS
PARTE 6 – DOENÇAS
HEMATOLÓGICAS NO NEONATO

1. Bizzarro MJ, Colson E, Ehrenkranz RA. Differential diagnosis and management of anemia in the newborn. Pediatr Clin North Am. 2004; 51(4): 1087-107.

2. Chan AKC. Management of Thrombosis in the newborn. UpToDate. 2020. Disponível em: <http:\\www.uptodate.com/online>. Acesso em: 3 maio 2020.

3. Christensen RD, Carrol PD, Josephson CD. Evidence-based advances in transfusion practice in neonatal intensive care units. Neonatology. 2014; 106(3): 245-53.

4. Curley A, Stanworth SJ, et al. Randomized Trial of Platelet-Transfusion Thresholds in Neonates. N Engl J Med. 2019; 380: 242-51.

5. Dempsey EM, Barrington, K. Short and long term outcomes following partial exchange transfusion in the polycythaemic newborn: a systematic review – Arch Dis Child Fetal Neonatal. 2006; 91: 2-6.

6. Fanaroff AA, Martin RJ. Neonatal – Perinatal Medicine. Deseases of fetus and infants. 5 ed. Sl. Louiu, Mosby: Yearbook, 1992.

7. Fanaroff J, Fanaroff A. Klaus and Fanaroff's Care of the High-Risk Neonate. 6 ed. Editora Elsevier, 2015.

8. Garcia-Prats JA et al. Neonatal polycythemia. UpToDate. 2015.

9. Jain R, Jose B, Coshic P, Agarwal R, Deorari AK. Blood and blood component therapy in neonates. All India Institute of Medical Sciences. New Delhi: NICU protocols, 2008. Disponível em: www.newbornwhocc.org

10. Kim JH. Neonatal necrotizing enterocolitis: Pathology and pathogenesis. Up to date. 2018. Disponível em: http://www.uptodate.com/online. Acesso em: 7 jan. 2019.

11. Murray NA, Roberts IAG. Neonatal transfusion practice. Arch Dis Child Fetal Neonatal. 2004; 89: 101-7.

12. Ohls R. Red blood cell transfusion in the newborn. UpToDate. 2015. Disponível em: <http:\\www.uptodate.com/online>. Acesso em: 11 nov. 2015.

13. Pal S, Curley A, Stanworth SJ. Interpretation of clotting tests in the neonate. Arch Dis Child Fetal Neonatal. 2015; 100: F270-F274.

14. Roberts I, Murray NA. Neonatal Trombocytopenia. Seminars in fetal & neonatal medicine. 2008; 13: 256-64.

15. Sankar MJ, Agarwal R, Deorari A, Paul VK. Management of Polycythemia in Neonates. Indian J Pediatr. 2010; 77: 1117-21.

16. Worthington-White DA, Behnke M, Gross S. Premature infants require additional folate and vitamin B-12 to reduce the severity of anemia of prematurity. Am J Clin Nutr. 1994; 60: 930-5.

Seção 2

O RECÉM-NASCIDO E CONDIÇÕES ESPECIAIS
Parte 7 – Miscelânea

44

Icterícia Neonatal

- Clery Bernardi Gallacci
- Francisco Paulo Martins Rodrigues
- Maria Eduarda da Rocha Santos Santana Neiva

A icterícia neonatal acomete cerca de 60%-80% dos recém-nascidos, mas somente alguns atingirão níveis elevados de bilirrubina indireta e necessitarão de fototerapia. O tema será desenvolvido considerando-se a icterícia decorrente do aumento de bilirrubina indireta.

Os recém-nascidos têm níveis mais altos de bilirrubina total sérica (BTS) devido a uma combinação de três fatores: aumento da produção de bilirrubina devido à degradação pós-natal do heme; diminuição da captação e da conjugação de bilirrubina devido à imaturidade hepática do desenvolvimento e aumento da reabsorção intestinal da bilirrubina. Icterícia pode se apresentar de maneira precoce, com aparecimento antes de 24 horas de vida, devendo-se considerá-la patológica e intervir de maneira imediata.

Icterícia fisiológica: aparecimento após 24 horas de vida, com predomínio de bilirrubina indireta. No RNT, o pico ocorre entre 3 e 5 dias de vida e o declínio, em torno de 7 dias. No RNPT, o pico ocorre entre 5-7 dias e o declínio, geralmente, em torno de 10 dias, podendo se prolongar até o 28º dia, principalmente nos que recebem aleitamento materno exclusivo.

CAUSAS MAIS FREQUENTES

ICTERÍCIA CAUSADA POR BAIXA INGESTA NA AMAMENTAÇÃO

Ocorre nas primeiras semanas de vida, em recém-nascidos amamentados. Fatores maternos, como falta de técnica adequada, ingurgitamento, mamilos fissurados e fadiga, podem prejudicar a amamentação. A ingestão enteral inadequada pode produzir um estado de relativa inanição e o retardo da eliminação de mecônio. A estase do conteúdo intestinal pode provocar o aumento da recaptação êntero-hepática da bilirrubina e o aumento da carga de bilirrubina apresentada ao fígado, levando a hiperbilirrubinemia não conjugada. A prevenção da icterícia por baixa ingestão do leite materno inclui incentivo à amamentação frequente e aconselhamento sobre lactação.

ICTERÍCIA DO LEITE MATERNO

A icterícia tardia do leite materno ocorre depois dos primeiros 3 a 5 dias de vida e pode durar várias semanas. Normalmente, o nível de bilirrubina total (BT) sobe de forma constante, chegando ao pico de 5-10 mg/dL com cerca de 2 semanas de idade, com declínio gradual ao longo dos primeiros meses de vida. Uma breve interrupção da amamentação pode ser útil no diagnóstico.

DEFICIÊNCIA G6PD

A deficiência de G6PD é uma enzimopatia ligada ao X, uma condição que tem sido responsável por causar hiperbilirrubinemia. Pode apresentar-se ao nascimento (vitamina K) ou após a alta, devido à exposição a um estresse oxidativo, como o naftaleno (encontrado nas bolas de naftalina), à infecção ou, na maioria das vezes, a um gatilho indeterminado, que pode produzir um evento hemolítico agudo e um aumento do bilirrubina sérica total.

ICTERÍCIA POR DOENÇA RH

O Rh é um grupo altamente antigênico de proteínas capazes de causar isoimunização grave com alto risco de hidropisia e óbito fetal. O processo de imunização pode se desencadear se uma mulher RH-negativa for exposta a um antígeno D. Isso ocorre por uma transfusão transplacentária feto-materna, anteparto ou intraparto, de eritrócitos fetais contendo um antígeno D ou por transfusão de eritrócitos Rh positivos durante aborto, transfusão sanguínea ou procedimento (ex.: amniocentese). Após a exposição ao antígeno D, o sistema imune da mãe responde formando anticorpos imunoglobulinas G anti-D (IgG). A interação antígeno-anticorpo provoca hemólise e anemia. A icterícia pode se manifestar após o parto.

INCOMPATIBILIDADE ABO

É a causa mais proeminente de doença hemolítica imune no recém-nascido. É mais brando que o da doença Rh. Incompatibilidade ABO (coombs direto positivo) refere-se à situação na qual uma criança do grupo sanguíneo A ou B nasce de uma mãe com Grupo O, o que ocorre em cerca de 12% das gestações. Mulheres do grupo sanguíneo O têm alto título de anticorpos anti-A ou anti-B de ocorrência natural. Indivíduos dos grupos sanguíneos A ou B têm anticorpos anti-B ou anti-A, que são moléculas IgM com capacidade limitada de cruzar a placenta. Por outro lado, os anticorpos do grupo sanguíneo O são moléculas IgG menores e atravessam a placenta. A fixação dos eritrócitos fetais pode se seguir, desde que essas células tenham antígeno A ou B. O processo imune pode começar no útero e os

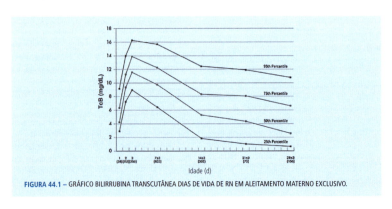

FIGURA 44.1 – GRÁFICO BILIRRUBINA TRANSCUTÂNEA DIAS DE VIDA DE RN EM ALEITAMENTO MATERNO EXCLUSIVO.

recém-nascidos podem ter anemia moderada. No entanto, nem todos os recém-nascidos com coombs direto positivo desenvolvem hiperbilirrubinemia grave.

EXAME FÍSICO

Zoneamento dérmico de icterícia, segundo Kramer.

TABELA 44.1 – CORRELAÇÃO DE NÍVEIS DE BILIRRUBINA SÉRICA DE ACORDO COM AS ZONAS DE KRAMER

Zonas de Kramer	Níveis de BT (mg/dL)
1. Cabeça e pescoço	5,9 a 7
2. Tronco até umbigo	8,9 a 12,2
3. Hipogástrio até coxas	11,8 a 16,5
4. Joelhos, cotovelos até punhos e tornozelos	15 a 18,3
5. Mãos e pés	>15

AVALIAÇÃO LABORATORIAL

A triagem da icterícia neonatal deve ser realizada em todo RN ictérico zona 2/3, pela dosagem de bilirrubina sérica ou transcutânea, devido ao fato de a visualização clínica ser errática.

O método da dosagem transcutânea de bilirrubina (TcB) pode nos dizer se precisamos medir o nível sérico total de bilirrubina, além de reduzir substancialmente o número de medidas séricas e de ajudar a estimar o risco de hiperbilirrubinemia subsequente. A TcB apresenta elevado coeficiente de correlação com a bilirrubina total sérica até 13 mg/dL a 15 mg/

QUADRO 44.1 – FATORES DE RISCO PARA O DESENVOLVIMENTO DE ICTERÍCIA ACENTUADA

Início com menos de 24 horas de vida
Doença hemolítica por Rh, ABO ou antígenos irregulares
Prematuridade (independente do peso)
Baixa ingesta
Histórico familiar
Descendência asiática
Presença de coleções sanguíneas (céfalo-hematoma ou equimoses)
Deficiência de G6PD/Crigler-Najjar/Gilbert/ hipotireoidismo
Asfixia
Hipoalbuminemia
Sepse
Acidose

dL em RN pré-termo tardio e a termo e com sua avaliação pelo sensor, realizada, preferencialmente, no esterno. Ressalta-se que valores de BTc ≥ 13 mg/dL devem ser confirmados pela mensuração sérica de bilirrubinas.

TRATAMENTO

A terapia indicada para controlar a hiperbilirrubinemia indireta é a fototerapia, cujo mecanismo de ação compreende a fotoisomerização configuracional e estrutural da molécula de bilirrubina, com formação de fotoisômeros excretados por via biliar e por via urinária, sem a necessidade de conjugação hepática.

INDICAÇÃO DE FOTOTERAPIA

Para os RN maiores que 35 semanas e sem fatores de risco para desenvolvimento de hiperbilirrubinemia acentuada, recomendamos fototerapia se os níveis de BT estiverem no percentil > 95. Para aqueles com fatores de risco, indicamos fototerapia se BT no percentil > 75.

O RECÉM-NASCIDO E CONDIÇÕES ESPECIAIS | SEÇÃO 2

TABELA 44.2 – NORMOGRAMA PREDITIVO DE NÍVEIS DE BILIRRUBINA TOTAL EM PERCENTIS DE ACORDO COM TEMPO DE VIDA PARA RN > 35 SEM

Idade (h)	40º percentil (mg/dL)	75º percentil (mg/dL)	95º percentil (mg/dL)	Idade (h)	40º percentil (mg/dL)	75º percentil (mg/dL)	95º percentil (mg/dL)	Idade (h)	40º percentil (mg/dL)	75º percentil (mg/dL)	95º percentil (mg/dL)
18	4.5	5.6	6.9	69	10.8	13.2	15.7	120	13.2	15.8	17.6
19	4.6	5.7	7.2	70	10.9	13.3	15.8	121	13.2	15.8	17.6
20	4.7	5.8	7.4	71	11.1	13.3	15.9	122	13.2	15.8	17.6
21	4.8	6.0	7.5	72	11.2	13.4	15.9	123	13.2	15.7	17.6
22	4.9	6.1	7.6	73	11.2	13.5	16.0	124	13.2	15.7	17.5
23	4.9	6.3	7.7	74	11.3	13.6	16.1	125	13.2	15.7	17.5
24	5.0	6.4	7.8	75	11.3	13.7	16.1	126	13.2	15.7	17.5
25	5.2	6.6	8.1	76	11.3	13.8	16.2	127	13.2	15.7	17.5
26	5.3	6.7	8.4	77	11.4	13.9	16.3	128	13.2	15.6	17.5
27	5.5	6.9	8.6	78	11.4	14.0	16.3	129	13.2	15.6	17.5
28	5.6	7.0	8.9	79	11.4	14.1	16.4	130	13.2	15.6	17.5
29	5.8	7.2	9.2	80	11.5	14.2	16.5	131	13.2	15.6	17.4
30	6.0	7.5	9.4	81	11.5	14.3	16.5	132	13.2	15.6	17.4
31	6.1	7.7	9.7	82	11.5	14.4	16.6	133	13.2	15.5	17.4
32	6.3	8.0	10.0	83	11.6	14.5	16.6	134	13.2	15.5	17.4
33	6.5	8.2	10.3	84	11.6	14.6	16.7	135	13.2	15.5	17.4
34	6.7	8.5	10.5	85	11.7	14.7	16.8	136	13.2	15.5	17.4
35	6.9	8.7	10.8	86	11.7	14.7	16.8	137	13.2	15.5	17.4
36	7.0	8.9	11.1	87	11.8	14.8	16.9	138	13.2	15.4	17.4
37	7.2	9.2	11.4	88	11.9	14.8	16.9	139	13.2	15.4	17.3
38	7.4	9.4	11.6	89	11.9	14.9	17.0	140	13.2	15.4	17.3
39	7.6	9.7	11.9	90	12.0	14.9	17.1	141	13.2	15.4	17.3
40	7.8	9.9	12.2	91	12.1	15.0	17.1	142	13.2	15.3	17.3
41	7.9	10.0	12.3	92	12.1	15.0	17.2	143	13.2	15.3	17.3
42	7.9	10.1	12.3	93	12.2	15.1	17.2	144	13.2	15.3	17.3
43	8.0	10.1	12.4	94	12.3	15.1	17.3	145	13.2	15.3	17.3
44	8.1	10.2	12.5	95	12.3	15.2	17.3	146	13.2	15.3	17.3
45	8.2	10.4	12.7	96	12.4	15.2	17.4	147	13.2	15.3	17.4

Continua...

GUIA DE BOLSO DE NEONATOLOGIA | CAPÍTULO 44

TABELA 44.2 – NORMOGRAMA PREDITIVO DE NÍVEIS DE BILIRRUBINA TOTAL EM PERCENTIS DE ACORDO COM TEMPO DE VIDA PARA RN > 35 SEM – CONTINUAÇÃO

Idade (h)	40º percentil (mg/dL)	75º percentil (mg/dL)	95º percentil (mg/dL)	Idade (h)	40º percentil (mg/dL)	75º percentil (mg/dL)	95º percentil (mg/dL)	Idade (h)	40º percentil (mg/dL)	75º percentil (mg/dL)	95º percentil (mg/dL)
46	8.4	10.5	12.8	97	12.4	15.2	17.4	148	13.2	15.3	17.4
47	8.5	10.7	13.0	98	12.5	15.3	17.4	149	13.3	15.3	17.5
48	8.6	10.8	13.2	99	12.5	15.3	17.4	150	13.3	15.3	17.5
49	8.7	11.0	13.3	100	12.5	15.3	17.4	151	13.3	15.3	17.5
50	8.8	11.1	13.5	101	12.6	15.3	17.4	152	13.3	15.3	17.6
51	8.9	11.3	13.7	102	12.6	15.4	17.5	153	13.3	15.3	17.6
52	8.9	11.4	13.8	103	12.7	15.4	17.5	154	13.3	15.3	17.6
53	9.0	11.6	14.0	104	12.7	15.4	17.5	155	13.3	15.4	17.7
54	9.1	11.7	14.2	105	12.7	15.4	17.5	156	13.3	15.4	17.7
55	9.2	11.9	14.3	106	12.8	15.5	17.5	157	13.3	15.4	17.7
56	9.3	12.0	14.5	107	12.8	15.5	17.5	158	13.3	15.4	17.8
57	9.4	12.2	14.7	108	12.8	15.5	17.5	159	13.4	15.4	17.8
58	9.4	12.3	14.8	109	12.9	15.5	17.5	160	13.4	15.4	17.9
59	9.5	12.5	15.0	110	12.9	15.6	17.5	161	13.4	15.4	17.9
60	9.6	12.6	15.2	111	12.9	15.6	17.5	162	13.4	15.4	17.9
61	9.7	12.7	15.2	112	13.0	15.6	17.5	163	13.4	15.4	18.0
62	9.9	12.7	15.3	113	13.0	15.6	17.5	164	13.4	15.4	18.0
63	10.0	12.8	15.4	114	13.0	15.7	17.6	165	13.4	15.4	18.0
64	10.1	12.9	15.4	115	13.1	15.7	17.6	166	13.4	15.4	18.1
65	10.3	12.9	15.5	116	13.1	15.7	17.6	167	13.4	15.4	18.1
66	10.4	13.0	15.5	117	13.1	15.7	17.6	168	13.4	15.4	18.2
67	10.5	13.1	15.6	118	13.2	15.8	17.6				
68	10.7	13.1	15.7	119	13.2	15.8	17.6				

Fonte: Bhutani VK, Johnson L. Journal of Perinatology, 2001.

SEÇÃO 2 | O RECÉM-NASCIDO E CONDIÇÕES ESPECIAIS

TABELA 44.3 – NÍVEIS DE FOTOTERAPIA E EXSANGUINEOTRANSFUSÃO PARA RN < 35 S DE IDADE GESTACIONAL

IG corrigida	Início fototerapia	Exsanguineo-transfusão
< 28 s	5-6	11-14
28-29 6/7	6-8	12-14
30-31 6/7	8-10	13-16
32-33 6/7	10-12	15-18
34-34 6/7	12-14	17-19

Fonte: De Maisels MJ,Watchko JF,Buthani VK. An approach to the management of hyperbilirrubinemia in the preterm infant less than 35 weeks of gestation. J Perinatol. 2012.

FOTOTERAPIA

A eficácia da fototerapia depende principal-mente dos seguintes fatores:
- Comprimento de onda da luz.
- Irradiância.
- Superfície corpórea exposta à luz. Considera-se irradiância acima de 8-10 mW/cm^2/nm para tratamento e acima de 30 mW/cm^2/nm como de alta irradiância. Quanto maior a superfície corpórea exposta à luz, maior é a eficácia da fototerapia.

A irradiância da fototerapia deve ser prescrita e determinada antes do uso e diariamente com radiômetro. Quando o RN encontra-se em berço com fonte de luz, considera-se um retângulo de 30 cm × 60 cm e mede-se a irradiância nas quatro pontas e ao centro, sendo então calculada a média dos cinco pontos. Equipamentos e/ou lâmpadas que fornecem irradiância < 8 W/cm^2/nm na média dos cinco pontos não devem ser utilizados. O uso de fototerapia é contraindicado em recém-nascido com porfiria congênita, história familiar de porfiria ou com medicamentos fotossensibilizantes.

COMO MAXIMIZAR A FOTOTERAPIA

- Diminuir a distância entre RN e fototerapia (distância mínima de 20 cm).
- Dispor de material refletor ao redor da incubadora/berço.
- Fototerapia dupla para aumentar a radiância.
- Medir irradiância com radiômetro duas vezes ao dia.

OS SEGUINTES CUIDADOS DEVEM SER TOMADOS DURANTE O USO DE FOTOTERAPIA

- Verificação da temperatura corporal, para detectar hipotermia ou hipertermia, e do peso diariamente.
- Proteção ocular.

EXSANGUINEOTRANSFUSÃO

A exsanguineotransfusão pode ser indicada para o tratamento da hiperbilirrubinemia indireta grave que não responde à fototerapia. Visa remover de maneira rápida a bilirrubina indireta, assim como diminuir a intensidade da reação antígeno-anticorpo nos casos de hemólise.

CUIDADOS COM O PROCEDIMENTO

- Volume de sangue: 2 volemias × peso (1 volemia = 80 mL).
- Exemplo: RN com 3 kg (160 × 3) = 480 mL. As trocas de sangue devem ser realizadas em alíquotas de 10 mL.

Manter RN monitorizado e aferir PAM antes, durante e após procedimento.

Ao início do procedimento, coletar sódio, potássio, cálcio ionizável, hemoglobina, hematócrito e bilirrubina total. Ao término, os mesmos exames deverão ser feitos com a última alíquota de sangue a ser retirada.

Lembrar a possibilidade de hipocalcemia durante o procedimento, sendo, às vezes, necessária sua correção.

GAMAGLOBULINA INTRAVENOSA

Tem sido indicada gamaglobulina intravenosa como uma modalidade terapêutica para recém-nascidos com doença hemolítica autoimune (ABO e RH). Seu mecanismo de ação permanece incerto, mas estudos demonstram que ela age por meio da inibição da hemólise pelo bloqueio dos receptores Fc dos macrófagos, reduzindo a hemólise dos glóbulos vermelhos revestidos por anticorpos. Alguns estudos têm demonstrado associação entre o uso da Gamaglobulina e a diminuição da necessidade de exsanguineotransfusões na doença hemolítica Rh e ABO, mas sua eficácia é mais valiosa na ABO. Na prática, seu uso é considerado com base nos benefícios e nos riscos relativos dos dois procedimentos. A administração intravenosa de γ-globulina (0,5-1 g/kg) pode ser repetida após 12h e é recomendada se o nível sérico de bilirrubina total está em ascensão, apesar da fototerapia intensiva, ou próximo ao nível de exsanguineotransfusão (Figura 44.2).

ISOIMUNIZAÇÃO RH (ANTÍGENO D) OU ANTÍGENO IRREGULAR

- Indicações precoces de exsanguineotransfusão:
- RN hidrópico ou com anemia grave, após correção da anemia e estabilização clínica.
- BT (sangue do cordão) > 4 mg/dL.
- Hb (sangue do cordão) < 12 mg/dL.
- Velocidade de hemólise > 0,5 mg/dL/h (níveis de bilirrubina) nas primeiras 24 horas de vida.

KERNICTERUS

Alguns recém-nascidos com níveis elevados de BT podem desenvolver a encefalopatia bilirrubínica (EBA), que, se não tratada adequadamente, evolui para *Kernicterus*, quando há lesão irreversível das células nervosas. A EBA é caracterizada por letargia, sucção débil, hipotonia e choro de timbre agudo, podendo evoluir para hiperextensão dos músculos

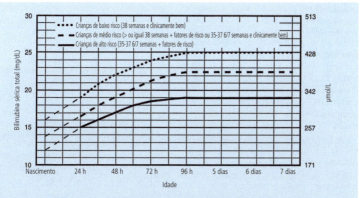

FIGURA 44.2 – NÍVEIS DE INDICAÇÃO DE EXSANGUINEOTRANSFUSÃO PARA RN > 35 SEMANAS E PESO > 2.000 G, SEGUNDO A IDADE PÓS-NATAL, DE ACORDO COM A ACADEMIA AMERICANA DE PEDIATRIA – PEDIATRICS 2004.

extensores e arqueamento do dorso. No início, a toxicidade da bilirrubina pode ser transitória e reversível.

Se EBA não for reconhecida ou tratada, ela pode evoluir para o comprometimento neurológico permanente.

A hiperbilirrubinemia grave pode desencadear disfunção do nervo auditivo, sendo indicada a realização de audiometria de tronco cerebral (BERA) nesses casos.

TABELA 44.4 – QUADRO CLÍNICO DE ACORDO COM AS FASES DE DESENVOLVIMENTO DE ENCEFALOPATIA BILIRRUBÍNICA

Fase inicial	Progressão (após 3 a 4 dias)	Sequelas
• Hipotonia • Debilidade de sucção • Recusa alimentar • Convulsões	• Hipertonia • Opistótono • Hipertermia • Choro com tonalidade aguda • Nesta fase, 70% pode evoluir para óbito, devido à parada respiratória	• Paralisia cerebral espástica • Movimentos atetoides • Distúrbios de deglutição e fonação • Surdez • Deficiência mental leve a moderada

O acompanhamento ambulatorial específico deve ser realizado até a idade pré-escolar, pois alguns pacientes podem apresentar atraso cognitivo e de aprendizado.

REFERÊNCIAS BIBLIOGRÁFICAS

1. Bhutani VK, Johnson L, Sivieri EM. Predictive Ability of a predischarge hour-specific serum bilirubin for subsequent significant hyperbilirubinemia in healthy term and nearterm newborns. Pediatrics. 1999; 103: 6-14.

2. Bhutani VK, Johnson L. Jaundice Technologies: Prediction of Hyperbilirubinemia in ter and near-term New Borns. Journal of Perinatology. 2001; 21: 76-82.

3. Bhutani VK, Johnson LH, Shaprio SM. Kernicterus in sick and preterm infants (1999-2002): a need for an effective preventive approach. Semin Perinatol. 2004; 28(5): 3129-5 [Review].

4. Bhutani VK, Johnson LH, Harmerman-Johnson L. Universal bilirubin screening for severe neonatal hyperbilirubinemia. Journal of Perinatology. 2010; 30: 6-15.

5. Bhutani VK, Wong RJ. Treatment of unconjugated hyperbilirubinemia in term and late preterm infants. UpToDate. 2016.

6. Louis D. Intravenous immunoglobulin in isoimmune haemolytic disease of newborn: an updated systematic review and meta-analylis. Arch Dis Child Fetal Neonatal Ed. 2014; 99: 325-329.

7. Mailsels MJ, Watchko JF, Butahni VK. An approach to the management of hyperbilirubinemia in the preterm infant less than 35 weeks of gestation. J Perinatol. 2012.

8. Maisels MJ et al. The Natural History of Jaundice in Predominantly Breastfed Infants. Pediatrics. 2014; 134 (2): 340-345.

9. Maisels MJ. Managing the jaundiced newborn: A persistent challenge. Cmaj. 2015; 187(5): 335-43.

10. American Academy Of Pediatrics Practice Gui12 Flaherman VJ, Maisels MJ. ABM Clinical Protocol: delines Guidelines for Management of Jaundice in the Breastfeeding Management of hyperbilirubinemia in the newInfant 35 Weeks or More of Gestation.born infant 35 weeks or more of gestation. Pediatrics. 2004; 114(1): 297-316.

11. Sociedade Brasileira de Pediatria. Fanaroff AA, Walsh MC, Martin RJ. F ff & M neonatal perinatal medicine. 10a. 2017. 1480–1530 p. Icterícia no recém-nascido com idade gestacional > 35 semanas.

12. Hansen TWR, Maisels MJ, Ebbesen F, Vreman HJ, Stevenson

13. DK, Wong RJ. Sixty years of phototherapy for neonatal jaundice – from serendipitous observation to standardized treatment and rescue for millions. J Perinatol. 2020; 40(2): 180-93.

45

Doença Metabólica Óssea

- Alexandre Netto
- Sandra Yuriko Kanashiro
- Tiago Luna Lacerda

A doença metabólica óssea (DMO) corresponde ao desenvolvimento de mineralização óssea deficiente em recém-nascidos prematuros e de muito baixo peso em decorrência de oferta mineral insuficiente, que se inicia por osteopenia da prematuridade e evolui com alterações metabólicas, quadro clínico sugestivo e alterações radiológicas.

O maior acréscimo fetal de cálcio e fósforo ocorre durante o último trimestre de gravidez. Como consequência, a criança prematura, quando não suplementada com quantidades adequadas de cálcio, fósforo e vitamina D, pode desenvolver osteopenia e/ou raquitismo.

FATORES DE RISCO

- Peso de nascimento menor do que 1.500 g.
- Prematuridade extrema.
- Utilização de nutrição parenteral por tempo prolongado.
- Uso de diuréticos.
- Icterícia colestática.
- Retardo no início da nutrição enteral.
- Baixa oferta mineral da dieta.
- Displasia broncopulmonar.
- Imobilização.
- Utilização de corticosteroides.

MANIFESTAÇÕES CLÍNICAS

Não existem manifestações características da DMO, mas podem surgir alterações sugestivas entre a 6ª e a 12ª semana de vida, como:

- Parada longitudinal do crescimento, com perímetro cefálico adequado.
- Raquitismo grave (craniotabes, aumento das articulações costocondrais – rosário raquítico –, alargamento da epífise dos ossos longos, fraturas patológicas).
- Desconforto respiratório tardio (falta de sustentação da caixa torácica).

TRIAGEM E SEGUIMENTO

A investigação laboratorial deverá ser iniciada na UTI neonatal.

MARCADORES SÉRICOS

- Fosfatase alcalina: aumenta após 2-3 semanas de vida, quando o suplemento mineral é insuficiente. Valores entre 400 UI e 800 UI podem estar presentes no recém-nascido que se encontra em crescimento rápido, mas, com valores acima de 800 UI, deve-se suspeitar de osteopenia.
- Fósforo sérico: valores abaixo de 3,5 mg/dL estão associados a osteopenia.

- Cálcio sérico: habitualmente, em valores normais.

Durante nutrição parenteral, devem ser analisados semanalmente.

Durante alimentação enteral com leite materno + suplemento ou fórmula pré-termo, devem ser analisados a cada 15 dias.

Durante alimentação ao seio materno ou com fórmula láctea de termo, analisar a cada 3 meses até 1 ano de idade gestacional corrigida.

NUTRIÇÃO PARENTERAL

Não é capaz de fornecer quantidades de Ca e P suficientes para manter taxas de acréscimo semelhantes à da vida intrauterina. Fornecer 65 mg/kg a 100 mg/kg de cálcio (4 mL/kg de gluconato de cálcio a 10%) e 50 mg/kg a 80 mg/kg de fósforo (0,5 mL/kg de fosfato ácido de potássio). A melhor relação cálcio/ fósforo para mineralização óssea é 1,7:1 (mg/mg) ou 1,3 (mmol). Devemos dar preferência ao uso do fósforo orgânico.

INVESTIGAÇÃO RADIOLÓGICA

- RX simples: deve ser realizado aos 6 meses de idade corrigida em recém-nascidos prematuros que tenham apresentado suspeita clínica com alteração de marcadores séricos. Alterações são visualizas quando há diminuição de, no mínimo, 20% a 40% da mineralização óssea.
- Alterações radiológicas (escore de KOO):
  - Grau I: rarefação óssea.
  - Grau II: rarefação óssea associada a alterações metafisárias, imagem em taça e formações ósseas subperiostais.
  - Grau III: grau II associado à presença de fraturas espontâneas.
- Ultrassom quantitativo: oferece medidas que estão relacionadas à densidade e à estrutura óssea. É um método simples, não invasivo e de custo relativamente baixo. Deve ser repetido aos 6 meses de idade corrigida, no seguimento ambulatorial.

PROFILAXIA E TRATAMENTO

A ingesta oral de cálcio e fósforo recomendada é de 100 mg/kg/dia a 160 mg/kg/dia e 60 mg/kg/dia a 75 mg/kg/dia, respectivamente. Mudanças recentes, principalmente com o surgimento de fórmulas de transição, elevaram as ofertas desses elementos. Caso a fórmula em uso não atinja as necessidades basais, a oferta deverá ser suplementada.

Para a prevenção da DMO, temos utilizado a dieta enteral com leite da própria mãe e, quando atingir um volume de 100 mL/kg, é adicionado o aditivo de leite materno. Realizar suplementação de cálcio e fósforo até a criança completar 40 semanas de idade gestacional corrigida.

Nos casos de DMO, temos aumentado a suplementação de cálcio e fósforo por meio da administração de fórmula de fosfato tricálcico 12,9% (ver Tabela 35.3), estimando-se uma suplementação diária, entre dieta e fórmula, de 140 mg/kg/dia de cálcio e 100 mg/kg/dia de fósforo.

O fosfato tricálcico deverá ser oferecido a cada 6 horas. Como o LM tem atividade da vitamina D insuficiente, preconiza-se o uso de 400 UI/dia de vitamina D. A suplementação deve ser mantida até que não haja sinais radiológicos ou bioquímicos de DMO, devendo ser usada profilaticamente até aproximadamente o peso de 1.800 g a 2.000 g, podendo, em RNPT com PN < 1.000 g, se estender até três meses ou peso de 3.500 g.

No caso de hipofosfatemia, oferecer 110 mg/kg/dia a 125 mg/kg/dia de P e 200 mg/kg/dia a 250 mg/kg/dia de Ca. Após 15 dias de reposição, repetir dosagens de Ca, P e FA. Se os valores estiverem normais, manter necessidades basais de Ca e P. Se os valores estiverem alterados, dosar 25(OH), vitamina D e PTH.

GUIA DE BOLSO DE NEONATOLOGIA | CAPÍTULO 45

TABELA 45.1 – PRINCIPAIS SOLUÇÕES E SUAS COMPOSIÇÕES

Gluconato de cálcio a 10%	9,6 mg/mL Ca elementar	0,44 mEq/mL
Cloreto de cálcio a 10%	27 mg/mL Ca elementar	1,36 mEq/mL
Fosfato ácido de potássio	96 mg/mL P elementar	2,0 mEq/mL
Fósforo orgânico	10,23 mg/mL P elementar	0,33 mMol/mL

TABELA 45.2 – COMPOSIÇÃO DE CA E P EM FÓRMULAS INFANTIS E ADITIVOS PARA LEITE MATERNO

Nutrientes (mg/100 mL)	Cálcio	Fósforo
LM	25-31	–10-15
LM + Enfamil HFM	160	88
LM + FM85	84	48
Nan 1 Confor	43	23
Nan 1 Supreme	48	25
Aptamil 1 Premium	56	28
Aptamil 1 PróFutura	69	34
Enfamil 1 Premium	63	36
Similac 1	53	28
Aptamil Pré-Transition	80	47
Enfacare Premium	89	49
Pré-Nan	122	72
Aptamil Pré	120	66
Enfamil Prematuro	167	91

TABELA 45.3 – COMPOSIÇÃO DAS SOLUÇÕES MANIPULADAS DE CA E P

Solução	Cálcio (mg/mL)	Fósforo (mg/mL)
Fosfato tricálcico 12,9%	50	25

REFERÊNCIAS BIBLIOGRÁFICAS

1. Sociedade Brasileira de Pediatria. Seguimento ambulatorial do prematuro de risco. 2012.

2. Young TE, Mangum B. Neofax: A Manual of Drugs Used in Neonatal Care. 24th. ed. Raleigh, North Carolina: Acorn Publishing, 2011.

46

Patologias Cirúrgicas no Período Neonatal

- Mauricio Magalhães
- Marcela C. M. P. Bosco
- Juliana Garcia Letra

HÉRNIA DIAFRAGMÁTICA

A hérnia diafragmática congênita (HDC) é um defeito do desenvolvimento do diafragma que permite herniação do conteúdo abdominal para o tórax, associada a hipoplasia pulmonar ipsilateral, hipertensão pulmonar e má rotação intestinal. Localiza-se, em 70% dos casos, na região posterolateral (Bochdaleck). A incidência é de 1:2.000-3.000 recém-nascidos, principalmente à esquerda (85% dos casos), sendo mais frequente no sexo feminino. Pode ser isolada ou associada a outras malformações (até 50% dos casos, em especial cardíacas, urogenitais, musculoesqueléticas, gastrointestinais e de SNC). Pode vir associada a trissomias (13, 18 e 21).

DIAGNÓSTICO

- Pré-natal: ideal; visualização de vísceras abdominais na cavidade torácica e medida da relação pulmão/cabeça (*lung/head ratio* = LHR esperado para idade × encontrado) para predição do grau de hipoplasia pulmonar; pode haver polidrâmnio e hidropsia fetal.
- Após o nascimento:
  - Clínico: assintomático evoluindo para falência respiratória nas primeiras horas de vida; abdômen escavado e ausência de murmúrio vesicular do lado da HDC, com piora do padrão respiratório na tentativa de VPP, principalmente naqueles sem diagnóstico antenatal, com desvio lateral de bulhas cardíacas, ruídos hidroaéreos no interior do tórax, taquipneia, palidez e cianose.
  - Radiológico: RX tórax, confirmatório.
  - Ecodopplercardiograma auxilia no diagnóstico e no manejo da hipertensão pulmonar.
- Diagnóstico diferencial: eventração diafragmática e malformações pulmonares císticas.

TRATAMENTO

Quando feito diagnóstico intrauterino, pode-se tentar a colocação de *plug* traqueal na tentativa de diminuir a hipoplasia pulmonar com risco de recorrência, parto prematuro e abortamento. Pode-se, também, tentar fazer a correção do defeito diafragmático.

- Jejum + sonda nasogástrica para descompressão gástrica + NPP.
- Intubação endotraqueal ao nascimento (evitar ventilação com pressão positiva e máscara) + ventilação mecânica invasiva/VAF nos casos refratários.

- Sedação, analgesia ± relaxantes musculares.
- Surfactante, se necessário.
- Passagem de cateter umbilical venoso e arterial (para exames e PAi)
- Monitorização cardíaca e oximetria pré--ductal e pós-ductal.
- Sondagem vesical.
- NOi + Milrinone e Noradrenalina.

Após compensação clínica com controle da hipertensão pulmonar, reparo cirúrgico.
A gravidade está relacionada diretamente à presença de fígado intratorácico, HDC à direita, diagnóstico intrauterino muito precoce, ausência de cúpula diafragmática, maior grau de hipoplasia pulmonar, malformações associadas e prematuridade. A mortalidade é maior do que 80%. Os sobreviventes frequentemente apresentam alterações torácicas, DRGE, falha de crescimento e atraso do DNPM.

MALFORMAÇÕES PULMONARES

É um espectro raro, mas clinicamente significativo, de alterações do desenvolvimento pulmonar. Inclui malformação adenomatoide cística (MAC, mais bem nomeada atualmente como malformação das vias aéreas pulmonares congênitas, pois apenas o tipo 3 é adenomatoso), sequestro broncopulmonar, cisto broncogênico e enfisema lobar congênito. Essas patologias estão associadas a um risco elevado de hidrópsia fetal e hipoplasia pulmonar, sendo necessário, às vezes, manejo fetal.
As mais comuns são MAC e sequestro pulmonar, caracterizadas no Quadro 46.1.

ATRESIA DE ESÔFAGO

Defeito na separação entre o esôfago e a traqueia. Existem cinco tipos, sendo mais frequente o que cursa com atresia de esôfago

QUADRO 46.1 – DIFERENÇAS ENTRE MALFORMAÇÃO ADENOMATOSA CÍSTICA E SEQUESTRO PULMONAR.

	MAC	Sequestro BP
Classificação	Tipos: 0-4; Microcística ou macrocística	Intralobar ou extralobar
Conexão com a árvore traqueobrônquica	Sim	Não
Irrigação sistêmica	Não	Sim
Desconforto respiratório no período neonatal	Sim	Não
Localização	Ambos os lobos inferiores	Lobo inferior esquerdo
Tratamento	Punção intraútero de cistos grandes; corticoterapia e cirurgia fetal para os casos microcísticos. Ressecção pós-natal terapêutica ou profilática (2/6 meses de vida)	Ressecção quando sintomático ou na presença de complicações recorrentes.
Prognóstico	Em geral, bom; intimamente relacionado ao tipo, à presença de MF associadas (frequentes), de hipoplasia pulmonar e de hidrópsia fetal; risco de malignização; regressão espontânea 15%	Bom, com risco de complicações como atelectasias, pneumonias de repetição, hemoptise e malignização; +/- MF associadas; regressão espontânea 75%

Fonte: Autoria própria.

proximal e com fístula traqueoesofágica distal. Em aproximadamente metade dos casos, existe outra MF grave associada (lembrar de VACTER(L)), a qual é responsável por complicações e óbito.

DIAGNÓSTICO

- Pré-natal: ultrassonografia revela polidrâmnio e ausência de bolha gástrica. Pode haver outras malformações.
- Ao nascimento: salivação intensa e desconforto respiratório variável, associado ou não a distensão gástrica. Não progressão da sonda gástrica. A radiografia contrastada apenas com ar pode auxiliar no diagnóstico.

TRATAMENTO

- Suporte clínico: decúbito elevado a 30°, sonda com aspiração contínua do coto proximal, dieta parenteral, intubação orotraqueal quando necessário e antibioticoterapia.
- Correção cirúrgica em momento oportuno, o mais brevemente possível: via toracotomia posterior extrapleural, com ligadura da fístula e anastomose dos cotos esofágicos quando possível, além de drenagem extrapleural; na impossibilidade de anastomose dos cotos, opta-se por esofagostomia e gastrostomia com posterior interposição do cólon ou do estômago.

ANOMALIA ANORRETAL

É um grupo de anomalias decorrentes de alterações na membrana cloacal na fase de gratulação, com incidência de 1:5.000 nascidos vivos, que pode vir isolada ou associada a outras MF.

DIAGNÓSTICO

- Clínico: ao exame, nota-se a ausência de ânus ou impressão anal evidente, sem progressão da sonda retal, com ou sem alterações glúteas e perineais (fístulas: no sexo masculino, geralmente urinária; no feminino, vestibular). Na evolução, retardo da eliminação de mecônio e distensão abdominal nos casos de abdome agudo obstrutivo. Em alguns casos, podemos encontrar somente uma anteriorização da impressão anal, com presença de fístula.
- Radiológico: invertograma; outros exames auxiliam no diagnóstico de MF associadas.

TRATAMENTO

Proctoplastia via perineal ou colostomia com posterior correção, a depender da distância coto-pele.

VACTER(L)

A associação de VACTER(L) é definida por um grupo de malformações congênitas, sendo elas: anomalias vertebrais, anomalia anorretal, cardiopatia, fístula traqueoesofágica, atresia de esôfago, anomalias renais (geniturinárias) e malformação de membros (*limbs*). Acredita-se que essa associação seja mais um defeito no campo do desenvolvimento primariamente politópico do que uma associação real. A incidência é muito variável, a depender dos critérios utilizados, e parece ser algo mais frequente no sexo masculino.

- Anomalias vertebrais: hemivértebras, vértebras "em borboleta" ou "em cunha", vértebras ausentes, fundidas ou supranumerárias, presentes em 60% a 80% dos casos. Gravidade variável, podendo cursar com escoliose. Anomalias em costelas podem vir isoladas ou associadas às anomalias vertebrais.
- Anomalia anorretal: imperfuração anal e atresia anal estão presentes em 55% a 90% dos casos. Contudo, formas leves de estenose não são consideradas critério diagnóstico. Pode vir acompanhada de anomalias geniturinárias ou não.

O RECÉM-NASCIDO E CONDIÇÕES ESPECIAIS | SEÇÃO 2

- Cardiopatia: complexidade variável, presente em 40% a 80% dos casos, excluindo-se PCA e FOP.
- Fístula traqueoesofágica: presente em 50% a 80% dos casos, associada ou não a atresia de esôfago.
- Anomalia renal: gama grande e com gravidade variável, acompanhada de alterações ureterais e geniturinárias. Presente em 50% a 80% dos pacientes.
- Malformação de membros: frequentemente definida como alterações radiais ou de polegares, pode ocorrer também em membros inferiores. Presente em 40% a 50% dos casos.

DIAGNÓSTICO

- Polidrâmnio, ausência de bolha gástrica, distensão de cólon, malformações vertebrais e de membros, cardiopatias, anomalias renais e, especialmente, presença de artéria umbilical única, que pode ser a pista inicial para VACTER(L).

- Confirmação das malformações suspeitas no pré-natal e busca ativa de malformações associadas no período pós-natal (RX ou RNM da coluna, ECO, USG rins e vias urinárias, RX tórax, abdômen e membros), sendo necessário detectar, pelo menos, três de seus componentes definidores e não haver outro diagnóstico possível.
- Presença de outras malformações não típicas deve levar à suspeita de outro diagnóstico (USG transfontanela, avaliação oftalmológica e auditiva, hemograma, calcemia, entre outros).

TRATAMENTO

Direcionado às malformações presentes, preferencialmente com equipe multidisciplinar (incluindo um geneticista para aconselhamento).

DEFEITOS DA PAREDE ABDOMINAL

Diagnóstico pré-natal: aumento da alfa-feto-proteína + exame ultrassonográfico evidenciando o defeito abdominal.

	Gastrosquise	Onfalocele
Incidência		1:3.000-10.000 nascimentos
Localização	paramediana (geralmente à direita do coto umbilical)	mediana, no coto umbilical (por persistência da hérnia fisiológica fetal)
Revestimento	ausente	presente (íntegra ou rota)
Conteúdo	geralmente, vísceras ocas	vísceras ocas e sólidas
Associação com outras MF	infrequente	frequente (50% dos casos); buscar outros defeitos de linha média; pode estar associada a síndromes genéticas
Cuidados em sala de parto	envolver vísceras em compressas úmidas e estéreis ou cobertura plástica estéril	idem à gastrosquise, especialmente se membrana rota
Cuidados gerais	jejum + sondagem de alívio, NPP, antibioticoterapia empírica	idem à gastrosquise
Cuidados específicos	correção cirúrgica de urgência (com ou sem silo, a depender da possibilidade de fechamento primário)	idem à gastrosquise, se membrana rota; correção cirúrgica precoce, se membrana íntegra
Complicações	risco de síndrome compartimental abdominal, dificuldade ventilatória secundária à restrição torácica após correção, deiscência, síndrome do intestino curto, sepse tardia, colestase	idem à gastrosquise

Fonte: Autoria própria.

MIELOMENINGOCELE

É o disrafismo aberto mais frequente e grave compatível com a vida. Acomete 1:1.000 nascidos vivos. Esse defeito de fechamento do tubo neural ocorre ao redor do 20º dia de gestação e está relacionado ao metabolismo do ácido fólico. A suplementação do ácido fólico desde dois meses antes da concepção pode reduzir a doença em até 70%.

ASSOCIAÇÃO

1. Hidrocefalia (associação mais grave e muitas vezes com necessidade de DVP).
2. Hidronefrose (em decorrência da bexiga neurogênica).
3. Deformidades esqueléticas e luxação de quadril.

ABORDAGEM

1. O reparo pré-natal da mielomeningocele reduz a necessidade de derivação e melhora os desfechos motores aos 30 meses, mas está associado ao aumento dos riscos materno-fetais. Critérios para realização: 19 a 27 semanas e 6/7, idade materna ≥ 18 anos, disrafismo espinhal com nível superior entre T1 e S1, associado à herniação do tronco cerebral, e cariótipo fetal normal.
2. Pós-nascimento (o manejo neonatal):
   • Membrana íntegra: o defeito deve ser envolto por curativo umedecido com solução salina a fim de evitar desidratação dos tecidos e contaminação. Se há programação cirúrgica para as próximas 24h a 72h, não há necessidade de antibioticoterapia. Para intervalos maiores, preconiza-se vancomicina + cefuroxima como antibiótico profilático.
   • Membrana rota: deve-se instituir antibioticoterapia com cefuroxima +/- vancomicina, com cirurgia preferencialmente em menos de 24h. Os antibióticos para profilaxia de sítio cirúrgico devem ser suspensos em até 48h após a cirurgia.

PROGNÓSTICO

1. Muitos fatores devem ser considerados ao se formular um prognóstico neurológico. Em geral, quanto mais baixo o nível da lesão, melhor o prognóstico. Entretanto, a presença e o grau de hidrocefalia por ocasião do nascimento, além da necessidade de derivação, bem como a ocorrência de qualquer complicação (ex.: infecção), afetam significativamente a evolução. Qualquer malformação do SNC associada, incluindo agenesia do corpo caloso, também contribui para morbidade.
2. A malformação de Arnold-Chiari tipo II (ACTII) frequentemente é encontrada associada à mielomeningocele. A ACTII consiste em verme cerebelar de localização baixa e medula ventral que frequentemente sofre protrusão pelo forame oval. A obstrução do fluxo do LCR leva a hidrocefalia. A estenose do aqueduto pode ser encontrada na malformação ACTII ou isoladamente, novamente levando à obstrução do fluxo de LCR. A agenesia do corpo caloso também pode estar associada à mielomeningocele.

REFERÊNCIAS BIBLIOGRÁFICAS

1. Fanaroff and Martin's Neonatal-Perinatal Medicine.10th. ed. Chicago: Elsevier, 2015.
2. Grainger & Allison's Diagnostic Radiology. 6th. ed. New York: Elsevier, 2014.
3. Mastroti RA, De Chiara NV, editors. Clínica cirúrgica e urológica em Pediatria. São Paulo: Robe, 1992.
4. Maksoud JG. Cirurgia pediátrica. Rio de Janeiro: Revinter, 1998.
5. Katharine D, Wenstrom MD. Fetal Surgery for Congenital Diaphragmatic Hernia. N Engl J Med. 2003; 349: 1887-1888.
6. Keijzer R, Puri P. Congenital Diaphragmatic Hernia. Semin Pediatr Surg. 2010; 19(3): 180-5.
7. Tannuri U. Doenças cirúrgicas da criança e adolescente. BARUERI: MANOLE, 2010.
8. Solomon BD. VACTERL/VACTER Association. Orphanet Journal of Rare Diseases. 2011.

47

Doença do Refluxo Gastroesofágico no Período Neonatal

- Mauricio Magalhães
- Rafaela Fabri Rodrigues Pietrobom

O refluxo gastroesofágico (RGE) é o movimento retrógrado e involuntário do conteúdo gástrico para o esôfago ou para as estruturas supraesofágicas. O refluxo é usualmente um processo fisiológico, mas, quando está associado a sintomas clínicos ou complicações, ocorre a denominada doença do refluxo gastroesofágico (DRGE).

Até 60% dos lactentes são afetados por RGE. O número e o volume das regurgitações aumentam até o quarto mês de idade, reduzindo-se posteriormente, até resolução dentro do primeiro ano de vida, na maioria dos casos.

As características fisiológicas do período neonatal que contribuem para o RGE incluem: dismotilidade esofágica, dismotilidade gástrica e volume de ingesta proporcionalmente maior em mL/kg.

FATORES DE RISCO

- Volume de leite e intervalo entre dietas.
- Posição supina.
- Pressão contínua nas vias aéreas.
- SOG ou SNG.
- Fórmulas lácteas.
- Aditivos de leite humano.
- Metilxantinas.
- Prematuridade.

- Exposição passiva ao fumo.
- Doenças neurológicas ou respiratórias crônicas.

MANIFESTAÇÕES CLÍNICAS

A DRGE manifesta-se especialmente pela presença de regurgitações frequentes, acompanhada, por vezes, de vômitos propulsivos, recusa alimentar, agravamento de quadros respiratórios, estridor, apneia, baixo ganho ponderal, irritabilidade, choro constante, alterações do sono, arqueamento do tronco e rotação lateral da cabeça.

DIAGNÓSTICO

A suspeita de DRGE deve ser clínica, a partir dos sintomas relatados.

A investigação com exames complementares será necessária em lactentes que apresentem sinais de complicações, decididos de forma individualizada, de acordo com a gravidade e a repercussão dos sinais e dos sintomas, e solicitados pelo gastroenterologista pediátrico.

- Radiografia EED: exclui anormalidades anatômicas do trato digestório e pode ser útil na avaliação do esvaziamento gástrico.

- Cintilografia gastroesofágica: avaliação de esvaziamento gástrico, de ocorrência de refluxo não ácido e de microaspiração pulmonar.
- USG esofagogástrica: importante no diagnóstico diferencial com estenose hipertrófica de piloro e má-rotação intestinal.
- pHmetria esofágica: quantifica a frequência dos episódios de refluxo ácido e sua duração. O índice de refluxo (IR) é considerado o parâmetro mais importante, pois fornece quantificação da exposição ácida cumulativa. Considera-se sugestivo de DRGE: $pH < 4$ e $IR > 10\%$ no primeiro ano de vida.
- Impedância intraluminal esofágica associada à pHmetria: detecta os episódios de refluxo ácido e os de refluxo não ácido, identifica refluxos líquido e gasoso e estima a extensão nas regiões proximal, média e distal.
- Endoscopia digestiva alta com biópsia: útil na suspeita de complicações da DRGE. Esofagite é rara em RN.
- Manometria esofágica: solicitada apenas na suspeita de distúrbios de motilidade esofágica.

TRATAMENTO
MEDIDAS NÃO FARMACOLÓGICAS

- Posicionamento em decúbito dorsal com elevação da cabeceira em 30° a 40° durante o período do sono.
- Posicionamento em decúbito prona ou lateral esquerdo elevado, apenas sob supervisão, devido ao risco de morte súbita do lactente.
- Evitar exposição passiva ao fumo.
- Ajustes na alimentação:
  - Alterar dieta em bólus para dieta contínua ou fracionamento da dieta.
  - Dar preferência ao leite materno, pois acelera o esvaziamento gástrico, em comparação com as fórmulas lácteas.

- Rever técnica de amamentação, minimizando ingestão excessiva de ar.
- Utilizar fórmulas espessadas.
- Manter o RN em posição vertical por 20 minutos a 30 minutos após a mamada.

Nos casos em que não houver resposta às medidas dietéticas e ambientais, deve ser considerada a possibilidade de alergia à proteína do leite de vaca, indicando-se retirar alimentos derivados de leite da dieta materna ou utilizar fórmula extensamente hidrolisada ou elementar por duas a quatro semanas.

Avaliar medidas farmacológicas apenas se os pacientes não responderem à exclusão da proteína de leite de vaca.

MEDIDAS FARMACOLÓGICAS

É importante lembrar que nenhum desses medicamentos é liberado, com base em estudos científicos, para uso no período neonatal. Portanto, devem ser reservados para as situações de maior gravidade, após avaliação criteriosa. Caso haja necessidade de intervenção medicamentosa, usá-la por períodos curtos, com a menor dose possível e com monitorização dos efeitos colaterais.

- Inibidores da bomba de prótons: considerados a primeira opção de tratamento. Lembrar que a acidez gástrica tem papel importante no sistema imune e na colonização seletiva intestinal, o que pode ser prejudicado com o uso prolongado desses medicamentos, predispondo o RN à ocorrência de pneumonia, gastroenterite, candidíase, osteoporose e enterocolite necrosante.
- Os efeitos colaterais incluem constipação, diarreia, cólica e náusea.
  - Omeprazol: 0,7 mg/kg/dose a 3,5 mg/kg/dose, 1 vez ao dia, em jejum.
- A redução da medicação deve ser feita de forma gradual, para evitar efeito rebote.

- Antagonistas do receptor de histamina H2: têm ação de redução da acidez gástrica nas primeiras semanas de uso, com perda de ação com o decorrer do tempo. Atenção aos efeitos adversos, principalmente em pré-termo.
O uso rotineiro de inibidores da secreção ácida pode estar associado a enterocolite necrosante, sepse, candidíase sistêmica, infecção urinária, gastroenterite aguda, sonolência ou irritabilidade, entre outras complicações.
- Procinéticos: aumentam a motilidade gastrointestinal, aumentam o tônus do esfíncter esofágico inferior e promovem aceleração do esvaziamento gástrico. Efeitos colaterais incluem cólica, irritabilidade excessiva e prolongamento do intervalo QT no eletrocardiograma.
  - Domperidona: 0,25 mg/kg/dose, a cada 8 horas.

TRATAMENTO CIRÚRGICO

- Fundoplicatura: é a cirurgia mais indicada quando há alterações estruturais e doença respiratória crônica com aspirações frequentes. Pode ser associada à gastrostomia em recém-nascidos com sequelas neurológicas graves, quando constatado DRGE, otimizando o estado nutricional.
A fundoplicatura laparoscópica de Nissen tem sido a técnica mais utilizada nos últimos anos. Sintomas como "dumping", náuseas e distensão epigástrica podem ocorrer no pós-operatório, com necessidade de tratamento medicamentoso em parte dos pacientes.

REFERÊNCIAS BIBLIOGRÁFICAS

1. Rosen R, Vandenplas Y, Singendonk M, et al. Pediatric Gastroesophageal Reflux Clinical Practice Guidelines: Joint Recommendations of the North American Society for Pediatric Gastroenterology, Hepatology and Nutrition (NASPGHAN) and the European Society for Pediatric Gastroenterology, Hepatology and Nutrition (ESPGHAN). J Pediatr Gastroenterol Nutr. 2018.

2. Morais MB, et al. Regurgitação do Lactente (Refuxo Gastroesofágico Fisiológico) e Doença do Refluxo Gastroesofágico em Pediatria. Documento Científico do Departamento Científico de Gastroenterologia da Sociedade Brasileira de Pediatria. 2017.

3. Davies I, Burman-Roy S, Murphy MS. Gastro-esophageal reflux disease in children: NICE guidance. BMJ (Clinical research ed). 2015; 350: g7703.

4. Eichenwald EC, COMMITTEE ON FETUS AND NEWBORN. Diagnosis and Management of Gastroesophageal Reflux in Preterm Infants. Pediatrics. 2018; 142.

5. Vandenplas Y, Hauser B. An updated review on gastro-esophageal reflux in pediatrics. Expert Rev Gastroenterol Hepatol. 2015; 9(12): 1511-21.

6. Soares AC, de Freitas CL, de Morais MB. Knowledge and practice of Brazilian pediatricians concerning gastroesophageal reflux disease in infants. Rev Paul Pediatr. 2015; 33(1): 12-8.

7. Malcolm WF, Cotton CM. Metoclopramide, H2 blockers, and proton pump inhibitors: pharmacotherapy for gastroesophageal reflux in neonates. Clin Perinatol. 2012; 39: 99-109.

8. D'Agostino JA, Passarella M, Martin AE, Lorch SA. Use of Gastroesophageal Reflux Medications in Premature Infants After NICU Discharge. Pediatrics. 2016; 138.

48

Insuficiência Renal Aguda

- Joana Rizzo de Medeiros Ferreira
- Marcela C. M. P. Bosco

IRA NEONATAL

DEFINIÇÃO

A insuficiência renal aguda (IRA) é definida como uma diminuição na taxa de filtração glomerular (TFG), com aumento súbito da creatinina (0,2 mg/dL/dia a 0,3 mg/dL/dia) e/ou creatinina sérica > 1,5 mg/dL.

A lesão renal é frequente, muitas vezes subdiagnosticada, e representa causa independente de mortalidade.

Atualmente, utilizando os critérios definidos pelo KDIGO-2012 (Modified Kidney Disease Improving Global Outcomes) para recém-nascidos, classificamos a gravidade da IRA em três estágios.

Lembrar que:

1) O início da micção pode demorar até 24h após o nascimento em RN normais.
2) Nos primeiros dias de vida, a creatinina sérica do recém-nascido pode refletir a creatinina materna.
3) A nefrogênese termina entre 34 semanas e 36 semanas de IG.
4) A TFG varia de acordo com a idade gestacional e o pós-natal.

ESTÁGIO	CREATININA SÉRICA	DÉBITO URINÁRIO
1	Aumento de 1,5×-1,9× valor basal **ou** Aumento de ≥ 0,3 mg/dL (≥ 26,5 µmol/L)	< 0,5 mL/kg/h por 6-12 horas
2	Aumento de 2,0×-2,9× valor basal	< 0,5 mL/kg/h por mais de 12 horas
3	Aumento de 3× valor basal **ou** Aumento ≥ 4,0 mg/dL (≥ 353,6 µmol/L) **ou** Início de terapia de substituição renal **ou** Pacientes < 18 anos com estimativa da TFG derivada da creatinina sérica < 35 mL/min por 1,73 m²	< 0,3 mL/kg/h por mais de 24 horas **ou** Anúria por mais de 12 horas

KDIGO-2012 (Modified Kidney Disease Improving Global Outcomes).

SEÇÃO 2 | O RECÉM-NASCIDO E CONDIÇÕES ESPECIAIS

TABELA 48.1 – VALORES NORMAIS DE CREATININA SÉRICA EM RN A TERMO E PRÉ-TERMO

Idade (dias)	< 28 sem	28-32 sem	32-37 sem	> 37 sem
3	1,05 ± 0,27	0,88 ± 0,25	0,78 ± 0,22	0,75 ± 0,20
7	0,95 ± 0,36	0,94 ± 0,37	0,77 ± 0,48	0,56 ± 0,40
14	0,81 ± 0,26	0,78 ± 0,36	0,62 ± 0,40	0,43 ± 0,25
28	0,66 ± 0,28	0,59 ± 0,38	0,40 ± 0,28	0,34 ± 0,20

São grupos de risco para IRA: prematuros, especialmente os de extremo baixo peso, pacientes em sepse, asfixiados, principalmente os submetidos à hipotermia, com malformação renal e pós-operatórios cardíacos (com destaque para os que precisaram de CEC).

ETIOLOGIA

DIAGNÓSTICO

- Anamnese (com destaque para exames sugestivos em pré-natal, infecções congênitas, hidronefrose/malformações renais, história familiar de nefropatias congênitas, oligodrâmnio e condições de nascimento/reanimação e Apgar, IG e peso ao nascimento).

PRÉ-RENAL	RENAL	PÓS-RENAL
Incidência: 85%	Incidência: 11%	Incidência: < 4%
Mecanismo: diminuição do fluxo sanguíneo renal	Mecanismo: lesão intrínseca renal	Mecanismo: obstrução das vias urinárias
Hipovolemia/desidratação	NTA (necrose tubular aguda), asfixiados	Bola fúngica
Aumento da permeabilidade capilar (sepse, hipoalbuminemia)	Comprometimento vascular (trombose de artéria ou veia renal)	Tumores
Hipotensão (insuficiência cardíaca)	Hemoglobinúria ou mioglobinúria	Traumas uretrais
Policitemia	CIVD	VUP
Hipóxia (asfixia perinatal)	Insuficiência cardíaca congestiva	Bexiga neurogênica
Aumento de pressão (ventilação mecânica com MAP alta que prejudique o retorno venoso)	Malformação renal	Síndrome compartimental abdominal
Medicamentosa (iECA, uso de AINES pela mãe)	Medicamentosa (aminoglicosídeos, vancomicina, anfotericina B, imunoglobulina, AINES e radiocontrastes)	
Na urinário baixo (< 40 mEq/L RN) Densidade urinária > 1015 RN FENa baixo (< 2 RNT) Osm urinária > 400 mOsm/L RN	Na urinário alto (> 40 mEq/L) Densidade urinária < 1015 RN FENa alto (> 2,5; > qto + PT) Osm urinária < 400 mOsm/L RN	

Fonte: Criada pelos autores.

- Exame físico (peso atual, PA, perfusão, edema, débito urinário/oligoanúria, massas abdominais palpáveis).
- Achados laboratoriais: Na, Cr, Ur, Osm séricas e urinárias, apesar de haver limitações importantes nos achados de uroanálises. Distúrbios eletrolíticos, ácido-básicos e hipoalbuminemia podem estar associados. De modo geral, são de pouco auxílio, exceto por alteração das escórias nitrogenadas e de Na (*FENa = (Na urina × Creat ser)/ (Na ser × Creat urin) × 100). Cilindros granulosos no sedimento urinário são muito característicos de NTA.
- Exame ultrassonográfico: avalia parênquima, obstruções e malformação estrutural do rim.
- Ecocardiograma completo ou funcional: descarta que as alterações renais sejam secundárias à insuficiência cardíaca e é eficiente, também, para ver sinais de volemia que podem sugerir risco para IRA pré-renal.

CONDUTA

- Tratamento direcionado para causa de base:
  - Sepse: antibioticoterapia adequada.
  - Choque: necessidade de drogas vasoativas.
  - Outros.
- Manejo da volemia:
  - Teste de volume (sempre que sem hipertensão, ICC e/ou doença respiratória associada):
    - Administrar SF 0,9% 10 mL/kg a 20 mL/kg, em cerca de 1h, 1× ou mais, a depender de sinais de congestão.
    - Furosemida (1 mg/kg a 3 mg/kg) – teste terapêutico.
    - Albumina, se houver suspeita de hipoalbuminemia primária ou secundária.

- Controlar diurese, preferencialmente via sondagem.
- Controle eletrolítico e ácido-base:
  - Hiponatremia: geralmente dilucional. Preferir restringir líquido a aumentar a suplementação de sódio.
  - Hipercalemia: pode ser grave. Suspender suplementação + gluconato de cálcio, se houver alteração em ECG, e solução polarizante, bicarbonato de sódio, B2 agonista, diurético ou resina de troca (preferencialmente Sorcal retal).
  - Hiperfosfatemia: suspender suplementação + carbonato de cálcio.
  - Acidose metabólica: bicarbonato de sódio restritamente (risco > benefício a longo prazo). Preferir suplementar parte do sódio via acetato, quando em nutrição parenteral.
- Suporte nutricional:
  - 100 kcal/kg/dia.
  - Preferência por leite materno.
  - Se utilizar fórmula láctea, deve ser pobre em fósforo.
  - Nutrição parenteral com oferta proteica e lipídica mais restrita, de até 1,5 g/kg/ dia de cada.
- Ajuste de drogas:
  - Suspender ou trocar drogas nefrotóxicas. Na impossibilidade, ajustar para o *clearance* de creatinina.

CLEARANCE DE CREATININA ESTIMADO (SCHWARTZ)

Cl Cr = K × Estatura (cm)/ creatinina sérica, sendo K constante = 0,45 (RNT); 0,33 (RNPT).

- Controles: peso, diurese, balanço hídrico e PA a cada 4h a 6h, além de exames laboratoriais seriados.
- Diálise:
  - Indicações:
    - Distúrbios hidroeletrolíticos e ácido-base refratários, especialmente

acidose grave, hipercalemia, hiponatremia, hipervolemia (podendo estar acompanhada de hipertensão arterial).
- Nutrição inadequada em RN anúricos, oligúricos, principalmente pela restrição hídrica.
- Uremia.
- Oligúria em pós-operatório recente, principalmente em cardiopatias, ou pós-asfixia.
- Intoxicações específicas.
- Erros inatos do metabolismo (hiperamonemia, acidemia, encefalopatia).

- Normalmente, utilizamos a diálise peritoneal no período neonatal, por sua facilidade e por sua segurança, podendo ser contínua ou intermitente, o que deve ser individualizado.
- A base do dialisato geralmente é com bicarbonato. Concentração de glicose de 1,5% a 2,5% (aumentar nos casos de hipervolemia) e acrescentar heparina e K (3 mEq/L a 4 mEq/L), se necessário; volume de 10 mL/kg a 30 mL/kg de peso (até 800 mL/m²). Tempo do ciclo, no geral, de 60 minutos a 90 minutos, comumente 10 minutos de influxo, 30 minutos a 40 minutos de permanência (diminuir para retirar volume e potássio, aumentar nos casos de hipernatremia e prolongar mais para retirada de ureia e creatinina) e 20 minutos de drenagem, controlando sinais de desconforto respiratório, instabilidade hemodinâmica e pressão intraperitoneal/abdominal a cada 8 minutos ou 10 minutos. Atenção para a temperatura da bolsa e para medidas que evitem contaminação.
- Monitorar balanço hídrico a cada 4 horas ou 6 horas, gasometria, eletrólitos e glicemia a cada 6 horas ou 12 horas e função renal, diariamente.

REFERÊNCIAS BIBLIOGRÁFICAS

1. Nada A, Bonachea EM, Askenazi DJ. Acute kidney injury in the fetus and neonate. Seminars in Fetal & Neonatal Medicine. 2016; 1e8.
2. Coulthard MG. The management of neonatal acute and chronic renal failure: A review. Early Human Development. 2016.
3. Ringer SA. Acute Renal Failure in the Neonate. NeoReviews. 2010; 11(5).
4. Vasudevasn A, Phadke K, Yap H-K. Peritoneal dialysis for the management of pediatric patients with acute kidney injury. Pediatr Nephrol. 2016.
5. Benfield MR, Bunchman TE. Management of acute renal failure. In: Avner ED, Harmon WE, Niaudet P, editors. Pediatric Nephrology. 5. ed. Philadelphia: Lippincott Williams & Wilkins, 2004. p. 1253-66.
6. Taketomo CK, Hodding JH, Kraus DM. Pediatric & Neonatal Dosage Handbook. 18. ed. Hudson, Ohio: Lexi-Comp, 2011.
7. Ringer AS. Acute renal failure in the neonate. NeoReviews. 2010; 11: e243-51.
8. Dionne JM, Abtibol CL, Flynn JT. Hypertension in infancy: diagnosis, management and outcome. Pediatr Nephrol. 2012; 27(1): 17-32.

49

Retinopatia da Prematuridade

Paulo Roberto Pachi

DEFINIÇÃO

Retinopatia da prematuridade (ROP) é uma doença vasoproliferativa secundária à vascularização inadequada da retina imatura de alguns recém-nascidos prematuros. É uma das principais causas de cegueira previnível na infância.

FATORES DE RISCO

- Prematuridade.
- Baixo peso ao nascer.
- Retardo de crescimento intrauterino.
- Hemorragia intraventricular/convulsões.
- Transfusões sanguíneas.
- Flutuação dos níveis de oxigênio nas primeiras semanas de vida.
- Hipercapnia/hipóxia crônica.
- Anemia.
- Apneia.
- Desconforto respiratório.

CLASSIFICAÇÃO

- Quanto à localização e à extensão, quanto à gravidade e quanto à presença ou ausência de doença "plus".

LOCALIZAÇÃO E EXTENSÃO

- Esquematicamente, pode se dividir em áreas concêntricas em relação à mácula (Figura 49.1).

Zona 1	Delimitada por um círculo com centro no nervo óptico cujo raio é equivalente a duas vezes a distância entre o nervo óptico e a fóvea – mais grave.
Zona 2	Do limite externo da zona 1; seu raio é a distância entre o nervo óptico e a *ora serrata* nasal.
Zona 3	Crescente temporal.

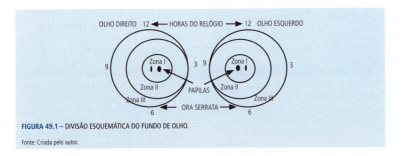

FIGURA 49.1 – DIVISÃO ESQUEMÁTICA DO FUNDO DE OLHO.

Fonte: Criada pelo autor.

GRAVIDADE

TABELA 49.1 – CLASSIFICAÇÃO DA RETINOPATIA DA PREMATURIDADE

Estágio 1	Linha branca e plana que separa a retina vascular da asvascular
Estágio 2	Crista elevada
Estágio 3	Proliferação fibrovascular a partir da crista
Estágio 4	A proliferação pode provocar um descolamento de retina subtotal (4a extrafoveal; 4b, descolamento total, incluindo fóvea)
Estágio 5	Descolamento total de retina (funil aberto ou fechado)
Doença limiar (definido pelo CRYO-ROP) (se não tratada pode apresentar resultados anatômicos ruins em 50% dos casos)	Retinopatia estágio 3, em zona I ou II, com pelo menos 5 horas de extensão continuas ou 8 horas intercaladas, na presença de doença "plus" (dilatação arteriolar e venodilatação)
Doença pré-limiar tipo 1 (definido pelo ET-ROP0)	Qualquer ROP em zona I com plus (doença posterior agressiva) Estágio 3, zona I, sem plus Estágio 2 ou 3 em zona II, com plus Estágio 1 ou 2, zona I, sem plus Estágio 3, zona I, sem plus Estágio 2 ou 3, zona II, sem plus
Doença pré-lmiar tipo 2 (definido pelo ET-ROP)	Estágio 1 ou 2, zona I, sem plus Estágio 3, zona II, sem plus

Fonte: Criada pelo autor.

DOENÇA PLUS

- Tortuosidade vascular e venodilatação em polo posterior em pelo menos dois quadrantes.
- Pode ser acompanhada de ingurgitamento dos vasos irianos, rigidez pupilar e turvação vítrea.
- Pode estar presente em qualquer estágio.
- Indica atividade e gravidade da doença.

DOENÇA PRÉ-PLUS

- Aumento da dilatação ou tortuosidade dos vasos retinianos em pelo menos dois quadrantes, mas em intensidade insuficiente para caracterizar doença plus.

ROP AGRESSIVA – POSTERIOR

- Forma rara, porém grave, localizada em zonas 1 ou 2, de evolução rápida e sem estágio definido.

FORMA CICATRICIAL

- Regressão do tecido fibrovascular que abrange várias formas clínicas:
  - Pequenas massas opacas na periferia, sem descolamento da retina.
  - Grandes massas na periferia, com descolamento localizado da retina.
  - Grandes massas na periferia da retina, com tração da pupila.
  - Tecido retrocristaliniano cobrindo parte da pupila ou toda ela.

PROGNÓSTICO

- Depende de idade de início, localização, velocidade de progressão, doença plus e cicatrização/regressão.

DIAGNÓSTICO

- Por meio de exame oftalmológico, que deve observar os seguintes parâmetros:

1. Critérios para realização:
   - Peso abaixo de 1.500 g.
   - Idade gestacional menor que 32 semanas.
2. Primeiro exame entre quatro semanas a seis semanas após o nascimento, com dilatação pupilar induzida.
3. Acompanhamento:
- Retina madura: avaliação em seis meses para desenvolvimento visual funcional, ametropias e estrabismo.

- Retina imatura ou ROP em estágio inferior ao pré-limiar: avaliação a cada duas semanas.
- Retinopatia em zona 1: avaliação semanal.
- ROP pré-limiar 2: avaliação em três dias a sete dias.
- ROP pré-limiar 1 e limiar: tratamento em até 72h.

TRATAMENTO

TABELA 49.2 – INDICAÇÃO DE TRATAMENTO
Pré-limiar tipo 1 (ETROP): preferencial
Zona 1: qualquer estágio com plus
Zona 1: estágio 3
Zona 2: ROP 2 ou 3 com plus
Doença limiar (CRYO-ROP): não mais a única indicação
Retinopatia estágio 3, em zona I ou II, com pelo menos 5 horas de extensão contínuas ou 8 horas intercaladas, na presença de doença plus

Fonte: Criada pelo autor.

TRATAMENTOS

- *Laser* é a opção mais aceita, pois apresenta índice de regressão mais elevado, menos complicações operatórias e menos sequelas oculares a longo prazo.
- Crioterapia: atualmente, seu uso tem sido restrito aos casos para os quais a fotocoagulação a *laser* não está disponível.
- Cirurgia vitreoretiniana: indicada para os estágios 4 ou 5.

- Bevacizumab (Avastin): a aplicação intravítrea do anticorpo monoclonal anti-VEGF, inibidor da angiogênese retiniana, constitui nova perspectiva de tratamento para a ROP grave (Zona 1, Estágio 3+). Seu uso ainda é *off-label* e estudos são necessários para determinar a dose adequada e os efeitos a longo prazo. Uma das vantagens é sua facilidade de aplicação e a resposta mais rápida.
- Recomenda-se o seguimento semanal após tratamento até a vascularização completa.

PREVENÇÃO

- Evitar parto prematuro.
- Tratar precocemente fatores relacionados às oscilações de perfusão retiniana – asfixia, hipertensão ou hipotensão e hiperemia ou hipoxemia.
- Utilizar critérios restritos de transfusão.
- Evitar hipóxia ou hiperóxia.

REFERÊNCIAS BIBLIOGRÁFICAS

1. Zin A et al. Proposta de diretrizes brasileiras do exame e tratamento de retinopatia da prematuridade. Arq. Bras. Oftalmol. 2007; 70(5): 875-883.
2. Hartnett EM. Pathophysiology and mechanisms of severe retinopathy of prematurity. Ophtalmology. 2015; 122: 200-210.
3. Hartnett EM. Vascular endothelial growth factor antagonist therapy for retinopathy of prematurity. Clin perinatology. 2014; 41: 925-943.

50

Procedimentos em Neonatologia

- Mariana Aparecida Brunossi Moura Proença
- Sandra Yuriko Kanashiro
- Simone Dutra Rodrigues dos Santos

PUNÇÃO ARTERIAL

INDICAÇÕES

- Coleta de exames.

CONTRAINDICAÇÕES

- Infecção local; insuficiência vascular local; membro em preservação para passagem de PICC (Topografia das artérias braquiais e tibiais).

MATERIAL

- Solução para assepsia (álcool a 70% ou clorexidina degermante em menores de 1.000 g ou clorexidina alcoólica em maiores).
- Scalp 27 em menores de 1.500 g e 25 em maiores.
- Seringa de 3 mL ou de 5 mL (heparinizada, se para coleta de gasometria).

TÉCNICA

- Localizar a artéria pelo método palpatório.
- Intervenção não farmacológica para analgesia.
- Puncionar artérias radial (preferencialmente), braquial ou tibial posterior.
- Puncionar com angulação entre 30° e 45°.

- Bisel da agulha voltado para cima e no sentido contrário ao do fluxo.
- Aspirar com a menor sucção possível.
- Tentativas mais longas que 30 segundos podem alterar a PaO_2.
- Comprimir a artéria por cerca de 5 minutos, para diminuir a formação de hematoma.

PUNÇÃO VENOSA PERIFÉRICA EM DORSO DA MÃO

MATERIAL

- Agulha 30'7.
- Luvas de procedimento, álcool a 70%.

TÉCNICA

- A técnica para coleta de sangue difere em alguns detalhes da realizada para administração de fluidos e medicações (sistema fechado). A coleta de sangue pode ser realizada com agulhas maiores em sistema aberto (como o descrito a seguir), mas devemos dar preferência ao uso de sistemas fechados.
- Segurar a mão do RN em flexão e realizar assepsia do dorso.
- Puncionar a veia visualizada com a agulha, com bisel voltado para cima, e obter a amostra de sangue por gotejamento.

249

CATETERISMO UMBILICAL
INDICAÇÕES

- Arterial: coletas de sangue seriadas, monitorar PA invasiva.
- Venoso: ressuscitação em sala de parto, drogas vasoativas ou altas concentrações de glicose, exsanguineotransfusão.
- Manter a cateterização umbilical por até 3 dias para o cateter arterial e por 5 dias a 7 dias para o venoso.

CONTRAINDICAÇÕES

- Onfalite, onfalocele ou gastrosquise.
- Enterocolite necrosante, peritonite.

MATERIAL

- 3 pinças Kelly (mosquito) retas, 1 pinça íris reta ou curva sem dente, 1 pinça dente de rato micro, 2 pinças Backhaus, 1 porta-agulhas pequeno, 1 cabo de bisturi.
- Cateter 3,5, 4,0 ou 5,0 (eventualmente, 2,5 para a artéria).
- Lâmina de bisturi pequena (número 15).
- Fios de sutura seda 4,0 ou algodão 3,0.
- Seringas de 5 mL e 10 mL e soro fisiológico.
- Avental estéril, gorro, máscara e luvas estéreis.

TÉCNICA

- Lavar e escovar mãos e antebraços; paramentar-se.
- Fazer a assepsia da pele com clorexidina alcoólica e colocar os campos estéreis. No caso de RNPT extremo, usar clorexidina aquosa.
- Reparar o coto umbilical com gaze antes de cortá-lo.
- Cortar o coto (deixando espaço suficiente para novas secções, se necessário).
- Testar o cateter, lavando-o com soro fisiológico (injetar o soro lentamente, para não quebrar o cateter).
- Identificar os vasos (as artérias têm a parede mais espessa).
- Apresentar o coto, com as pinças Kelly.
- Abrir a parede da artéria com a pinça íris sem dente.
- Introduzir o cateter arterial primeiro e então o venoso, até alcançar a distância desejada.
- Verificar se ambos os cateteres refluem adequadamente.
- Observar os pés do RN, procurando algum sinal de isquemia (associada ao cateter arterial).

TABELA 50.1 – VERIFICAR A INSERÇÃO DO CATETER PELA DISTÂNCIA OMBRO-UMBIGO

Distância ombro-umbigo (cm)	Tamanho do cateter a ser inserido (cm)		
	Cateter arterial baixo	Cateter arterial alto	Cateter venoso
9	5,0	9,0	5,7
10	5,5	10,5	6,5
11	6,3	11,5	7,2
12	7,0	13,0	8,0
13	7,8	14,0	8,5
14	8,5	15,0	9,5
15	9,3	16,5	10,0
16	10,0	17,5	10,5
17	11,0	19,0	11,5

Brasil. Ministério da Saúde. Atenção à saúde do recém-nascido.

- Retirar a gaze e fazer suturas em bolsa para fixar os cateteres separadamente.
- Radiografar o tórax e o abdômen, para verificar a posição.
- Arterial: fora da emergência das artérias renais ou de outros ramos arteriais importantes, acima de T12 ou entre L3-L4.
- Venoso: acima do diafragma.

COMPLICAÇÕES

- Acidentes vasculares ou tromboembólicos.
- Infecção.
- Sangramento pelo deslocamento de cateter mal fixado.
- Alteração de perfusão dos membros inferiores (reposicionar e aquecer o membro; se não houver melhora, em 30 minutos a 60 minutos, sacar o cateter).
- Arritmias cardíacas.
- Enterocolite necrosante, perfuração intestinal.
- Hidrotórax.
- Hipertensão portal, necrose hepática.

PUNÇÃO DE MARFAN (PERICARDIOCENTESE)
INDICAÇÕES

- Tamponamento cardíaco e derrames pericárdicos com comprometimento hemodinâmico.

CONTRAINDICAÇÕES

- São contraindicações relativas: coagulopatias e pequenos derrames pericárdicos anteriores.

MATERIAIS

- Luvas estéreis, gazes estéreis, álcool a 70% ou clorexidine não alcoólico em menores de 1.000 g.
- Seringas de 10 mL; cateter calibre 20 ou 22, de 2,5 cm, com a agulha; torneira de 3 vias.
- Lidocaína a 1%.

- Selo d'água (caso seja necessário manter o cateter).
- Ecocardiograma.

TÉCNICA

- Realizar a assepsia de área subxifoide e, depois, aplicar anestésico local.
- Inserir a agulha 0,5 cm à esquerda, abaixo do espaço subxifoide, em ângulo de 30° a 45°, em direção ao ombro esquerdo do RN. Um assistente aspira a seringa, conforme a agulha é introduzida.
- Com a saída de líquido, parar de introduzir a agulha e aspirar o conteúdo.
- Habitualmente, a melhora é imediata e uma única punção é necessária, visto que, na maior parte das vezes, ocorre por extravasamentos de cateteres centrais. A colocação de um cateter poderá ser necessária na recorrência do derrame pericárdico.

COMPLICAÇÕES

- Hemopericárdio.
- Laceração de VD.
- Laceração da artéria coronária descendente anterior esquerda.

EXSANGUINEOTRANSFUSÃO
INDICAÇÕES

- Diminuir os níveis séricos de bilirrubina.
- Remover hemácias ligadas a anticorpos e anticorpos livres.
- Corrigir a anemia e melhorar a função cardíaca em RN hidrópicos por doença hemolítica.
- Tratar coagulopatias não responsivas à reposição.
- Diminuir os níveis séricos de outras substâncias tóxicas, como amônia, aminoácidos, drogas e toxinas bacterianas.

CONTRAINDICAÇÕES

- Instabilidade hemodinâmica.

MATERIAL

- Recipiente para descarte do sangue retirado.
- Duas conexões com torneira de três entradas.
- Cinco seringas de 10 mL ou 20 mL.
- Um equipo para sangue com filtro e um equipo simples.
- Tubo de extensão de 60 cm para aquecimento.
- Cateter nº 3,5 ou 5, idealmente, ou acesso venoso central por punção/flebotomia.

TÉCNICA

- Monitorizar o RN (cardíaca e oximetria).
- Aquecer o sangue reconstituído, até a temperatura corporal.
- Deixar pronto e acessível material de ressuscitação, inclusive de reposição de cálcio (alto risco para hipocalcemia).
- Manter hidratação endovenosa (periférica) durante todo o procedimento.
- Lavar e escovar as mãos e os antebraços; paramentar-se.
- Realizar antissepsia local com clorexidina alcoólica e colocar campos estéreis.
- Encaixar as duas torneiras de três vias em sequência no cateter venoso. Na primeira, acoplar o equipo do sangue e, na segunda, o equipo que vai para o descarte. Na outra saída do segundo, encaixar a seringa.
- Utilizar alíquotas, de acordo com o peso do RN:
  - < 1.500 g: 5 mL.
  - 1.500 g a 2.500 g: 10 mL.
  - > 2.500 g: 15 mL.
- Abrir as 2 vias, para o RN e para a seringa, e aspirar lentamente o sangue do RN para a seringa, usando inicialmente duas alíquotas, para manter um balanço negativo. Utilizar apenas uma alíquota nas próximas trocas. A primeira alíquota pode ser utilizada para exames laboratoriais.
- Abrir a via entre a seringa e o descarte, fechando para o RN, e desprezar o sangue.
- Fechar a via para o descarte novamente e abrir a via entre a seringa e o sangue novo, aspirando o sangue da bolsa. Abrir a bolsa de sangue, abrindo novamente a via entre a seringa e o RN, e infundir o sangue lentamente, atentando-se à frequência cardíaca e à oximetria.
- Ao final, dosar glicemia, bilirrubina e eletrólitos.

COMPLICAÇÕES

- Insuficiência cardíaca congestiva.
- Infecção.
- Embolia.
- Hipocalcemia (citratos utilizados no sangue).
- Plaquetopenia, anemia, hipotermia, hipoglicemia.

PUNÇÃO LIQUÓRICA

INDICAÇÕES

- Diagnóstico de afecções do sistema nervoso central e monitorização da eficácia do tratamento.
- Drenagem de liquor na hidrocefalia progressiva pós-hemorrágica.

CONTRAINDICAÇÕES

- Infecção no local de punção.
- Anomalia lombossacral.
- Instabilidade respiratória.

MATERIAL

- Luvas estéreis e máscara.
- Álcool a 70% e gaze estéril.
- Agulha para coleta de liquor (30'7) ou scalp 23.

TÉCNICA

- Manter o RN monitorizado.

- Posicionar o RN em decúbito lateral, fletindo os membros inferiores (não o pescoço), ou sentado.
- Fazer a assepsia local e puncionar entre L3-L4 ou L4-L5 (altura da crista ilíaca).

COMPLICAÇÕES

- Herniação cerebral (rara).
- Hipoxemia, parada cardiorrespiratória.
- Infecção, hemorragia.
- Fratura de corpo vertebral em prematuro (raro).
- Espondilite aguda (se punção acima de L2).

PUNÇÃO PLEURAL

- A aspiração imediata de um pneumotórax está indicada no caso de RN com piora súbita, com cianose, taquipneia, desconforto respiratório e hipotensão.
- Utilizar analgésicos tópicos como xilocaína no local da punção e considerar, também, analgesia endovenosa, como morfina ou fentanil.
- A técnica adequada da punção pleural é a seguinte:
  - Limpar a pele com clorexidina degermante.
  - Inserir cateter intravenoso periférico flexível (14, 16 ou 18) ou agulhado (calibre 23 ou 25) entre o terceiro e o quinto espaço intercostal, na linha axilar anterior, ou no segundo espaço intercostal, na linha hemiclavicular. O cateter deverá estar previamente conectado a uma torneira de três vias e a uma seringa de 20 mL.
  - Aspirar cuidadosamente o ar, até que a condição clínica do RN melhore ou até que a pressão na seringa diminua.

DRENAGEM DO TÓRAX

INDICAÇÕES DA DRENAGEM

- Pneumotórax, derrame pleural ou extrapleural.

- O dreno deve ser inserido no mesmo espaço intercostal da punção e posicionado anteriormente no espaço pleural. O procedimento deve ser realizado sob condições assépticas, usando dreno com calibre de 10 a 14 French, com vários orifícios laterais, devendo ser bem fixado para evitar retirada acidental.

TÉCNICA

- Preparar a pele e fazer botão anestésico no local da incisão e analgesia sistêmica.
- Dissecar o músculo intercostal até atingir a pleura e perfurá-la com pinça hemostática de ponta curva.
- Inserir o dreno no espaço pleural e, em seguida, conectá-lo ao sistema de selo-d'água.
- Fixar o dreno à parede do tórax com sutura.
- Fazer curativo com gaze estéril e esparadrapo, para assegurar a fixação.
- Checar o posicionamento do dreno e a resolução do pneumotórax por meio de RX.
- Avaliar a necessidade de aspiração contínua com pressão negativa.
- Caso o sistema não oscile, verificar obstrução por coágulo, fibrina, vazamento ou irregularidades no sistema.
- Posicionar o frasco de drenagem bem fixado à superfície e localizado em nível inferior ao tórax do RN.

Retirada do dreno

- Quando não houver oscilação do dreno por mais de 24 horas, ele deve ser clampeado e removido entre 12 horas e 24 horas, caso não ocorra novo acúmulo de ar na cavidade pleural ou piora da criança.
- Solicitar RX de tórax após 6 horas da retirada do dreno.

PUNÇÃO SUPRAPÚBICA
INDICAÇÕES

- Obtenção de amostra confiável de urina para urocultura (no caso de moniliíases e lesões perineais).

CONTRAINDICAÇÃO

- Distúrbios de coagulação, plaquetopenia; enterocolite necrosante, malformações de parede abdominal.

MATERIAL

- Luvas estéreis, gazes estéreis, álcool a 70% ou clorexidine.
- Agulha 25'7 ou 30'7, seringa de 5 mL ou 10 mL.

TÉCNICA

- Certificar-se de que a bexiga do RN esteja cheia (realizar palpação suave ou aguardar, pelo menos, 1 hora da última diurese).
- Posicionar o paciente em decúbito dorsal com os MMII em semiflexão e adução, imobilizados.
- Calçar as luvas estéreis e realizar assepsia da região do hipogástrio.

- Palpar a sínfise púbica e puncionar 1 cm acima da sínfise, com agulha acoplada à seringa. Puncionar a parede abdominal perpendicularmente, com inclinação de 10° a 20° no sentido da pelve.
- Realizar aspiração suave da seringa, enquanto introduz a agulha até a obtenção de urina.

REFERÊNCIAS BIBLIOGRÁFICAS

1. Brasil. Ministério da Saúde. Atenção à saúde do recém-nascido: guia para os profissionais de saúde. 2. ed. Brasília: Ministério da Saúde, 2013.
2. Filho MF, Neufel HG. Procedimento no RN. In: Rugolo LMS. Manual de neonatologia. 2. ed. Rio de Janeiro: Revinter, 2000. p. 337-42.
3. Miall L, Jardine L, Levene D. Practical procedures. In: Sinha S, Miall L, Jardine L. Essential neonatal medicine. 5. ed. West Sussex: Wiley-Blackwell, 2012. p. 362-76.
4. Ringer SA, Gray JE. Procedimentos neonatais comuns. In: Cloherty JP, Eichenwald EC, Stark AR. Manual de Neonatologia. 7. ed. Rio de Janeiro: Guanabara Koogan, 2015. p. 679-94.

51

Principais Drogas Utilizadas em Neonatologia

- Alexandre Netto
- Joana Rizzo de Medeiros Ferreira

TABELA 51.1 – ANTIMICROBIANOS

Medicamento	Uso	IG corrig. (sem)	Pós-natal (dias)	Intervalo (horas)	Dose (g/kg/dose)	Incompatibilidade	Considerações
Amicacina	Aminoglicosídeo bactericida contra bacilos Gram-negativos, inibindo a síntese proteica. Via: IM, IV (infusão > 30 min)	≤ 29	0 a 7 8 a 28 ≥ 29	48 36 24	18 15 15	Alopurinol; Ampicilina; Anfotericina B; Azitromicina; Cefalotina; Cefazolina; Dexametasona; Emulsões lipídicas; Fenitoína; Heparina; Imipenem; Oxacilina; Propofol; Tiopental; Vancomicina	Administrar outros pelo menos 1 h antes ou 1 h após a dose de Amicacina NÃO misturar com outros medicamentos na mesma solução
		30 a 34	0 a 7 ≥ 8	36 24	18 15		
		≥ 35	Todos	24	15		
Anfotericina B	Infecções fúngicas sistêmicas e micoses superficiais severas. Via: IV (infusão > 2 horas)	Todos	Todos	24	1 a 1,5	Amicacina; Cloreto de cálcio; Gluconato de cálcio; Dopamina; Fluconazol; Sulfato de magnésio; Meropenem; Penicilina G; Cloreto de potássio; Propofol; Ranitidina	Pode causar hipocalemia, aumento transitório de creatinina, anemia, trombocitopenia, náuseas, vômitos, febre
Cefotaxima	Cefalosporina de terceira geração, bactericida. Ativa contra bacilos Gram-negativos E. coli, Enterobacter sp., Klebsiella sp., H. influenzae, Proteus mirabilis, Serratia marcescens, N. gonorrhoeae e N. meningitidis. Via: IM, IV (infusão > 30 min)	≤ 29	0 a 28 > 28	12 8	50	Bicarbonato de sódio 5%, Alopurinol, Aminofilina, Azitromicina, Filgrastima, Fluconazol, Pentamidina, Pantoprazol	
		30 a 36	0 a 14 > 14	12 8			
		37 a 44	0 a 7 > 7	12 8			
		≥ 45	Todos	6			

Continua...

O RECÉM-NASCIDO E CONDIÇÕES ESPECIAIS | SEÇÃO 2

TABELA 51.1 – ANTIMICROBIANOS – CONTINUAÇÃO

Medica-mento	Uso	IG corrig. (sem)	Pós--natal (dias)	Inter-valo (horas)	Dose (g/kg/ dose)	Incompatibi-lidade	Considerações
Fluconazol	Infecções fúngicas sistêmi-cas, meningite e micoses superficiais severas causa-das por *Candida*. Resistente a *C. glabrata* e *C. krusei* e imunossuprimidos Via: VO, IV (infusão > 30 minutos)	≤ 29	0 a 14 > 14	48 24	Ataque: 12 a 25	Anfotericina B; Ampicilina; Gluconato de cálcio; Cefotaxima, Clindamicina; Digoxina; Furose-mida; Sulfametoxa-zol-trimetoprim	Interfere no metabolismo de barbitúricos e fenitoína
		> 30	0 a 7 > 7	48 24	Manu-tenção: 6 a 12		
Gentami-cina	Aminoglicosídeo com ação bactericida ativa contra bactérias Gram-negativas. Via: IM, IT, IV (infusão > 30 min)	≤ 29	0 a 7 8 a 28 ≥ 29	48 36 24	5 4 4	Alopurinol; Ampicilina; Anfote-ricina B; Cefepime; Heparina sódica; Propofol; Varfarina sódica	Ação sinérgica com β-lactâmicos
		30 a 34	0 a 7 ≥ 8	36 24	4.5 4		
		≥ 35	Todos	24	4		
Meropenem	Infecções graves por Gram-negativos resistentes (*Klebsiella* ESBL) Via: IV (infusão > 30 minutos)	< 32	≤ 14 ≥ 14	12 8	Sepse: 20 Meningite: 40	Anfotericina B; Metronidazol; Bicarbonato de só-dio; Gluconato de cálcio; Zidovudina	Observar sinais de anafilaxia durante a primeira dose
		> 32	≤ 7 ≥ 7	12 8			
Metroni-dazol	Boa atividade contra anaeróbios, Gram-positivos e Gram-negativos, anaeró-bios resistentes a penicilina, *Bacteroides fragiles* e *Trichomonas vaginalis*. Usado no tratamento da enterocolite necrosante Via: VO, IV (infusão > 60 minutos)	≤ 29	0 a 28 > 28	48 24	Ataque: 15 Manuten-ção: 7,5	Meropenem	Proteger da luz
		30 a 36	0 a 14 > 14	24 12			
		37 a 44	0 a 7 > 7	24 12			
		≥ 45	Todos	8			
Oxacilina	Infecções por estafilococos produtores de penicilinase Via: > 10 minutos	≤ 29	0 a 28 > 28	12 8	Usual: 25 Meningite: 50	Amicacina; Citrato de cafeína; Gentamicina; Bicarbonato de sódio; Tobramicina	A administração muito rápida pode causar crises convulsivas
		30 a 36	0 a 14 > 14	12 8			
		37 a 44	0 a 7 > 7	12 8			
		≥ 45	Todos	6			
Penicilina G cristalina	Tratamento de infecções estreptocócicas, sífilis congênita. Via: IV (infusão > 30 min)	≤ 29	0 a 28 > 28	12 8	Meningite: 75.000 a 100.000 UI Sepse: 25.000 a 50.000 UI Sífilis: 50.000 UI	Aminofilina; Anfotericina B; Fenobarbital; Feni-toína; Tobramicina	Observar sinais de extravasamento nos sítios de infusão
		30 a 36	0 a 14 > 14	12 8			
		37 a 44	0 a 7 > 7	12 8			
		≥ 45	Todos	6			

Continua...

256

GUIA DE BOLSO DE NEONATOLOGIA | CAPÍTULO 51

TABELA 51.1 – ANTIMICROBIANOS – CONTINUAÇÃO

Medica-mento	Uso	IG corrig. (sem)	Pós--natal (dias)	Inter-valo (horas)	Dose (g/kg/ dose)	Incompatibi-lidade	Considerações
Vancomi-cina	Escolha para infecções estafilocócicas resistentes a oxacilina, pneumococo resistente a penicilina e colite por *Clostridium difficile* (2ª escolha). Via: IV (infusão > 60 min)	≤ 29	0 a 28 > 28	12 8	Sepse: 10 Meningite: 15	Cefotaxima; Dexametasona; Fenobarbital; Cefa-zolina; Piperacilina--Tazobactan	Pode causar nefrotoxicidade, ototoxicidade, *rash* e hipotensão (síndrome do homem vermelho), neutropenia e flebite
		30 a 36	0 a 14 > 14	12 8			
		37 a 44	0 a 7 > 7	12 8			
		≥ 45	Todos	6			
Zidovudina	Profilaxia em neonatos de mães infectadas pelo HIV. Via: VO, IV (infusão > 1 hora)	≤ 29	0 a 28 > 28	12 8	VO: 2 IV: 1,5	Meropenem; Hemoderivados; Albumina	Pode ocorrer ane-mia e/ou neutro-penia. Tratamento concomitante com Fluconazol reduz o metabolismo do AZT (aumentar intervalos entre as doses)
		30 a 34	0 a 14 > 14	12 8			
		≥ 35	Todos	6			

TABELA 51.2 – CARDIOVASCULARES

Droga	Uso	Dose			Incompatibilidade	Considerações
Adrenalina	Colapso cardiovascular agudo	Solução 1:10.000: 0,1 a 0,3 mL/kg IV, 0,5 a 1 mL/kg ET Infusão contínua IV: 0.1 a 1 mcg/kg/min			Aminofilina; Ampicili-na; Bicarbonato de sódio	Monitorar FC e PA continuamente. Obser-var sinais de infiltração no sítio de infusão
Alprostadil	Dilatação do canal arterial em neona-tos com cardiopatia congênita	0,05 a 0,1 mcg/kg/min IV				Efeitos adversos: apneia, hipotensão, febre, leucocitose, bradicardia
Captopril	Hipertensão mo-derada a severa	0,01 a 0,05 mg/kg/dose VO a cada 8 a 12 horas				Administrar 1 hora antes da dieta
Digoxina	Falha cardíaca por diminuição de contratilidade	IG	Ataque mcg/kg/d (dividido em 3 doses)	Manutenção mcg/kg/d	Amiodarone; Dobu-tamina; Fluconazol; Propofol	Toxicidade cardíaca: alargamento do inter-valo PR, bradicardia sinusal, batimentos ectópicos, arritmias ventriculares
		≤ 29	IV: 15 VO: 20	IV: 4 VO: 5 (24/24 h)		
		30 a 36	IV: 20 VO: 25	IV: 5 VO: 6 (24/24 h)		
		37 a 48	IV: 30 VO: 40	IV: 4 VO: 5 (12/12 h)		
		≥ 49	IV: 40 VO: 50	IV: 5 VO: 6 (12/12 h)		

Continua...

257

O RECÉM-NASCIDO E CONDIÇÕES ESPECIAIS | SEÇÃO 2

TABELA 51.2 – CARDIOVASCULARES – CONTINUAÇÃO

Droga	Uso	Dose				Incompatibilidade	Considerações
Dobutamina	Hipotensão e hipoperfusão relacionadas a disfunção miocárdica	2 a 25 mcg/kg/min IV contínuo				Aminofilina; digoxina; furosemide; Ibuprofeno; Indometacina; Fenitoína; Bicarbonato de sódio	Monitorar FC e PA continuamente. Observar sinais de infiltração no sítio de infusão
Dopamina	Hipotensão	2 a 20 mcg/kg/min IV contínuo				Anfotericina B; Furosemida; Indometacina; Insulina; Penicilina G; Bicarbonato de sódio	Monitorar FC e PA continuamente. Observar sinais de infiltração no sítio de infusão
Ibuprofeno	Fechamento de canal arterial	Primeira: 10 mg/kg Segunda e terceira: 5 mg/kg IV 24/24h infusão em 15 minutos				Citrato de cafeína; Dobutamina; Vecurônio	Contraindicado na vigência de infecção, sangramento ativo, trombocitopenia, disfunção renal
Indometacina	Fechamento de canal arterial, prevenção de hemorragia intraventricular	Idade na 1ª dose	1ª	2ª	3ª	Gluconato de cálcio; Dobutamina; Dopamina; Gentamicina	Contraindicada em sangramento ativo, enterocolite necrosante, trombocitopenia, disfunção renal
			mg/kg/dia				
		< 48 h	0,2	0,1	0,1		
		2 a 7 d	0,2	0,2	0,2		
		> 7 d	0,2	0,25	0,25		
Milrinone	Inotrópico e vasodilatador	Ataque: de 75 mcg/kg/dose IV por 60 min Manutenção: 0,5 mcg/kg/min (variando de 0,25 a 0,75 mcg/ kg/min) Prematuros < 30 sem – ataque de 0,75 mcg/kg por min por 3 horas, seguido de manutenção de 0,2 mcg/kg/min				Furosemida; Imipenem; Procainamida	Contraindicado na estenose aórtica ou pulmonar grave e cardiomiopatia hipertrófica
Vasopressina	Hipotensão, choque	*Handbook:* 0,018 a 0,12 U/kg/h *Redbook:* 0,01 a 0,04 U/kg/h Brierley 2009; Choong 2008; Meyer 2008) : 0,01 to 0,48 U/kg/h					Não há evidências concretas de dose ideal em RN

GUIA DE BOLSO DE NEONATOLOGIA | CAPÍTULO 51

TABELA 51.3 – SISTEMA NERVOSO CENTRAL

Droga	Dose	Considerações
Acetaminofeno	VO: 20 a 25 mg/kg/dose Retal: 30 mg/kg/dose Termo: 6/6h Pré-termo > 32 sem: 8/8 h Pré-termo < 32 sem: 12/12 h	Analgésico e antitérmico
Fenitoína	VO/IV Ataque: 15 a 20 mg/kg/dose, infusão em 30 minutos Manutenção: 4 a 8 mg/kg/dia a cada 24 horas	Indicada em convulsões neonatais. Hipotensão pode ocorrer com infusão rápida IV Não usar via IM (necrose local)
Fenobarbital	VO, IM, IV Convulsões: Ataque: 20 mg/kg/dose Manutenção: 3-5 mg/kg/dia, 12/12 h ou a cada 24 h Síndrome de abstinência: 1-2 mg/kg/dose, 6/6 h	Indicado em convulsões tônico-clônicas, icterícia neonatal e na síndrome de abstinência. Pode ocorrer sedação, letargia. Incompatível com Hidrocortisona, Insulina, Ranitidina, Vancomicina
Fentanil	IV Analgesia e sedação: 0,5 a 4 mcg/kg/dose Infusão contínua: 1 a 5 mcg/kg/hora	Pode ocorrer bradicardia, rigidez muscular com diminuição da complacência pulmonar, apneia, broncoconstrição e laringoespasmo. Uso contínuo pode causar dependência. Incompatível com o tiopental e pentobarbital
Midazolam	IV: 0,05 a 0,15 mg/kg/dose, infusão em 5 minutos Infusão contínua: 0,01 a 0,06 mg/kg/hora Intranasal: 0,2 a 0,3 mg/kg/dose	Usado como sedativo, indução anestésica e anticonvulsivante. Incompatível com Albumina, Dexametasona; Furosemida, Hidrocortisona, bicarbonato de sódio.
Morfina	IM, IV, SC: 0,05 a 0,2 mg/kg/dose, podendo ser repetida a cada 4 horas	Indicada em edema agudo de pulmão, analgesia, sedação pré-operatória, crise hipoxêmica. Pode ocorrer depressão respiratória grave, miose, hipotensão, bradicardia, retenção urinária quando administrada IV ou epidural. Pode ser revertida com naloxone
Tramadol	EV/VO/IM 5 mg/kg/dia dividido em duas ou três vezes	Analgésico opioide com efeitos cardiovasculares e respiratórios mínimos e baixo potencial de induzir dependência

TABELA 51.4 – DIURÉTICOS

Droga	Dose	Considerações
Espironolactona	VO 1 a 3 mg/kg/dose a cada 24 horas	Ação: diurético poupador de K. Diminui a excreção de Ca urinário O início da ação é de 3-5 dias
Furosemida	IM, IV, VO Inicial: 1 mg/kg/dose, Prematuro: a cada 24 horas Termo: a cada 12 horas	Indicada em edema pulmonar, sobrecarga hídrica, ICC. Uso prolongado acarreta nefrocalcinose, alcalose metabólica hipoclorêmica. Ototoxicidade quando associada a aminoglicosídeos
Hidroclorotiazida	VO 1 a 2 mg/kg/dose a cada 12 horas	Usado em edema moderado. Seu efeito aumenta com o uso de furosemida e espironolactona. Pode melhorar a função pulmonar em pacientes broncodisplásicos

259

O RECÉM-NASCIDO E CONDIÇÕES ESPECIAIS | SEÇÃO 2

TABELA 51.5 – RESPIRATÓRIAS

Droga	Dose	Considerações
Aminofilina	IV, VO Ataque: 8 mg/kg Manutenção: 1,5 a 3 mg/kg/dose a cada 8 a 12 horas	Indicada em apneia da prematuridade. Dose terapêutica muito próxima da dose tóxica
Cafeína	IV, VO Ataque: 10 a 12,5 mg/kg de cafeína base Manutenção: 2,5 a 5 mg/kg após 24 h da dose de ataque, 24/24 h Quando usado Citrato de Cafeína usar o dobro da dose	Indicada em apneia da prematuridade. Efeitos colaterais: náuseas, vômitos, taquicardia, arritmias, convulsões

TABELA 51.6 – CORTICOIDES

Droga	Dose	Considerações
Hidrocortisona	IV, VO Reposição: 7 a 9 mg/m^2/dia, em 2 a 3 doses Estresse: 20 a 30 mg/m^2/dia, em 2 a 3 doses	Indicada para reposição fisiológica e choque refratário. Risco de infecção, hipertensão, retenção de sal, supressão de adrenal, hiperglicemia, leucocitose
Dexametasona	IV, VO 0,025 mg/kg/dose, 12/12 h por 2 dias, geralmente 24 h antes da extubação	Indicada em edema de VAS, desmame do ventilador. Pode causar leucocitose, risco de infecção, hiperglicemia, distúrbio hidroeletrolítico, osteoporose, retardo do crescimento, catarata, miopatia e insuficiência adrenal são os efeitos colaterais mais frequentes

REFERÊNCIA BIBLIOGRÁFICA

1. Young TE, Mangum B. Neofax: A Manual of Drugs Used in Neonatal Care, ed 24. Raleigh, North Carolina: Acorn Publishing, USA, 2011.

52

Analgesia e Sedação no Recém-Nascido, e Manejo da Síndrome de Abstinência

- Marcelo Massanori Okuma
- Maria Eduarda da Rocha Santos Santana

Dor é definida pela Associação Internacional para o Estudo da Dor como "uma experiência sensorial e emocional desagradável, associada a uma lesão tecidual real, potencial ou descrita nos termos dessa lesão. A dor é sempre subjetiva". Estudos confirmaram as consequências desfavoráveis para cérebro do recém-nascido que não tem tratamento adequado para dor. Prematuros sofrem cerca de 10 eventos dolorosos por dia e 80% deles não recebem tratamento.

Como a dor é subjetiva, escalas de avaliação da dor no recém-nascido foram desenvolvidas de acordo com as Tabelas 52.1 a 52.4. Essas escalas foram validadas para dor aguda e algumas para dor pós-operatória, mas nenhuma para dor persistente ou crônica.

Escore máximo: 8 pontos. Considera-se a presença de dor quando três ou mais movimentos faciais aparecem de maneira consistente durante a avaliação.

TABELA 52.1 – NFCS: SISTEMA DE CODIFICAÇÃO DA ATIVIDADE FACIAL NEONATAL, QUE CONSISTE NA OBSERVAÇÃO DA EXPRESSÃO FACIAL DO RECÉM-NASCIDO (*NEONATAL FACIAL CODING SYSTEM*)

Movimento facial	0 pontos	1 ponto
Fronte saliente	Ausente	Presente
Fenda palpebral estreitada	Ausente	Presente
Sulco nasolabial aprofundado	Ausente	Presente
Boca aberta	Ausente	Presente
Boca estirada (horizontal ou vertical)	Ausente	Presente
Língua tensa	Ausente	Presente
Protrusão da língua	Ausente	Presente
Tremor de queixo	Ausente	Presente

O RECÉM-NASCIDO E CONDIÇÕES ESPECIAIS | SEÇÃO 2

TABELA 52.2 – A ESCALA NIPS (*NEONATAL INFANT PAIN SCALE*), COMPOSTA POR CINCO INDICADORES COMPORTAMENTAIS E UM FISIOLÓGICO

NIPS	0 pontos	1 ponto	2 pontos
Expressão facial	Relaxada	Contraída	-
Choro	Ausente	"Resmungos"	Vigoroso
Respiração	Relaxada	Diferente do basal	-
Braços	Relaxados	Fletidos/estendidos	-
Pernas	Relaxadas	Fletidas/estendidas	-
Estado de consciência	Dormindo/calmo	Desconfortável	-

Pontuação de zero a sete, considerando-se dor quando valores maiores ou iguais a 4 pontos.

TABELA 52.3 – CRIES (*CRYING, REQUIRES O_2 FOR SATURATION ABOVE 90%, INCREASED VITAL SIGNS, EXPRESSION, AND SLEEPLESSNESS*): AVALIAÇÃO PÓS-OPERATÓRIA

Parâmetros	0	1	2
Choro	Ausente	Alta tonalidade	Inconsolável
FiO_2 para $SatO_2 > 95\%$	0,21	0,21-0,30	> 0,30
FC e/ou PA (comparar ao pré-operatório)	Sem > FC e PA	> até 20% FC ou PA	≥ de 20% FC ou PA
Expressão facial	Relaxada	Careta/esporádica	Contraída
Sono	Normal	Intervalos curtos	Ausente

Realizar a cada 2 horas nas primeiras 24 horas após o procedimento doloroso e depois, a cada 4 horas por pelo menos mais 48 horas. Considerar intervenção medicamentosa quando escore maior ou igual a 5.

TABELA 52.4 – PIPP (PERFIL DE DOR DO PREMATURO): AVALIA A DOR AGUDA DE RECÉM-NASCIDOS PREMATUROS

	Indicadores	0	1	2	3
	IG (sem.)	> 36	32 – 356/7	28 – 316/7	< 28
Observar RN 15 s Anotar $FC/SatO_2$ basais	Estado de alerta	Ativo Acordado Olho aberto + movimentos faciais presentes	Quieto Acordado Olho aberto + sem mímica facial	Ativo Dormindo Olho fechado + movimentos faciais presentes	Quieto Dormindo Olho fechado + sem mímica facial
Observar RN 30 s	FC máxima	0-4 bpm	5-14 bpm	15-24 bpm	≥ 25 bpm
	SO_2 mínima	0-2,4%	2,5-4,9%	5,0-7,4%	≥ 7,5%
	Testa franzida	Ausente	Mínimo	Moderado	Máxima
	Olhos espremidos	Ausente	Mínimo	Moderado	Máxima
	Sulco nasolabial	Ausente	Mínimo	Moderado	Máxima

Dor ausente: 0 a 9% do tempo de observação com a alteração comportamental pesquisada. Dor mínima: 10 a 39% do tempo. Dor moderada: 40 a 69% do tempo. Dor máxima: mais de 70% do tempo de observação com a alteração facial. Escores menores ou iguais a 6 indicam ausência de dor ou dor mínima, escores superiores a 12 indicam a presença de dor moderada a intensa.

INDICAÇÃO DE ANALGESIA NO RECÉM-NASCIDO

Portadores de doenças potencialmente dolorosas e/ou submetidos a procedimentos invasivos, cirúrgicos ou não:

- Drenagem torácica, intubação traqueal eletiva, colocação de cateteres centrais, punção liquórica, múltiplas punções arteriais e/ou venosas e/ou capilares, procedimentos cirúrgicos de qualquer porte.

- Enterocolite necrosante.
- Tocotraumatismos, como fraturas ou lacerações extensas.
- Ventilação mecânica.
- Não existem indicações absolutas para o uso de analgesia no período neonatal. A decisão a respeito do alívio da dor deve ser individualizada, mas não deve ser esquecida.

TRATAMENTO DA DOR DO RECÉM-NASCIDO

PREVENÇÃO DA DOR

Minimizar as agressões sofridas pelo RN durante a sua permanência nas unidades de terapia intensiva (luzes, ruído, manipulação, punções, cateteres, adesivos na pele, etc.).

TRATAMENTO NÃO FARMACOLÓGICO

Sucção não nutritiva e uso de glicose a 25%. Indicado durante a realização de procedimentos menores como a coleta de sangue capilar, exame para *screening* de retinopatia, punção venosa. Esse método parece aumentar os níveis de endorfinas endógenas.

Outros métodos que mostraram benefícios são o método canguru e a contenção leve.

ANALGÉSICOS NÃO OPIOIDES

Paracetamol: único medicamento desse grupo seguro para uso neonatal. Deve ser administrado na dose de 10 a 15 mg/kg no RN a termo e 10 mg/kg no pré-termo, por via oral, com intervalo de 6 horas. Contraindicado em portadores de deficiência de G6PD.

Dipirona: não há estudos farmacológicos e clínicos a respeito desse medicamento em crianças com idade inferior a 6 anos.

ANALGÉSICOS OPIOIDES

Terapia mais efetiva para dor moderada a intensa. Promovem analgesia e sedação com boa janela terapêutica. Os mais comumente usados em neonatologia são:

Morfina

Pode ser administrada de maneira intermitente, na dose de 0,05 a 0,20 mg/kg/dose a cada 4 horas, por via endovenosa ou como infusão contínua, também por via endovenosa. As doses preconizadas são:
- Recém-nascidos a termo:
  - Para dores moderadas – 5 a 10 µg/kg/h.
  - Para dores intensas – 10 a 20 µg/kg/h.
- Recém-nascidos pré-termo:
  - Para dores moderadas – 2 a 5 µg/kg/h.
  - Para dores intensas – 5 a 10 µ/kg/h.

Esquema para suspensão do medicamento:
- Uso de morfina ≤ 3 dias: apenas suspender a medicação.
- Uso entre 4 e 7 dias: retirar 20% da dose inicial a cada dia.
- Uso entre 8 e 14 dias: retirar 10% da dose inicial a cada dia.
- Uso por mais de 14 dias: retirar 10% da dose inicial a cada 2-3 dias.

Citrato de fentanil

Promove analgesia rápida com mínima repercussão hemodinâmica. Recomendado por sua ação rápida em pós-operatórios além de pacientes com hipertensão pulmonar. Pode ser administrado de maneira intermitente, na dose de 1 a 4 µg/kg/dose a cada 2 a 4 horas, por via endovenosa.

Para infusão endovenosa contínua:
- Recém-nascidos a termo:
  - Para dores moderadas – 0,5 a 1 µg/kg/h.
  - Para dores intensas – 1 a 2 µg/kg/h.
- Recém-nascidos pré-termo:
  - Para dores moderadas – 0,5 µg/kg/h.
  - Para dores intensas – 1 µg/kg/h.

Esquema para suspensão do medicamento:
- Uso de fentanil ≤ 3 dias: apenas suspender a medicação.

- Uso entre 4 e 7 dias: retirar 20% da dose inicial a cada dia.
- Uso entre 8 e 14 dias: retirar 10% da dose inicial a cada dia.
- Uso por mais de 14 dias: retirar 10% da dose inicial a cada 2-3 dias.

Altas doses e infusão rápida podem levar a rigidez muscular, em especial na região da caixa torácica, podendo comprometer a ventilação.

Antagonista: Naloxone: dose 0,01 mg/kg. É contraindicado em pacientes que estão recebendo fentanil há mais de 5 dias pelo risco de síndrome de abstinência.

Tramadol

- Dose intermitente: 5 mg/kg/dia, divididos em 3 a 4 tomadas, por via oral ou endovenosa;
- Dose para infusão contínua: 0,10 a 0,25 mg/kg/hora;
- Recomenda-se retirada gradativa quando seu uso for superior a 5 dias.

Metadona

É um opioide de uso oral e endovenoso. Tem sido cada vez mais utilizado no tratamento e na prevenção da abstinência e da dependência. A metadona requer vigilância extra. Por ter efeito acumulativo, pode levar à sedação mais prolongada que a desejada. Nestes casos, a dose deve ser suspensa até o desaparecimento dos efeitos e o intervalo entre as doses deve ser aumentado para 8 a 12 horas.

Dose: 0,1 a 0,2 mg/kg a cada 4 a 6 horas.

Dexmedetomidina

É um sedativo [agonista alfa-2-adrenérgico]. Promove sedação e analgesia sem depressão respiratória; após administração lenta de doses baixas ou médias demonstra seletividade alfa-2; após administração de doses rápidas ou muito altas são observadas atividades alfa-2 e alfa-1. Potencializa o efeito analgésico de opioides. Pouco usada em RN,

pois a farmacocinética e a farmacodinâmica são pouco descritas nesta faixa etária. Tem sido usada em RN maiores, principalmente cardiopatas, após procedimentos cirúrgicos relevantes com necessidade de sedação. Deve-se ter cautela em relação aos efeitos colaterais: hipotensão grave e crises convulsivas.

É importante considerarmos um rodízio do opioide frente à necessidade de escalonamento da dose do opioide escolhido, de modo a maximizar seus benefícios e minimizar os riscos dos efeitos colaterais referentes às altas doses utilizadas.

TABELA 52.5 – ABORDAGEM DA ROTAÇÃO DE OPIOIDE EM NEONATOS

Agente	Dose máxima	Novo agente	Cálculo
Fentanil	5 mcg/kg/h	Morfina (mcg/kg/h)	Dose do fentanil × 10-20 (menos 25% da dose)
Morfina	200 mcg/kg/h	Hidromorfina (mcg/kg/h)	Dose da morfina dividida por 7 (menos 25% da dose)

ANESTÉSICOS LOCAIS

- EMLA (mistura de prilocaína e lidocaína): anestesia a pele intacta em 60 a 90 minutos após sua aplicação. Uso indicado para punção lombar, por exemplo, além de punções arteriais. Tem como efeito colateral quando utilizado de maneira repetida um aumento de metemoglobina. Pode também causar vasoconstrição, dificultando a punção venosa e a coleta de sangue.
- Lidocaína: recomenda-se a infiltração local de lidocaína em neonatos submetidos a punção liquórica, inserção de cateteres e drenagem torácica.

Dose: lidocaína 0,5% sem adrenalina deve ser infiltrada na dose de 5 mg/kg via subcutânea. O início de ação é quase imediato e tem duração de 30 a 60 minutos após a infiltração.

SEDAÇÃO NO RECÉM-NASCIDO

HIDRATO DE CLORAL

Sedativo hipnótico utilizado para a realização de procedimentos diagnósticos ou terapêuticos de curta duração. Pode desencadear efeito paradoxal, com hiperexcitabilidade e agitação. Em RN, o acúmulo de metabólitos ativos pode provocar o aparecimento de acidose metabólica e hiperbilirrubinemia direta e indireta.
Dose: 25 a 100 mg/kg por via oral.

MIDAZOLAM

Faz parte do grupo dos diazepínicos, que é o grupo mais utilizado como sedativo. Promovem sedação e relaxamento muscular, porém não tem ação analgésica. Indicados em procedimentos não invasivos como exames de imagem. Podem levar a depressão respiratória, obstrução de vias aéreas, hipotensão e excitação paradoxal. Esses efeitos são potencializados com o uso de opioides.
Dose: 0,05 a 0,15 mg/kg/dose endovenosa lentamente em 2 a 5 minutos, a cada 2 a 4 horas.
Dose contínua: 0,1 a 0,6 µg/kg/minuto endovenoso.
Dose intranasal: 0,2 a 0,3 mg/kg/dose.
Há necessidade de retirada gradual após 48 horas de uso.
Droga de metabolismo hepático com meia-vida entre 30 e 60 minutos (prolongada em recém-nascidos sépticos ou prematuros).
Há relatos de aparecimento de encefalopatia, com redução da atenção visual, posturas distônicas e coreoatetose em crianças que utilizaram a prescrição conjunta do midazolam e opioide.
Antagonista: Flumazenil: dose 0,01 mg/kg, podendo ser repetida a cada 2 minutos, até a dose de 1 mg.

SÍNDROME DE ABSTINÊNCIA NEONATAL (SAN)

SAN geralmente refere-se à constelação de sintomas observados após exposição a um opioide intraútero. A exposição a drogas, como o álcool, antiepilépticos, antipsicóticos, ansiolíticos, benzodiazepínicos, maconha, drogas de clubes noturnos, cocaína, inalantes, lítio e os inibidores seletivos da recaptação da serotonina (SSRIs), pode também provocar sintomas neonatais anormais semelhantes ao de abstinência a opioides, mas geralmente são autolimitados e não necessitam de intervenção. Qualquer RN exposto a uma droga deve ser observado por um período mínimo de 48 horas quanto a sinais e sintomas de retirada da droga.
SSRIs elevam o risco de Síndrome Neonatal Comportamental (GEN), uma discreta SAN, com sintomas como tremores, convulsões, taquicardia, taquipneia, cianose, hipotermia, vômito, hipoglicemia, irritabilidade, aumento do tônus, má alimentação, pouco sono ou distúrbios gastrointestinais. Estes sintomas ocorrem em 10-30% dos RN's expostos, e mais comumente com exposição no terceiro trimestre. A exposição a fluoxetina (Prozac) e Paroxitina (Paxil) são conhecidos por ter uma maior incidência de GEN. Os sintomas da GEN são geralmente autolimitadas e se resolvem dentro de duas semanas.

FISIOPATOLOGIA

Os RN's desenvolvem dependência de drogas através da transferência placentária de opioides lipossolúveis de baixo peso molecular (Finnegan, 2013; Hudak, e Tam, 2012). Após o nascimento, há uma interrupção brusca do fornecimento de drogas para o RN, o que resulta em um aumento de descarga noradrenérgica, com sintomas neurológicos e gastrointestinais (Cramton, & Gruchała, 2013; Finnegan, 2013; Hudak, e Tam, 2012). Dada a densidade de receptores opioides dentro do sistema nervoso central e gastrointestinal, eles são os mais afetados (Cramton, & Gruchała, 2013).

SINTOMAS

A maioria dos sintomas aparece dentro das 72 horas de vida devido à meia-vida curta da maioria das drogas, com exceção da metadona (Finnegan, 2013; Hudak, e Tam, 2012). A metadona é de longa duração e, como tal, o tempo e a gravidade da sua retirada são mais variáveis. A ocorrência dos sintomas da retirada da metadona em RN's expostos intraútero é de 85%, em comparação com 55-94% das crianças que sofreram exposição a outros opioides (Dow et al., 2012).

Os sintomas da SAN podem variar de graves, como convulsões, apneia, desidratação relacionados à má alimentação, distúrbios eletrolíticos, perda de peso, choque ou coma, a sintomas mais sutis e não específicos, como irritabilidade, espirros, bocejos, manchas, dificuldade de sono ou hiperatividade (Finnegan, 2013). Alguns desses sintomas mais sutis podem persistir por meses após o nascimento. Os prematuros têm sintomas mais tardios e menos graves dada a sua exposição à droga reduzida e sistema nervoso imaturo (Cramton, & Gruchała, 2013; Hudak, e Tam, 2012). RN's com estado nutricional mais pobre ou aqueles que são clinicamente doentes podem ter um início mais tardio, dada a sua excreção de drogas mais lento.

MONITORIZAÇÃO DA SAN – ESCORE DE FINNEGAN MODIFICADO

O Escore de Finnegan Modificado é uma ferramenta recomendada para avaliar a SAN (Apêndice A) e deve ser usado para quaisquer lactentes considerados de risco. O

rastreamento deve ser iniciado no momento do nascimento, e continua a cada 2-4 horas para a duração recomendada com base na exposição intra útero. O algoritmo de tratamento (Secção 4.0) deve ser seguido para determinar a duração do rastreamento e de uma intervenção necessária ou tratamento.

ALGORITMO DE TRATAMENTO (COM BASE NO *PROVINCIAL COUNCIL FOR MATERNAL AND CHILD HEALTH* (2012) *GUIDELINE*) (FIGURA 52.1)

Cuidado de bebês em risco de NAS é baseado nas orientações do *Provincial Council for Maternal and Child Health* de Ontário. Veja o Apêndice B para algoritmo de tratamento, incluindo mecônio e recomendações de testes de urina, pontuação para SAN, e instituir a terapêutica farmacológica escalada. Todos os bebês que recebem a terapia farmacológica devem ter monitorização cardiorrespiratória e monitorização de sinais vitais pelo hospital. **Uso de sedativos no manejo da SAN:** embora o fenobarbital tem sido o sedativo de escolha no manejo da SAN por muitos anos, diversos estudos tem demonstrado a eficácia de outras drogas no seu tratamento (Osborn et al., 2010). Atualmente, existe uma trepidação quanto ao uso de fenobarbital e seus potenciais efeitos a longo prazo sobre os resultados do desenvolvimento neurológico devem ser considerados (Cramton, & Gruchała, 2013). O Provincial Council for Maternal and Child Health de Ontário (2012) e uma revisão do Cochrane 2010 (Osborn et al., 2010) concluem que a adição de um fenobarbital ou a clonidina a um opioide baseado no protocolo de tratamento SAN é benéfica na redução da duração do sintomas da SAN. Não existem estudos disponíveis que comparam morfina e fenobarbital contra morfina e clonidina. A clonidina, um agonista do receptor α2-adrenérgico, é eficaz na inibição da hiperatividade noradrenérgica que ocorre na SAN (Xie et al.,

2011). Os estudos de farmacocinética da clonidina usados para tratar recém-nascidos com SAN (idade gestacional superior 35 semanas) demonstraram que a clonidina é predominantemente excretada pelo rim, e que essa excreção aumenta rapidamente no período pós-natal devido ao desenvolvimento e a maturação renal (Xie et al., 2011). Tanto a idade e o peso corporal pós-natal são covariáveis importantes sobre a depuração da clonidina, e deve ser considerado para obter uma dosagem adequada. Os estudos mostram que o uso da clonidina na SAN não causou nenhum efeito significativo (Esmaeili et al., 2010), apesar que o impacto sobre a pressão arterial que deve ser considerado, e uma cuidadosa monitorização dos sinais vitais deve ser implementada.

Devido a retirada iatrogênica de narcóticos e benzodiazepínicos, quando a sedação é necessária para diminuir os sintomas da SAN inadequadamente controlada, a clonidina deve ser utilizada a menos que seja contraindicada.

AMAMENTAÇÃO MATERNA E SUBSTÂNCIAS UTILIZADAS

Enquanto são feitos todos os esforços para apoiar a amamentação, existem situações específicas em que a oferta de leite materno pode ser prejudicial para uma criança. A utilização de determinadas substâncias por mães que desejam amamentar, dar o leite materno pode colocar a criança em risco, e isso deve ser considerado individualmente.

A tabela a seguir descreve substâncias comuns utilizadas por mães que possam contra indicar o uso do leite materno e/ou a amamentação. Muitas recomendações são feitas com base em dados mínimos disponíveis e isso deve ser considerado. Esta tabela não é completa e pode haver drogas não incluídas que representam um risco para o recém-nascido.

O RECÉM-NASCIDO E CONDIÇÕES ESPECIAIS | SEÇÃO 2

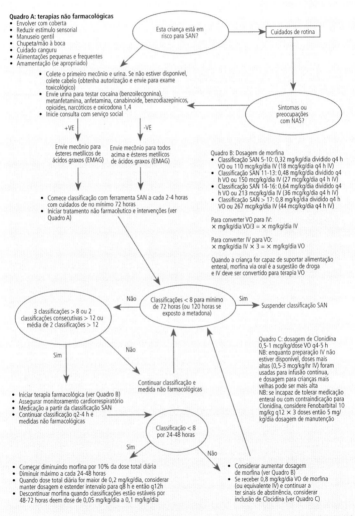

FIGURA 52.1 – ALGORITMO DE TRATAMENTO (BASEADO NO *PROVINCIAL COUNCIL FOR MATERNAL AND CHILD HEALTH* (2012) *GUIDELINE*).

GUIA DE BOLSO DE NEONATOLOGIA | CAPÍTULO 52

EXEMPLO: Sistema Modificado Finnegan de Classificação de Abstinência Neonatal
Data de Nascimento _____
Peso ao Nascimento _____ gramas (× 10% = _____)
Peso Atual _____ gramas
Inicie nova folha de classificação diariamente

Sinais		Classificação										
Data:	Hora:											
Choro excessivo	2											
Choro excessivo (inconsolável)	3											
Dorme < 1 hora depois de se alimentar	3											
Dorme 1-2 horas depois de se alimentar	2											
Dorme 2-3 horas depois de se alimentar	1											
Reflexo de Moro hiperativo	1											
Reflexo de Moro visivelmente hiperativo	2											
Tremores leves (paciente incomodado)	1											
Tremores moderados/severos com incômodo	2											
Tremores leves (paciente sem incômodo)	1											
Tremores moderados/severos sem incômodo	2											
Tônus muscular aumentado	1-2											
Escoriação: pele vermelha, intacta	1											
Escoriação: feridas na pele	2											
Convulsão generalizada	8											
Hipertermia (temperatura de axilar ≥ 37,3 °C)	1											
Bocejos frequentes (≥ 4/intervalo)	1											
Suor	1											
Congestão nasal	1											
Espirros (≥ 4/intervalo)	1											
Taquipneia (taxa ≥ 60/minuto)	2											
Má alimentação	2											
Vômitos	2											
Fezes moles	2											
Perdas de peso/insuficiência de crescimento	2											
Irritabilidade	1-3											
Classificação total												
Iniciais do responsável por classificação												

Nome do Classificador	Iniciais	Assinatura/Título	Nome do Classificador	Iniciais	Assinatura/Título

O RECÉM-NASCIDO E CONDIÇÕES ESPECIAIS | SEÇÃO 2

Guia para Uso do Sistema Modificado Finnegan de Classificação de Abstinência Neonatal

Instruções
- Criado para uso com recém-nascido termos expostos a opioides
- Iniciar classificação com 2 horas de vida e repetir a cada 2-4 horas antes da alimentação. Não acordar criança para classificação
- Classificação total para cada intervalo ao final da coluna
- Calcule a grave 90% do peso ao nascer para usar como referência para perda de peso

- Inicie tratamento farmacológico quando a média das 3 classificações consecutivas é ≥ 12
- Classificação para mínimo de 72 horas. 120 horas para exposição à metadona. Continuar classificação durante tratamento e desmame
- Descontinuar classificação 48-72 horas após tratamento for descontinuado

Choro excessivo
- Choro normalmente é agudo
- Nível 2: criança chora frequentemente e é difícil de consolar
- Nível 3: criança é incontrolável, mesmo com chupeta, enrolado em coberta ou ninando

Sono
- Use o mais longo período contínuo de sono entre alimentação e classificações
- Nível 0: dorme mais de 3 horas continuamente
- Nível 1: dorme 2-3 horas continuamente
- Nível 2: dorme 1-2 horas continuamente
- Nível 3: dorme menos de 1 hora continuamente

Reflexo de Moro
- Evitar fazer enquanto a criança está irritada ou chorando para garantir que nervosismo, se presente, é devido à abstinência e não à agitação
- Nível 1: reflexo de Moro hiperativo: resposta hiperativa com abdução excessiva no ombro e extensão no cotovelo com ou sem tremores
- Nível 2: reflexo de Moro evidentemente hiperativo: resposta acima acrescida de flexão de adução no ombro com braços cruzados na linha média

Tremores
- Movimentos involuntários que são rítmicos e de amplitude igual
- Puxões mioclônicos não são tremores
- Tremores não provocados ocorrem na ausência de estímulo
- Nível 1: tremores leves nas mãos e pés apenas e ocorrem frequentemente em situações de choro e ocasionalmente em estado de alerta enquanto quieto
- Nível 2: tremores moderados a severos envolvendo braços e pernas e ocorrer consistentemente e repetidamente em qualquer estado

Tônus muscular aumentado
- Mostrado por estender e soltar passivamente os braços e pernas da criança para avaliar
- Avalie criança em repouso e com manuseio gentil, em estado alerta
- Nível 1: tônus aumentado ao lidar com criança ou maior resistência a extensão e flexão de membros com demora da cabeça ao puxar para sentar
- Nível 2: tônus aumentado sem lidar com criança ou resistência elevada a alongar e dobrar membros com ou sem demora da cabeça

Escoriação
- Resulta de movimentos excessivos e sem controle, como tremores e esfrego. Escoriação na área da fralda não está incluída
- Níveis apenas quando escoriação estiver presente
- Nível 1: pele está vermelha, mas intacta ou em recuperação
- Nível 2: pele está rompida

Convulsão generalizada
- Ocorrência de convulsão requer notificação do pediatra imediatamente
- Nível 8: a incidência de convulsões como um sintoma de SAN é baixo, mas se presente

Hipertermia
- Se hipertermia está presente, descarte infecção
- Nível 1: temperatura na axila de 37,3 °C ou acima

Bocejo
- Nível 1: bocejo 4 vezes ou mais em um intervalo de classificação

Suor
- Nível 1: umidade na testa da criança ou no lábio superior, sendo que a criança não está vestida exageradamente

Congestão nasal
- Nível 1: ruído nasal durante respiração, não associada a doença

Espirros
- Nível 1: espirros 4 vezes ou mais durante um intervalo de classificação

Taquipneia
- Nível 2: taxa respiratória maior que 60 respirações por minuto em repouso sem irritação ou choro
- Descartar outras condições médicas

Má alimentação
- Nível 2: descoordenação ao sugar ou engolir, resultando em:
  - Sugar sem eficiência
  - Padrão de sugar sem eficiência: curtas tentativas com fraca sucção apesar de sucção excessiva antes da alimentação
  - Posição da língua mal adaptativa: movimento da língua, língua acima do mamilo, perda de fórmula pelos cantos da boca
  - Barulho ao engolir ou som repetido com a língua durante sucção
  - Faz pausas constantes na alimentação para respirar, arrotar ou cuspir

Vômitos
- Nível 2: vomita uma alimentação completa ou duas ou mais vezes durante uma alimentação, não associados a arrotos

Fezes amolecidas
- Nível 2: fezes ½ líquidas ½ sólidas ou fezes líquidas sem círculo de água na fralda

Perda de peso/insuficiência de crescimento
- Pese criança uma vez por dia
- Nível 2:
  - Perda de peso atual é maior que 10% do peso no nascimento
  - Incapacidade de recuperar peso ao nascimento aos 10 dias de vida
  - Ganho diário de peso de menos de 20 g/dia após peso do nascimento recuperado

Irritabilidade
- Criança está irritada ou inquieta, particularmente com toque leve mesmo com tentativas para consolar, mas pode não chorar excessivamente ou mesmo nem chorar
- Observar se há caretas, sensibilidade ao toque, luz ou som, aversão a olhar, etc. com ou sem choro
- Nível 2: mostra 2-3 sinais de irritabilidade e é consolado apenas com intervenção
- Nível 3: nenhum nível de consolo reduz sintomas de irritabilidade

REFERÊNCIAS BIBLIOGRÁFICAS

1. Grunau RE Oberlander T et al. Bedside application of the Neonatal Facial Coding System in pain assessment of premature neonates. Pain 1998; 76: 277-86.
2. Guinsburg R. Avaliação e tratamento da dor no recém-nascido. J Pediatr 1999; 75(3): 149-60.
3. Krechel SW, Bildner J. CRIES: A new neonatal postoperative pain measurement score. Initial setting of validity and reliability. Paediatric Anaesth 1995; 5: 53-61.
4. Lawrence J Alcock D et al. The development of a tool to assess neonatal pain. Neonatal Network. 1993; 12: 59-66.
5. 5 McPherson C, Grunau R. E. Neonatal pain control and neurologic effects of anesthetics and sedative in preterm infants, Clin Perinatology 41 (2014) 209-227
6. Richard W. Hall, Kanwaljeet J.S. Anand. Pain Management in Newborns. Clin Perinatology 41 (2014) 895-924.

53

Valores Laboratoriais

- Alexandre Netto
- Maria Eduarda da Rocha Santos Santana

Recém-nascidos, tanto termos quanto pré-termos, podem apresentar diferenças em relação a faixa de normalidade de exames laboratoriais comparados com crianças e adultos. A seguir, os principais exames utilizados em neonatologia e seus valores de referência para recém-nascidos.

ERITRÓCITO

TABELA 53.1 – VALORES NORMAIS DA SÉRIE VERMELHA EM RECÉM-NASCIDOS A TERMOS

Idade	Hemoglobina (g/dL)	Hematócrito (%)	Eritrócitos (× 106)	VCM	CHCM (g/dL)
Nascimento	15,4 – 23,4	46,6 – 68,5	4,1 – 6,4	100,7 – 117,5	32,0 – 35,2
2 semanas	11,7 – 19,3	36,6 – 58,2	3,5 – 5,5	96,5 – 110,9	30,2 – 35,4
1 mês	9,0 – 15,5	28,5 – 48,1	3,2 – 4,4	91,6 – 106,6	29,4 – 35,0

TABELA 53.2 – VALORES NORMAIS DA SÉRIE VERMELHA DURANTE EM RECÉM-NASCIDOS PREMATUROS

Idade	Hemoglobina (g/dL)	Hematócrito (%)	Eritrócitos (× 106)	VCM	CHCM (g/dL)
Nascimento	13,9 – 23,1	43,0 – 65,0	3,9 – 5,9	99,4 – 123,4	33,6 – 35,8
2 semanas	10,7 – 18,7	34,2 – 55,0	3,2 – 5,2	97,6 – 113,6	28,7 – 37,5
1 mês	8,0 – 14,0	25,5 – 43,7	2,6 – 4,2	92,1 – 109,3	28,6 – 35,4

LEUCÓCITOS (Nº/mm³)

TABELA 53.3 – CONTAGEM DE LEUCÓCITOS E DIFERENCIAL DURANTE AS PRIMEIRAS SEMANAS DE VIDA

Idade	Leucócito	Neutrófilo total	Eosinófilo	Basófilo	Linfócito	Monócito
Nascimento	9.000 – 30.000	6.000 – 26.000	20 – 850	0 – 640	2.000 – 11.000	400 – 3.100
7 dias	5.000 – 21.000	1.500 – 10.000	70 – 1.100	0 – 250	2.000 – 17.000	300 – 2.700
14 dias	5.000 – 20.000	1.000 – 9.000	70 - 1.000	0 – 230	2.000 – 17.000	200 – 2.400

PLAQUETAS

TABELA 53.4 – VALORES DE PLAQUETAS DURANTE AS DUAS PRIMEIRAS SEMANAS DE VIDA

Idade	Plaquetas
Nascimento	100.000 – 280.000
7 dias	80.000 – 320.000
14 dias	150.000 – 450.000

COAGULOGRAMA

TABELA 53.5 – VALORES DE COAGULOGRAMA EM RN A TERMO NO PRIMEIRO MÊS DE VIDA

Prova	Nascimento	7 dias	30 dias
TP (segundos)	10 – 15	10 – 15	10 – 14
TTPA (segundos)	31 – 54	25 – 60	32 – 55
TT (segundos)	23,5	23,1	24,3
Fibrinogênio (g/L)	1,6 – 3,9	1,6 – 4,6	1,6 – 3,7

TABELA 53.6 – VALORES DE COAGULOGRAMA EM RN PRÉ-TERMO NO PRIMEIRO MÊS DE VIDA

Prova	Nascimento	7 dias	30 dias
TP (segundos)	10 – 16	10 – 15	10 – 14
TTPA (segundos)	27 – 79	26 – 74	26 – 62
TT (segundos)	19 – 30	18 – 29	18 – 29
Fibrinogênio (g/L)	1,5 – 3,3	1,6 – 4,1	1,5 – 4,1

GUIA DE BOLSO DE NEONATOLOGIA | CAPÍTULO 53

BIOQUÍMICA

TABELA 53.7 – VALORES NORMAIS DE ELETRÓLITOS EM RN TERMO

Eletrólito	Nascimento	12 horas	24 horas	48 horas
Potássio (mEq/L)	5,6 – 12	5,3 – 7,9	5,3 – 7,7	5,0 – 7,7
Sódio (mEq/L)	126 – 166	124 – 156	132 – 159	139 – 162
Cloro (mEq/L)	98 – 110	90 – 111	98 – 119	93 – 112
Cálcio (mg/dL)	8,2 – 11,1	7,3 – 9,2	6,2 – 9,0	5,9 – 9,7
Cálcio 2+ (mg/dL)	2,26 – 2,6	2,14 – 2,62	2,16 – 2,68	2,16 – 2,72
Fósforo (mg/dL)	3,7 – 8,1	2,9 – 8,1	3,0 – 8,7	6,0 – 8,5
Ureia (mg/dL)	21 – 40	8 – 34	9 – 63	13 – 68
Glicose (mg/dL)	45 – 96	42 – 104	30 – 91	40 – 90
Ácido láctico (mg/dL)	11 – 30	10 – 23	9 – 22	7 – 21

TABELA 53.8 – VALORES NORMAIS DE ELETRÓLITOS EM RN PRÉ-TERMO

Eletrólito	1 semana	3 semanas	5 semanas	7 semanas
Potássio (mEq/L)	4,6 – 6,7	4,5 – 7,1	4,5 – 6,6	4,6 – 7,1
Sódio (mEq/L)	133 – 146	129 – 142	133 – 148	133 – 142
Cloro (mEq/L)	100 – 117	102 – 116	100 – 115	101 – 115
Cálcio (mg/dL)	6,1 – 11,6	8,1 – 11,0	8,6 – 10,5	8,6 – 10,8
Fósforo (mg/dL)	5,4 – 10,9	6,2 – 8,7	5,6 – 7,9	4,2 – 8,2
Ureia (mg/dL)	3,1 – 25,5	2,1 – 31,4	2,0 – 26,5	2,5 – 30,5

PROTEÍNAS TOTAIS E FRAÇÕES

TABELA 53.9 – PROTEÍNAS E FRAÇÕES ELETROFORÉTICAS EM RECÉM-NASCIDOS (G/DL)

	Cordão	Nascimento	1ª semana	Até 3 meses
Proteínas totais	4,78 – 8,04	4,67 – 7,0	4,40 – 7,60	3,64 – 7,38
Albumina	2,17 – 4,04	3,2 – 4,8	2,9 – 5,0	2,05 – 4,46
Alfa-1	0,25 – 0,66	0,1 – 0,3	0,09 – 0,25	0,08 – 0,43
Alfa-2	0,44 – 0,94	0,2 – 0,3	0,3 – 0,46	0,4 – 1,13
Beta	0,12 – 1,56	0,3 – 0,6	0,16 – 0,60	0,39 – 1,14
Gama	0,81 – 1,61	0,6 – 1,2	0,35 – 1,3	0,25 – 1,09

LÍQUIDO CEFALORRAQUIDIANO

TABELA 53.10 – VALORES NORMAIS DE LCR EM TERMOS E PREMATUROS

	Termo	Pré-termo
Leucócitos (mm³)	0 – 32	0 – 29
Proteína (mg/dL)	20 – 170	65-150
Glicose (mg/dL)	34 – 119	24 – 63

AMÔNIA

TABELA 53.11 – NÍVEIS DE AMÔNIA NAS PRIMEIRAS SEMANAS DE VIDA (µMOL/L)

	Cordão	Nascimento	1° semana	Até 3 meses
Termo	36 – 54	17 – 31	17 – 31	17 – 31
Pré-termo	45 – 97	28 – 56	24 – 60	27 – 59

HORMÔNIOS TIREOIDIANOS

TABELA 53.12 – VALORES DE NORMALIDADE DE TSH E T4 TOTAL PARA RN TERMOS

	TSH (mcUI/mL)	T4 total (mcg/dL)
Cordão	2,4 – 20,0	7,0 – 13,0
24 – 72 h	2,5 – 16,3	12,4 – 21,9
Até 2 semanas	2,5 – 16,3	8,2 – 16,6
Até 6 semanas	2,5 – 6,3	7,9 – 14,4

TABELA 53.13 – VALORES DE NORMALIDADE DE T4 LIVRE PARA PRÉ-TERMOS

Idade gestacional	T4 livre
25 – 27	1,0 – 1,8
28 – 30	1,3 – 2,7
31 – 33	1,7 – 3,1
34 – 36	2,0 – 3,6
37 – 40	2,0 – 5,3

GUIA DE BOLSO DE NEONATOLOGIA | CAPÍTULO 53

TABELA 53.14 – VALORES DE NORMALIDADE DE T4 LIVRE PARA TERMOS

	T4 livre (ng/dL)
1 semana	1,7 – 2,7
3 meses	1,1 – 1,5
6 meses	1,0 – 1,4

EXAMES DIVERSOS

TABELA 53.15 – VALORES NORMAIS DE LCR EM TERMOS E PREMATUROS

	Pré-termo	Termo
Ácido úrico (mg/dL)	–	3,0 – 7,5
Colesterol (mg/dL)	-	65 – 175
CPK (U/L)	-	14 – 97
Creatinina (mg/dL)	0,6 – 1,3	0,2 – 0,4
DHL (U/L)	-	357 – 953
Ferritina (µg/dL)	-	200 – 600
Fosfatase alcalina (U/L)	147 – 462	96 – 232
GGT (U/L)	-	14 -131
Osmolaridade (mOsm/L)	–	275 – 295
TGO/AST (U/L)	–	24 – 81
TGP/ALT (U/L)	–	10 – 33
Triglicérides	–	10 – 140

REFERÊNCIAS BIBLIOGRÁFICAS

1. Apêndice D. Valores normais para liquor. In: Gomella TL. Neonatologia – Manejo, procedimentos, problemas no plantão 1ªed. Porto Alegre: Artmed; 2005. p. 808.

2. Appendix 4. Normal biochemical values. In: Roberton. A manual of neonatal intensive care. 3ª ed. Great Britain: Edward Arnold; 1993. p. 374-76.

3. Deutsch, A.D.A.; Gallacci, C.B. In: Rugolo LMSS. Manual de Neonatologia – SPSP. 2ª ed. Rio de Janeiro: Revinter; 2000. p. 343-62.

4. Manual de exames 2008/2009. Fleury Medicina e Saude, 2009.

5. Neonatal hematology. In: Roberton. A manual of neonatal intensive care. 3ª ed. Great Britain: Edward Arnold; 1993. p. 341-52.

6. Pessoto, M.A; Marba, S.T.M.; Mezzacappa, M.A.M.S. Apêndices. In: Marba STM, Mezzacappa Filho F Manual de Neonatologia Unicamp. 2ªed. Rio de Janeiro: Revinter, 2009. p. 455-88.

54

Triagem Auditiva Neonatal

- Ana Maria Vilarinho Ofranti
- Clery Bernardi Gallacci

INTRODUÇÃO

A triagem auditiva neonatal universal (TANU) é um direito do recém-nascido, garantido pela Lei Federal nº 12.303, desde 2010, e visa identificar precocemente algum déficit auditivo. A perda auditiva acomete de um a três neonatos saudáveis a cada 1.000 nascimentos e pode causar impacto no desenvolvimento da fala, no desenvolvimento cognitivo e na integração social, caso não seja identificada e abordada precocemente. A perda auditiva, quando identificada e tratada até os 6 meses de idade, possibilita à criança um desenvolvimento adequado.

PROCEDIMENTOS

A TANU é realizada por meio de emissões otoacústicas (**EOA**) e potencial evocado auditivo de tronco encefálico (**PEATE**), traduzido em inglês como *brainstem evoked response audiometry* (**BERA**).

O teste da orelhinha (EOA) deve ser realizado em todos os recém-nascidos antes da alta hospitalar, de preferência, até o primeiro mês de vida.

O PEATE deve ser realizado quando houver falha do EOA e quando o recém-nascido possuir algum indicador de risco para deficiência auditiva.

EMISSÕES OTOACÚSTICAS (EOA)

A presença das EOA indica que as células ciliadas externas da orelha interna têm a capacidade de reemitir a energia sonora em direção à orelha externa, quando estimuladas por um som. É um método rápido, não invasivo, objetivo e sensível ao diagnóstico da perda auditiva unilateral ou bilateral, de grau leve a profundo.

POTENCIAL EVOCADO AUDITIVO DE TRONCO ENCEFÁLICO (PEATE)

Avalia a condução eletrofisiológica do estímulo auditivo da porção periférica até o tronco encefálico. Possibilita, além da identificação de perdas auditivas cocleares (sensoriais), as retrococleares (neurais), incluindo o espectro da neuropatia auditiva (reduzindo o número de resultados falso-negativos das EOA). Além disso, tem a vantagem de não ter limitações frente às alterações de orelha externa ou média, reduzindo o número de resultados falso-positivos das EOA.

PROTOCOLO

O Comitê Conjunto de Audição Infantil (JCIH) recomenda a implementação de um sistema interdisciplinar integrado do SUS para detectar e tratar a perda auditiva precoce. Todos os recém-nascidos devem ser rastreados antes de atingirem **um mês de idade**, a avaliação audiológica de todos os bebês que falham no teste de triagem deve ser feita aos **três meses de idade** e a intervenção para bebês com deficiência auditiva significativa deve ser feita aos **seis meses de idade,** projetadas para atender às necessidades individualizadas do bebê e da família.

A triagem inicial é realizada por meio das EOA em todos os recém-nascidos, de preferência nas primeiras 24 a 48 horas de vida (Figura 54.1).

É recomendado, para os lactentes com indicadores de risco auditivo, a realização do PEATE (Anexo 54.1), possibilitando a identificação da perda auditiva neural. Para os lactentes com indicadores de risco auditivo para perdas tardias e/ou progressivas, existe a necessidade do acompanhamento audiológico até completar três anos de vida.

Para crianças com TAN adequada e presença de indicador de risco auditivo, deve ser realizado pelo menos um retorno entre 2 anos e 2 anos e 6 meses.

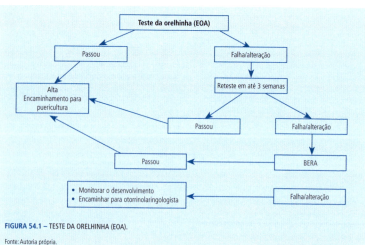

FIGURA 54.1 – TESTE DA ORELHINHA (EOA).

Fonte: Autoria própria.

Anexo 54.1 – Indicadores de risco associados à perda auditiva na infância – indicações para a realização de PEATE

- Suspeita familiar de atraso no desenvolvimento de linguagem, fala ou audição;

- História familiar de perda auditiva permanente na infância;

- Cuidados intensivos em unidade neonatal por mais de 5 dias ou qualquer um dos motivos seguintes, independentemente da duração da estada: ECMO, ventilação assistida, exposição a medicações ototóxicas (gentamicina e tobramicina) ou diuréticos de alça (furosemida), recém-nascido de muito baixo peso (< 1,5 kg), PT < 35 sem, PIG < p5, Apgar Neonatal de 0 a 4 no primeiro minuto ou 0 a 6 no quinto minuto (asfixia perinatal grave) e hiperbilirrubinemia em níveis de exsanguineotransfusão;

- Infecções intraútero, como citomegalovírus, herpes, rubéola, sífilis e toxoplasmose;

- Anomalias craniofaciais, incluindo aquelas de pavilhão e conduto auditivo (verruga e pinta) e anomalias de osso temporal;

- Síndromes associadas à perda auditiva progressiva ou de manifestação tardia (neurofibromatose, osteopetroses, síndrome de Usher, Waardenburg, Alport, Pendred, e Jervell e Lange-Nielson);

- Desordens neurodegenerativas (Síndrome de Hunter) ou neuropatias sensório motoras (ataxia de Friedreich e síndrome Charcot-Marie);

- Infecções pós-natais, com cultura positiva, associadas com perda auditiva sensorioneural, incluindo meningite bacteriana e viral (especialmente por herpes e varicela).

Fonte: JCIH, 2009.

REFERÊNCIAS BIBLIOGRÁFICAS

1. Ahmed S, Sheraz S, Malik SA, Ahmed NR, Farooq S, Raheem A, Basheer F, Nayyar ZA, Fazal-e-Malik. Frequency of congenital hearing loss in neonates. Journal of ayub medical college, abbottabad. 2018; 30(2): 234-236.

2. Joint committee on infant hearing. Year 2019 position statement: principles and guidelines for early hearing detection and intervention programs. The journal of early hearing detection and intervention. 2019; 4(2): 13-44.Brasil. Lei nº 12.303, 2 de agosto de 2010. Dispõe sobre a obrigatoriedade do exame denominado Emissões Otoacústicas Evocadas. Disponível em: https://www2.camara.leg.br/legin/fed/lei/2010/lei-12303-2-agosto-2010-607594-publicacaooriginal-128606-pl.html. Acesso em: 1º mar. 2020.

3. Yoshinaga-itano C, Sedey AL, Coulter DK, Mehl AL. Language of early- and later-identified children with hearing loss. Pediatrics. 1998; 102(5): 1161-1171. Doi:10.1542/peds.102.5.1161.

4. Wroblewska-Seniuk KE, Dabrowski P, Szyfter W, Mazela J. Universal newborn hearing screening: methods and results, obstacles, and benefits. Pediatr Res. 2017; 81(3): 415-422. doi:10.1038/pr.2016.250.

55

Índice Prognóstico em UTI Neonatal

- Bianca Geddo Figueiredo
- Mariana Aparecida Brunossi Moura Proença

Os escores servem como ferramentas para medida do risco de mortalidade do RN na UTI neonatal.

Os escores utilizados são o CRIB II e o SNAPPE-II. Ambos devem ser realizados nas primeiras 12 horas de vida.

ESCORE CRIB II (*CLINICAL RISK INDEX FOR BABIES*)

Foi desenvolvido, inicialmente, com a finalidade de quantificar o risco de mortalidade em recém-nascidos de muito baixo peso (menores que 1.500 g ao nascimento) e menores de 31 semanas de idade gestacional. A atualização veio com a finalidade de se ajustar aos avanços dos cuidados neonatais e de remover a fração inspirada de oxigênio (FiO_2) dos componentes, utilizando modelo de regressão logística.

TABELA 55.1 – ESCORE CRIB II (*CLINICAL RISK INDEX FOR BABIES*) – SEXO MASCULINO

Peso de nascimento (g)	Variáveis/Pontuação										
2.751 a 3.000											0
2.501 a 2.750										1	0
2.251 a 2.500									3	0	0
2.001 a 2.250									2	0	0
1.751 a 2.000								3	1	0	0
1.501 a 1.750						6	5	3	2	1	0
1.251 a 1.500					8	6	5	3	3	2	1
1.001 a 1.250		12	10	9	8	7	6	5	4	3	3
751 a 1.000		12	11	10	8	7	7	6	6	6	6
501 a 750	14	13	12	11	10	9	8	8	8	8	
251 a 500	15	14	13	12	11	10	10				
Idade Gestacional	**22**	**23**	**24**	**25**	**26**	**27**	**28**	**29**	**30**	**31**	**32**

O RECÉM-NASCIDO E CONDIÇÕES ESPECIAIS | SEÇÃO 2

TABELA 55.2 – ESCORE CRIB II (*CLINICAL RISK INDEX FOR BABIES*) – SEXO FEMININO

Peso de Nascimento (g)	Variáveis/Pontuação										
2.751 a 3.000											0
2.501 a 2.750										1	0
2.251 a 2.500									2	0	0
2.001 a 2.250									1	0	0
1.751 a 2.000								3	1	0	0
1.501 a 1.750						6	4	3	1	0	0
1.251 a 1.500					7	5	4	3	2	1	1
1.001 a 1.250		11	10	8	7	6	5	4	3	3	3
751 a 1.000		11	10	9	8	7	6	5	5	5	5
501 a 750	13	12	11	10	9	8	8	7	7	7	
251 a 500	14	13	12	11	11	10	10				
Idade Gestacional	**22**	**23**	**24**	**25**	**26**	**27**	**28**	**29**	**30**	**31**	**32**

Temperatura de admissão (°C)	Pontuação
≤ 29,6	5
29,7 a 31,2	4
31,3 a 32,8	3
32,9 a 34,4	2
34,5 a 36	1
36,1 a 37,5	0
37,6 a 39,1	1
39,2 a 40,7	2
≥ 40,8	3
Total	

Base Excess (mMol/L)	Pontuação
< −26	7
−26 a −23	6
−22 a −18	5
−17 a −13	4
−12 a −8	3
−7 a −3	2
−2 a 2	1
≥ 3	0

Os valores do CRIB II variam de 0 (zero) a 27 (vinte e sete). Quanto maior for a pontuação, maior será a gravidade do paciente.

O valor preditivo da mortalidade é calculado automaticamente por aplicativos que utilizam modelo de regressão logística. De acordo com estudos, um escore maior que ou igual a 11 tem 94,9% de sensibilidade e 82,4% de especificidade em predizer mortalidade em prematuros nascidos com idade gestacional menor ou igual a 32 semanas.

ESCORE SNAPPE II (*SCORE FOR NEONATAL ACUTE PHYSIOLOGY – PERINATAL EXTENSION II*)

Pode ser utilizado para quase todos os recém-nascidos, independentemente do peso ou da idade gestacional.

Pacientes excluídos:

- RN encaminhados para setores de baixo risco com menos de 24 horas de vida.
- RN admitidos com mais de 48 horas de vida.
- RN admitidos na UTI sem indicação de suporte avançado de vida.

Variáveis	Pontuação
Pressão Arterial Média	
> 30 mmHg	0
20 a 29 mmHg	9
< 20 mmHg	19
Temperatura na admissão	
> 35,6°C	0
35 a 35,6°C	8
< 35°C	15
Relação PaO_2/FiO_2	
> 2,49	0
1 a 2,49	5
0,30 a 0,99	16
< 0,30	28
pH sanguíneo	
> 7,20	0
7,10 a 7,19	7
< 7,10	16

Convulsões múltiplas	
Não	0
Sim	19
Volume urinário	
> 1 mL/kg/h	0
0,1 a 0,9 mL/kg/h (oligúria)	5
< 0,1 mL/kg/h	18
Peso de nascimento	
> 1.000 g	0
750 g a 999 g	10
< 750 g	17
Pequeno para a idade gestacional (segundo Alexander)	
> percentil 3	0
< percentil 3	12
APGAR de 5° minuto	
> 7	0
< 7	18

Total

ESCORE SNAPPE II (*SCORE FOR NEONATAL ACUTE PHYSIOLOGY – PERINATAL EXTENSION II*)

A pontuação do SNAPPE II varia de 0 (zero) a 162 (cento e sessenta e dois). Quanto maior for a pontuação, maior será a gravidade do RN.

TABELA 55.3 – CORRELAÇÃO DO ESCORE COM A MORTALIDADE, DE ACORDO COM O PESO AO NASCIMENTO

SNAPPE-II	Total	Mortes observadas		Mortes esperadas	
		Nº	%	Nº	%
Para todos os pesos ao nascimento					
0-9	16,274	48	0,3%	51	0,3%
10-19	3,923	61	1,6%	61	1,6%
20-29	1,952	74	3,8%	71	3,6%
30-39	1,262	93	7,4%	101	8,0%
40-49	790	124	15,7%	116	14,7%
50-59	476	105	22,1%	102	21,4%
60-69	310	101	32,6%	100	32,3%
70-79	142	55	38,7%	63	44,4%
≥ 80	141	94	66,7%	90	63,8%
Para < 1.500 g					
0-9	1,526	9	0,6%	7	0,5%
10-19	1,092	30	2,7%	24	2,2%
20-29	772	40	5,2%	38	4,9%
30-39	645	61	9,5%	60	9,3%
40-49	497	79	15,9%	78	15,7%
50-59	318	72	22,6%	72	22,6%
60-69	260	85	32,7%	84	32,3%
70-79	121	46	38,0%	53	43,8%
≥ 80	132	88	66,7%	85	64,4%

SNAPPE-II	Total	Mortes observadas		Mortes esperadas	
		Nº	%	Nº	%
Para ≥ 1.500 g					
0-9	14,748	39	0,3%	45	0,3%
10-19	2,831	31	1,1%	37	1,3%
20-29	1,180	34	2,9%	33	2,8%
30-39	617	32	5,2%	40	6,5%
40-49	293	45	15,4%	38	13,0%
50-59	158	33	20,9%	30	19,0%
60-69	50	16	32,0%	16	32,0%
70-79	21	9	42,9%	10	47,6%
≥ 80	9	6	66,7%	5	55.6%

Richardson DK et al. SNAP-II and SNAPPE-II: Simplified newborn illness severity and mortality risk scores. J Pediatr. 2001; 138: 92-100.

REFERÊNCIAS BIBLIOGRÁFICAS

1. Parry G et al. CRIB II: an update of the Clinical Risk Index for Babies score. Lancet. 2003; 361(9371): 1789-9.
2. Sarquis ALF, Miyaki M, Cat ML. Aplicação do escore CRIB para avaliar o risco de mortalidade neonatal. J. Pediatr. 2002; 78(3): 225-229.
3. Genu, DHS. Análise de acurácia de diferentes escores de morbimortalidade para pré-termo abaixo de 1.000 g. 2012. Dissertação (Mestrado em Saúde da Mulher e da Criança) – Instituto Fernandes Figueira, Rio de Janeiro, 2012.
4. Ezz-Eldin ZM, Hamid TA, Youssef MR, Nabil Hel-D. Clinical Risk Index for Babies (CRIB II) Scoring System in Prediction of Mortality in Premature Babies. J Clin Diagn Res. 2015; 9(6).
5. Rachuri S et al. SNAPPE II score: predictor of mortality in NICU. Int J Contemp Pediatr. 2019; 6(2): 422-42.

56

Vacinação do Prematuro

- Anna Carolina Annes Cardoso
- Mauricio Magalhães

COMENTÁRIOS

- **BCG ID:** deverá ser aplicada o mais precocemente possível, de preferência ainda na maternidade, em recém-nascidos com peso maior ou igual a 2.000 g, na dose de 0,1 mL, intradérmico. Se o peso ao nascimento for inferior a 2.000 g, adiar a vacinação até que atinja peso maior ou igual a 2.000 g. Em caso de suspeita de imunodeficiência ou no caso de recém-nascidos cujas mães tenham feito uso de biológicos durante a gestação, a vacinação poderá ser adiada ou contraindicada.

- **Hepatite B:** os RN de mães portadoras do vírus da hepatite B devem receber, ao nascimento, além da vacina, imunoglobulina específica para hepatite B (HBIG) na dose de 0,5 mL via intramuscular, logo após o nascimento, até, no máximo, o sétimo dia de vida. A vacina deve ser aplicada via IM, no vasto lateral da coxa, e a HBIG, na perna contralateral. Em função da menor resposta à vacina em bebês nascidos com menos de 2.000 g ou idade gestacional menor que 33 semanas, recomenda-se completar o esquema de quatro doses (0-1-2-6 meses ou 0-2-4-6 meses). Caso desconheça a situação sorológica materna, recomenda-se

fortemente a aplicação das vacinas nas primeiras 12 horas de vida, para evitar risco de transmissão vertical.

- **Profilaxia do VSR:** utiliza-se um anticorpo monoclonal específico contra o VSR, o palivizumabe, que deve ser aplicado em prematuros nos meses de maior circulação do vírus, o que depende da região do Brasil:
  - Região Norte: de janeiro a junho.
  - Região Sul: de março a agosto.
  - Regiões Nordeste, Centro-Oeste e Sudeste: de fevereiro a julho.
  - Estão recomendadas doses mensais consecutivas de 15 mg/kg de peso, via intramuscular, ate o máximo de cinco aplicações para os seguintes grupos.
  - RN prematuro, com idade gestacional inferior a 29 semanas, até 1 ano de vida.
  - RN prematuro, com idade gestacional entre 29 e 31 6/7 semanas, até 6 meses de vida.

O uso em portadores de doença pulmonar crônica da prematuridade e cardiopatias congênitas, independentemente da idade gestacional ao nascer, desde que em tratamento dessas condições nos últimos seis meses, está indicado até o segundo ano de vida. O palivizumabe deve ser aplicado também nos bebês hospitalizados que estejam contemplados por essas recomendações.

- **Pneumocócica conjugada:** recém-nascidos pré-termo (RNPT) e de baixo peso ao nascer apresentam maior risco para o desenvolvimento de doença pneumocócica invasiva, que aumenta com a menor a idade gestacional e com o baixo peso ao nascimento. O esquema deve ser iniciado o mais precocemente possível, de acordo com a idade cronológica. Pode ser aplicada a partir de 2 meses de idade, com total de 3 doses, com intervalos de 2 meses entre elas (2, 4 e 6 meses) e um posterior reforço dos 12 aos 15 meses de idade.
- **Influenza:** respeitar a idade cronológica e a sazonalidade da circulação do vírus. Preferencialmente, utilizar vacinas quadrivalentes. No entanto, só devem ser administradas em lactentes com mais de seis meses de vida e, na primovacinação, são necessárias duas doses, com intervalo de um mês entre elas.
- **Poliomielite:** a SBIm recomenda que todas as doses sejam com a VIP, iniciadas aos 2 meses de vida. Não utilizar a vacina oral (VOP) em crianças hospitalizadas.
- **Rotavírus:** por se tratar de vacina de vírus vivos atenuados, a vacina rotavírus só deve ser realizada após a alta hospitalar, iniciando-se aos 2 meses de vida e respeitando-se a idade máxima para administração da primeira dose (3 meses e 15 dias).
- **Tríplice bacteriana (difteria, tétano e coqueluche):** para RN prematuros, hospitalizados ou não, utilizar preferencialmente vacinas acelulares, pois reduzem o risco de eventos adversos. Em prematuros extremos, considerar o uso de analgésicos/antitérmicos profiláticos, com o intuito de reduzir a ocorrência desses eventos, especialmente reações cardiovasculares.

- *Haemophilus influenzae* **tipo B:** na rede pública, para os RNPT extremos, a DTPa é disponibilizada pelos Centros de Referência para Imunológicos Especiais (CRIE) e, nesses casos, a conduta do Ministério da Saúde é adiar a aplicação da vacina Hib para 15 dias após a DTPa. Vacinar na idade cronológica, iniciando-se aos 2 meses. O reforço da vacina Hib deve ser aplicado nessas crianças aos 15 meses de vida.
- **Meningocócicas B:** vacinar de acordo com idade cronológica. Idealmente, receber aos 3 meses e aos 5 meses, com intervalo de 2 meses entre elas e um reforço entre 12 meses e 15 meses.
- **Febre amarela:** vacinar aos 9 meses de idade cronológica e aos 4 anos. Contraindicada em caso de imunodeficiência.

CONDIÇÕES ESPECIAIS

- **Imunoglobulina humana antivaricela zoster (IGHVZ):** recomendar para RN caso a mãe tenha apresentado quadro clínico de varicela em um período de cinco dias antes do parto até dois dias após, independentemente da idade gestacional ou do peso do nascimento. Devem ser administradas 125 UI por via IM, até 96 horas de vida do RN, com as seguintes recomendações:
  - RN prematuro entre 28 semanas e 36 semanas expostos à varicela, quando a mãe tiver história negativa para varicela.
  - RN prematuro com menos de 28 semanas ou com menos de 1.000 g de peso e expostos à varicela, independentemente da história materna de varicela.
- **Imunoglobulina humana antitetânica (IGHAT):** deve ser aplicada em RN prematuros expostos a potencial risco de tétano, independentemente da história vacinal da mãe. Recomendada dose de 250 UI por via IM.

OBSERVAÇÕES

- **Recém-nascido hospitalizado:** deverá ser vacinado com as vacinas habituais, de acordo com a idade cronológica, desde que clinicamente estável. Não usar vacinas de vírus vivos: pólio oral e rotavírus.
- **Profissionais da saúde e cuidadores:** todos os funcionários da Unidade Neonatal, os pais e os cuidadores devem ser vacinados para influenza, varicela (se suscetíveis) e coqueluche, a fim de evitar a transmissão dessas infecções ao RN.
- **Vacinação em gestantes e puérperas:** a imunização da gestante para influenza (em qualquer idade gestacional) e coqueluche, entre a 27ª e a 36ª semana de idade gestacional – em todas as gestações – constitui excelente estratégia na prevenção dessas doenças em recém-nascidos nos primeiros seis meses de vida, época em que eles ainda não estão adequadamente imunizados e são mais vulneráveis às formas graves. A prevenção do tétano neonatal não deve ser esquecida e o momento do puerpério é oportuno para receber as vacinas para doenças às quais a puérpera seja suscetível: hepatite B, hepatite A, rubéola, sarampo, caxumba e varicela.
- **Aleitamento materno e vacinação:** a única contraindicação para mulheres lactantes de bebês menores de seis meses é a vacina contra a febre amarela, pelo risco de transmissão do vírus vacinal à criança através do leite materno.
- **Vacinação de contactantes:** a prevenção de doenças infeciosas em lactentes jovens e prematuros pode ser obtida com a vacinação de crianças, adolescentes e adultos que têm contato frequente com eles (mãe, pai, irmãos, avós, babás, entre outros) – que podem ser fontes, principalmente, das seguintes infecções imunopreveníveis: coqueluche, influenza, varicela, sarampo, caxumba e rubéola. A vacinação desses contactantes, inclusive da mãe, deve se dar o mais precocemente possível.
  - Sempre que possível, preferir vacinas combinadas.
  - Sempre que possível, considerar aplicações simultâneas na mesma visita.
  - Qualquer dose não administrada na idade recomendada deve ser aplicada na visita subsequente.
  - Eventos adversos significativos devem ser notificados às autoridades competentes.
  - Algumas vacinas podem estar especialmente recomendadas para pacientes portadores de comorbidades ou em outra situação especial.

O RECÉM-NASCIDO E CONDIÇÕES ESPECIAIS | SEÇÃO 2

TABELA 56.1 – CALENDÁRIO VACINAL DO PREMATURO, ATÉ 18 MESES DE IDADE

Vacinas	Idade (meses)									
	Ao nascer	2	3	4	5	6	7-11	12	15	18
BCG ID	X									
Hepatite B	X	X		X		X				
Rotavírus		X		X						
DTP/DTPa		X		X		X			X	
Hib		X		X		X			X	
VIP		X		X		X			X	
Pneumocócica conjugada		X		X		X		X		
Meningocócica B recombinante			X		X			X		
Influenza	Depende da sazonalidade; a partir de 6 meses de idade.									
SCR/ Varicela/SCRV								X	X	
Hepatite A								X		X
Febre amarela	A partir dos 9 meses									
Palivizumabe	Depende da sazonalidade e da idade gestacional.									

Fonte: Autoria própria.

As demais vacinas do calendário vacinal devem ser aplicadas de acordo com a idade cronológica.

REFERÊNCIAS BIBLIOGRÁFICAS

1. Sociedade Brasileira de Imunizações. Recomendações da Sociedade Brasileira de Imunizações (SBIm). 2019/2020.

2. Sociedade Brasileira de Pediatria. Calendário de Vacinação. 2020.

Seção 2

O RECÉM-NASCIDO E CONDIÇÕES ESPECIAIS
Parte 8 – Equipe Multiprofissional

57

Cateter Central de Inserção Periférica

- Marta Lucas Teixeira Caldeirão
- Izabel Lima Bahia

O cateter central de inserção periférica (PICC) é indicado para pacientes em uso de terapia intravenosa prolongada por mais de seis dias, uso de drogas vasoativas, nutrição parenteral, antibioticoterapia, infusões hipertônicas e entre outras.

Este dispositivo cada vez mais tem sido utilizado no cuidado de pacientes em estado crítico nas unidades de terapia intensiva neonatal (UTIN), particularmente, os recém-nascidos pré-termos de muito baixo peso.

Existem algumas complicações que podem ocorrer durante a inserção, manutenção e remoção do cateter, como obstrução, ruptura do cateter, perfuração de vaso, extravasamento, trombose, hidrotórax e problemas infecciosos, sobretudo, a sepse sistêmica relacionada ao PICC, entre outros.

Todavia, com a utilização do PICC, o paciente tem menos exposição a múltiplas punções e menor risco de infecção e intercorrências, quando comparado com a inserção de outros cateteres venosos centrais e venodissecções.

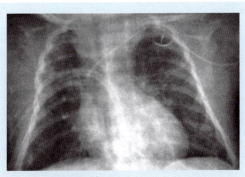

FIGURA 57.1 – RAIOS X DE PICC INSERIDO EM VEIA BASÍLICA ESQUERDA.

Os principais acessos de escolha para inserção do PICC em membros superiores são a veias basílica, cefálica, axilar e braquial com progressão do cateter até a veia cava superior, preferencialmente do lado direito do paciente, devido menor número de válvulas.

Se inserido através de veias inferiores (ex.: safena magna), o posicionamento será na veia cava inferior. Para melhor visualização nos raios X, sugere-se imagem de perfil para garantir segurança e permissão de infusão de droga e volumes.

O sucesso na inserção do PICC é obtido quando a ponta do cateter posiciona-se centralmente, isto é, em veia cava superior. Se a ponta progredir para além da veia cava superior, manobras de tração devem ser aplicadas para seu reposicionamento.

A migração da ponta do cateter PICC é um problema comum que pode levar a um quadro letal de efusão pericárdica, tamponamento secundário à perfuração miocárdica. Pontas de cateteres posicionadas incorretamente em átrio direito ou sua migração para dentro do átrio direito são apontadas como prováveis causas destas complicações.

Recentemente, observa-se a prática da inserção do PICC guiado por ultrassom, sendo utilizado em muitas instituições em diversas áreas, porém em neonatologia contraindica-se o uso deste, devido ao colabamento da rede venosa ao posicionar o transdutor do ultrassom sobre o leito venoso.

CUIDADOS DE ENFERMAGEM NA MANUTENÇÃO DO CATETER

- Utilizar somente seringas acima de 10 cc.
- Observar o sítio de inserção do cateter: sinais de obstrução da veia cava superior, extravasamentos, sangramentos, sinais de infecção vazamento da infusão, seguranças da fixação do cateter e do curativo oclusivo.
- Não puncionar veias do membro em que for inserido o cateter.
- Em caso de obstrução parcial ou total do cateter, não tentar desobstruí-lo diretamente com uma seringa.
- Realizar a técnica da torneirinha e duas seringas de 10 cc com intuito de fazer pressão negativa por no máximo 24 h, pois após este período o cateter já pode ser considerado perdido por obstrução.
- Em caso de banho de imersão proteger o cateter e sua extensão.
- Lavar as mãos com solução degermante antes e após manusear o cateter e o set venoso;
- Friccionar álcool a 70%, por 10 vezes durante 20 segundos nas conexões e conector valvulado, antes de abrir o sistema.
- Proceder à diluição adequada e infusão em tempo adequado.
- Controle do posicionamento do cateter através do RX de tórax constante.
- Planeje as trocas de soro e a administração de medicamentos de forma a reduzir o número de violações da linha de infusão.

TABELA 57.1 – RESUMO DAS VANTAGENS E DESVANTAGENS DO CATETER DE PICC

Indicação	Terapia intravenosa > 6 dias, solução hiperosmolar, prematuridade, imunodepressão, acesso vascular pobre, jejum prolongado, nutrição parenteral, antibiótico terapia
Contraindicação	Única opção venosa para punção, trombose venosa, infusão de hemoderivado (exceto nos cateteres com tamanho maior que 3 Fr), infecção ou escoriações no local da passagem e da fixação
Vantagens	Menos estresse e trauma, procedimento de menor risco que venodissecção, menor risco infeccioso, evita múltiplas punções, melhor custo benefício
Desvantagem	Requer treinamento especializado do enfermeiro, não é fixado com ponto, não permite punções para coleta de exame no membro que estiver inserido o cateter, não é um procedimento de emergência/urgência

- Realizar o primeiro curativo com filme transparente e gaze estéril, após a inserção, permanecendo por apenas 24 horas.
- Após 24 horas do procedimento de inserção, trocar o curativo com filme transparente e gaze estéril por curativo apenas com filme transparente para que se observe o sítio de inserção e se diminua o risco de infecção. Repetir esse procedimento a cada sete dias.
- Os curativos devem ser realizados por enfermeiro habilitado com paramentação adequada, ou seja, avental estéril, gorro, máscara, luva estéril, gaze estéril e solução de clorexidine alcoólica.
- Evitar fitas adesivas e/ou pinças no cateter, utilizando apenas o curativo transparente;
- Não realizar a verificação de pressão arterial no membro em que este inserido o cateter de PICC.
- Não colher exames periféricos ou artérias do membro em que estiver inserido o cateter de PICC.
- Após a infusão de soluções hiperosmolares, e medicamentos, lavar o cateter com solução salina a 0,9% com técnica de turbilhonamento.
- Não é recomendada a infusão de hemoderivados em cateteres inferior a 3 fr, devido ao risco de obstrução, hemólise e perda do cateter/acesso venoso.
- As veias jugulares são a última escolha para inserção do cateter de PICC, devido o alto risco de trombose.
- Baseando-se na experiência em nosso serviço juntamente com o serviço de controle de infecção hospitalar, na evidência de infecção por *Candida sp*, retiramos o PICC e aguardamos 48 horas para nova passagem.

CONSIDERAÇÃO FINAL

Para o sucesso na utilização do PICC nas instituições recomenda-se a formação de uma equipe multidisciplinar de atuação específica que implemente protocolos de inserção, manutenção, curativos e retiradas, pois, desta forma, o acompanhamento segue-se dentro de apenas uma linha de raciocínio baseado em literatura, evitando-se múltiplas opiniões sem experiência no assunto.

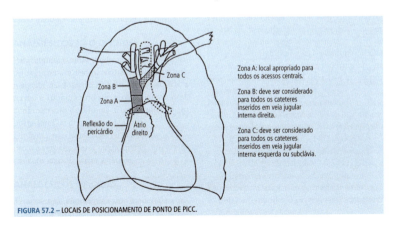

FIGURA 57.2 – LOCAIS DE POSICIONAMENTO DE PONTO DE PICC.

REFERÊNCIAS BIBLIOGRÁFICAS

1. Baggio, M.A.; Bazzi, F.C.S.; Bilibio C.A.C. Cateter central de inserção periférica: descrição da utilização em UTI Neonatal e Pediátrica. Rev Gaúcha Enferm., Porto Alegre (RS) 2010 mar;31(1):70-6.

2. Racadio, J.M.; Doellman, D.A.; Johnson, N.D. et al. Pediatric peripherally inserted central catheters: complication rates related to catheter tip location. Pediatrics. 2001;107(2):E28.

3. Toma, E. Avaliação do uso do PICC – Cateter Central de Inserção Periférica – em recém-nascidos [tese]. São Paulo: Escola de Enfermagem, Universidade de São Paulo; 2004.

4. Vesely, T.M. Central venous catheter tip position: a continuing controversy. J Vasc Interven Radiol. 2003;14 (5):527-34.

58

Humanização na Unidade Neonatal

- Renata Pereira Condes

A palavra "humanização" designa a ação de humanizar-se, ou seja, dar condição de humano, tornar benéfico, tolerável, compreensível e civilizado. Na área da saúde, **humanização** está diretamente vinculada a uma política pública do Ministério da Saúde lançada em 2004 sob a denominação de Política Nacional de Humanização (PNH), cujos objetivos centrais visam alterar a atenção ao usuário e as formas de gestão, com implicações diretas nas relações entre profissional da saúde e usuário, entre os profissionais e entre os dispositivos de saúde e a comunidade[2]. São marcos centrais da PNH o **acolhimento**, a singularização do cuidado, a comunicação, a competência relacional, os aspectos da ambiência, a corresponsabilização e a integralidade das ações de saúde, entre outros.

Especificamente em relação à área neonatal, o Ministério da Saúde, desde 1999, criou a política de Atenção Humanizada ao Recém-Nascido de Baixo Peso – Método Canguru, última edição datada de 2017. Essa proposta foi amplamente incentivada e potencializada pela PNH de 2004.

A proposta de humanização da atenção em saúde do **Método Canguru** deve ter início no pré-natal e estender-se ao acompanhamento ambulatorial pós-alta da Unidade Neonatal, priorizando como forma de cuidado o contato pele a pele prolongado entre pais e bebê. De modo geral, para o oferecimento de uma assistência humanizada ao recém-nascido e a seus familiares, a fim de minimizar possíveis efeitos danosos de uma hospitalização neonatal, são aspectos a serem considerados:

- Cuidados técnicos com o bebê: manuseio, dor, estímulos sensoriais.
- Acolhimento à família em sua singularidade (aspectos emocionais, culturais e sociais).
- Promoção do **vínculo mãe-bebê** e do **aleitamento materno**.
- Acompanhamento ambulatorial pós-alta.

O Método Canguru deve ser desenvolvido em três etapas:

Etapas	Objetivos e ações
1ª etapa: pré-natal, parto/ nascimento, hospitalização do RN em UTI Neonatal ou Unidade de Cuidados Intermediários	• Envolver familiares desde o pré-natal. • Permitir a presença de acompanhante no parto. • Equipe como elo entre mãe e bebê: informar aos poucos, esperar dúvidas dos pais. • Primeira visita à Unidade acompanhada por profissional que ofereça apoio e conforto. • Livre acesso dos pais à Unidade. • Estimular **visitas dos avós** e dos **irmãos**. • Favorecer cuidados maternos ao bebê. • Controlar **estímulos ambientais** e minimizar seus efeitos (luz, som [horário do psiu], estímulos táteis dolorosos). • Iniciar posição canguru: estímulo importante para aleitamento materno e desenvolvimento do **vínculo psicoafetivo**.
2ª etapa: Unidade de Cuidados Intermediários Canguru	• Equipe: estimular mais os cuidados maternos. • Preparar os pais para a alta. • Tempo livre na posição canguru.
3ª etapa: pós-alta, em seguimento ambulatorial (follow up), articulação com Atenção Básica	• Recomenda-se a posição canguru em tempo integral. • Observar desenvolvimento global do bebê. • Alta desta etapa: peso superior a 2.500 g.

Os seguintes critérios devem ser considerados para o início da Posição Canguru[3]:

- Recém-nascido: estabilidade clínica, nutrição enteral plena, peso mínimo de 1.250 g.
- Mãe: desejo e disponibilidade de realizar a posição canguru; suporte familiar que permita ter tempo para dedicar-se; consenso entre equipe e pais; habilidade em posição canguru.
- Equipe: profissionais preparados e treinados para (atentar para postura e temperatura do bebê e para o conforto de ambos na posição).

Cabe ressaltar a diferença entre Método Canguru e Posição Canguru. O primeiro refere-se a um modelo perinatal de atenção humanizada ao recém-nascido e aos familiares, o qual engloba aspectos biopsicossociais e, portanto, estratégias de intervenções direcionadas. Já a **Posição Canguru**, entendida como manter o bebê em contato pele a pele contra o peito da mãe e/ou do pai, é parte do **Método Canguru**. Assim, mesmo que o bebê não tenha condições clínicas de ser colocado em Posição Canguru, os cuidados relativos ao Método Canguru já devem ter sido iniciados com o acolhimento à família, a redução de estímulos na Unidade Neonatal, a participação da mãe nos cuidados, o respeito à individualidade, entre outros.

Quanto a esse último tópico – respeito à **individualidade** –, é recomendável identificar o recém-nascido pelo nome próprio, assim como os respectivos pais[5]. Ademais, fixar cartaz ao lado da incubadora em comemoração aos meses de vida do bebê ou com desenhos realizados pelos irmãos favorece a sensação de acolhimento aos pais e humanização do ambiente hospitalar.

Entende-se que outras estratégias de acolhimento ao bebê e aos familiares podem ser desenvolvidas, como medidas de humanização em Unidade Neonatal como **grupo de pais** (com finalidade de orientação e suporte); fornecimento de informações à mãe na presença de outra pessoa de referência para ela; manutenção dos cuidados a determinada família e a seu recém-nascido pelos mesmos profissionais, sempre que possível; acompanhamento na ordenha e na **amamentação** do bebê.

CONCLUSÕES

Humanizar em Neonatologia é criar condições ambientais e relacionais para reaproximar o bebê de seus pais por meio do acolhimento e do estabelecimento de um vínculo satisfatório com a equipe de saúde, reduzindo fontes estressoras e promotoras de sofrimento físico e emocional em todos aqueles presentes no ambiente.

REFERÊNCIAS BIBLIOGRÁFICAS

1. Michaelis. Dicionário Brasileiro da Língua Portuguesa. Disponível em: https://michaelis.uol.com.br/. Acesso em: 12 out. 2018.
2. Brasil. Ministério da Saúde. HumanizaSUS: Política Nacional de Humanização – a humanização como eixo norteador das práticas de atenção e gestão em todas as instâncias do SUS. Brasília: Ministério da Saúde, 2004.
3. Brasil. Ministério da Saúde. Manual do Programa de Atenção Humanizada ao Recém-Nascido de Baixo Peso – Método Canguru. Brasília: Ministério da Saúde, 2017.
4. Lamy ZC, Gomes MASM, Gianini NOM, Hennig MAS. Atenção humanizada ao recém-nascido de baixo peso – Método Canguru: a proposta brasileira. Ciência e Saúde Coletiva. 2005; 10(3): 659-68.
5. Pereira MAL. Humanização em UTI neonatal. In: Rodrigues FPM, Magalhães M, editores. Normas e condutas em neonatologia. 2. ed. São Paulo: Editora Atheneu, 2011. p. 33-4.

59

A Psicologia na UTI Neonatal

■ Renata Pereira Condes

A chegada de um bebê à família é entendida como um momento de transição e de **crise**, demandando reorganizações em diversos níveis para todos os membros da **família**[1]. Quando a esse nascimento se acrescenta uma situação de risco para o bebê, como prematuridade, doenças ou malformações, direcionando-o a uma UTI Neonatal, há intensificação da situação de crise, tornando-a potencialmente traumática[2,3] e com importante impacto no sistema familiar[4]. Nessa situação, há um evento normativo da vida – nascimento do bebê – coincidindo com a situação de adoecimento e possível morte, o que ocasiona um período de intenso estresse familiar, diante da inversão da ordem natural do ciclo de vida: doença e morte em recém-nascidos[5,6].

Os pais e os familiares do RN hospitalizado em UTI Neonatal vivem processos de **luto** pela separação precoce e abrupta após o nascimento, pelos cuidados parentais diferentes nesse contexto e pelo momento de vida idealizado e não concretizado. Além disso, destaca-se o luto pelo **bebê idealizado** como vivência comum para os pais. O bebê real, aquele que nasceu e que está hospitalizado, envolto em fios, tubos e aparelhos, em geral não corresponde ao bebê idealizado durante a gestação[7]. Diante disso, os pais podem se sentir incapazes e com dificuldades de se identificar com o filho[8], de projetar um futuro para ele e de maternar/cuidar da forma como fariam se o bebê não estivesse hospitalizado[2,3].

Frequentemente, é possível observar diversas reações emocionais nos pais, como sinais depressivos, medo, estresse, tristeza, ansiedade, preocupação, desesperança, raiva, sentimento de culpa, impotência, insegurança, fragilização da condição de cuidadores e medo da morte[10]. Cabe destacar que muitas dessas reações configuram-se como estratégias adaptativas à situação. Essas reações, acrescidas ao fato de o bebê estar pouco responsivo e ativo na interação devido ao quadro clínico[11,12], podem trazer importantes repercussões na construção da **parentalidade**[13] – processo de se tornar pai e mãe – e no **vínculo** com o bebê[7]. Assim, criar condições que facilitem a interação da mãe com o filho em UTI Neonatal pode ter repercussões benéficas no vínculo após hospitalização, mantendo um bom padrão de interação e vinculação[14], haja vista que o contato físico e emocional da mãe para com o bebê logo após o nascimento é fundamental na construção do vínculo entre eles[15].

Diante do exposto, quando solicitar avaliação e acompanhamento psicológico?

- Reações emocionais muito intensas ou ausência delas.
- Vínculo com o bebê afetado pelas circunstâncias do adoecimento e da hospitalização.
- Dificuldade de **compreensão** e aceitação do diagnóstico, do tratamento e do prognóstico.
- Prognóstico reservado e sequelas no desenvolvimento.
- **Conflitos** com a equipe assistencial.
- Longa permanência do bebê na Unidade.
- Presença esporádica da mãe e/ou do pai.
- Realização de visita de **irmãos**.
- Solicitação dos pais de ampliar a **visita** para outros familiares.
- Insegurança excessiva diante dos cuidados maternos e da alta do bebê.
- Questões relativas à **amamentação**.
- Situação de óbito.

Recomenda-se que o primeiro atendimento psicológico à mãe seja realizado ainda durante sua hospitalização, antes da alta materna. O objetivo desse atendimento centra-se em realizar uma avaliação psicológica, de caráter compreensivo, detectando potencialidades e fragilidades maternas e do núcleo familiar. Essa avaliação deve considerar, sob o ponto de vista psicológico: antecedentes obstétricos e psiquiátricos; gestação atual; diagnóstico e quadro clínico do RN; vínculo com bebê; dinâmica familiar; suporte social e familiar; recursos de enfrentamento, mecanismos de defesa e psicodinâmica materna. Diante da avaliação dos recursos internos da mãe, da rede de suporte familiar e das repercussões psicológicas frente à hospitalização do filho, é estabelecido um plano terapêutico adequado às necessidades desse núcleo familiar[16].

O acompanhamento psicológico posterior à avaliação é caracterizado pelas seguintes intervenções, de acordo com as necessidades de cada caso:

Intervenções psicológicas	
Com pais e bebê	• Informar e orientar sobre regras e rotinas da Unidade.
	• Desmistificar o ambiente hospitalar.
	• Acompanhar a primeira visita ao filho, sempre que possível, e observar as reações maternas e as formas de interação com o bebê.
	• Identificar e acolher as angústias suscitadas.
	• Servir como facilitador da construção e/ou da manutenção do vínculo com o bebê.
	• Auxiliar na construção de sentidos e representações dessa experiência potencialmente traumática: aceitação da doença e das perdas inerentes.
	• Fortalecer os **recursos de enfrentamento** funcionais (como fé, expressão de emoções, motivação para melhora etc.).
	• Atendimento ao casal parental: fortalecimento da conjugalidade e auxílio na compreensão das diferentes formas de expressão do sofrimento entre pai e mãe.
	• Incentivar a presença e o **suporte familiar**.
	• Facilitar a interação e a **comunicação** entre pais e equipe.
	• Trabalhar aspectos psicológicos que interferem na **amamentação**.
	• Fortalecer as competências e o saber parental nos cuidados ao bebê.
	• Orientar e instrumentalizar os pais no entendimento e no manejo das reações dos demais filhos.
	• Participar do **grupo de pais**.
	• Oferecer suporte psicológico na situação de óbito.
Com familiares	• Informar e orientar sobre regras e rotinas da Unidade.
	• Acolher e facilitar a expressão de sentimentos.
	• Reforçar a necessidade de apoio aos pais.
	• Favorecer a integração familiar e o fortalecimento dos laços afetivos.
	• Trabalhar **conflitos** familiares advindos da situação de hospitalização do RN.
	• Realizar visita monitorada dos **irmãos**.
	• Incentivar a vinda dos avós no dia da **visita**.
	• Oferecer suporte psicológico na situação de óbito.
Com equipe	• Promover discussões sobre os aspectos psicológicos dos pais/familiares e manejos mais adequados a cada núcleo familiar.
	• Auxiliar na comunicação e na interação entre pais/familiares e equipe.
	• Participar de **visitas multiprofissionais**.

Fonte: Autoria própria.

As **intervenções psicológicas** cessam diante da alta hospitalar do bebê, da recusa dos atendimentos pelos pais ou após o óbito. Se necessário, podem ser realizados encaminhamentos internos ou externos para continuidade da assistência psicológica.

CONCLUSÕES

O papel central da Psicologia na UTI Neonatal é trabalhar as relações entre pais-bebê, pais/familiares-equipe e pais-familiares, com a finalidade de minimizar os fatores de risco que o adoecimento e a hospitalização do bebê podem trazer para a saúde mental dos envolvidos. Ao mesmo tempo em que se diminuem os fatores de risco, pretendem-se fortalecer os fatores facilitadores e de proteção dessa experiência, como vínculo com bebê, coesão familiar, interação e comunicação com a equipe, entre outros[6,17].

Especificamente na relação pais-bebê, a Psicologia visa favorecer que os processos vinculares e psíquicos, que ocorreriam "naturalmente", possam acontecer mesmo nessa situação adversa de hospitalização e adoecimento do RN.

REFERÊNCIAS BIBLIOGRÁFICAS

1. Bradt JO. Tornando-se pais: famílias com filhos pequenos. In: Carter B, McGoldrick M. As mudanças no ciclo de vida familiar: uma estrutura para a terapia familiar. 2. ed. Porto Alegre: Artes Médicas, 2001. p. 206-22.
2. Agman M, Druon C, Frichet A. Intervenções psicológicas em Neonatologia. In: Wanderley DB, organizador. Agora eu era o rei: os entraves da prematuridade. Salvador: Ágalma, 1999. p. 17-34.
3. Druon C. Ajuda ao bebê e aos seus pais em terapia intensiva neonatal. In: Wanderley DB, organizador. Agora eu era o rei: os entraves da prematuridade. Salvador: Ágalma, 1999. p. 35-54.
4. Zanfolin LC, Cerchiari EAN, Ganassin FMH. Dificuldades vivenciadas pelas mães na hospitalização de seus bebês em unidades neonatais.

Psicologia: Ciência e Profissão. 2017; 38(1): 22-35.

5. Brown FH. O impacto da morte e da doença grave sobre o ciclo de vida familiar. In: Carter B, McGoldrick M. As mudanças no ciclo de vida familiar: uma estrutura para a terapia familiar. 2. ed. Porto Alegre: Artes Médicas, 2001. p. 393-414.
6. Azzi GF, Andreoli PBA. O cuidado da criança hospitalizada com doença grave e sua família. In: Knobel E. Psicologia e humanização: assistência aos pacientes graves. São Paulo: Atheneu, 2008. p. 93-100.
7. Fleck A, Piccinini CA. O bebê imaginário e o bebê real no contexto da prematuridade: do nascimento ao 3º mês após a alta. Aletheia. 2013; 40: 14-30.
8. Battikha EC. A inscrição do estranho no familiar. In: Kupfer MCM, Teperman D, organizadores. O que os bebês provocam nos psicanalistas. São Paulo: Escuta, 2008. p. 135-145.
9. Purdy IB, JW Craig, Zeanah P. NICU Discharge Planning and beyond: Recommendations for Parent Psychosocial Support. Journal of Perinatology. 2015; 35(1): 24-8.
10. Braga NA, Morsch DS. Os primeiros dias na UTI. In: Moreira MEL, Braga NA, Morsch DS, organizadores. Quando a vida começa diferente: o bebê e sua família na UTI neonatal. Rio de Janeiro: Editora Fiocruz, 2003. p. 51-68.
11. Mathelin C. O sorriso da Gioconda: clínica psicanalítica com os bebês prematuros. Rio de Janeiro: Companhia de Freud, 1999. 157 p.
12. Lebovici S. Diálogo Leticia Solis-Ponton e Serge Lebovici. In: Silva MCP, organizador. Ser pai, ser mãe. Parentalidade: um desafio para o terceiro milênio. São Paulo: Casa do Psicólogo, 2004. p. 21-7.
13. Houzel D. As implicações da parentalidade. In: Silva MCP, organizador. Ser pai, ser mãe. Parentalidade: um desafio para o terceiro milênio. São Paulo: Casa do Psicólogo, 2004. p. 47-51.
14. Gerstein ED, Poehlmann-Tynan J, Clark R. Mother-child interactions in the NICU: relevance and implications for later parenting. J Pediatr Psychol. 2015; 40(1): 33-44.
15. Klaus M, Kennel J. Pais/bebê: a formação do apego. Porto Alegre: Artes Médicas, 1992. 329 p.
16. Condes RP et al. Atendimento psicológico em Unidades de Terapia Intensiva. In: Bruscato WL

et al., organizadores. A Psicologia na saúde: da atenção primária à alta complexidade, o modelo de atuação da Santa Casa de São Paulo. São Paulo: Casa do Psicólogo, 2012. p. 183-197.

17. Vieira AG, Waischunng CD. A atuação do psicólogo hospitalar em Unidades de Terapia Intensiva: a atenção prestada a paciente, familiares e equipe, uma revisão da literatura. Rev. SBPH. 2018; 21(1): 132-53.

60

Fisioterapia Respiratória na UTI Neonatal

- Mariana Werneck Costa
- Tamara Stahl Cardoso Todero
- Sabrina Carreira Godoy

A fisioterapia é uma especialidade relativamente recente e ainda mais recente é sua atuação nas unidades de terapia intensiva neonatal. Em fevereiro de 2010, a Agência Nacional de Vigilância Sanitária publicou, em Diário Oficial, a obrigatoriedade de especialização em Neonatologia e Pediatria, o que contribui para a segurança desses pacientes. A fisioterapia é mais aplicada ao tratamento de doenças respiratórias e o fisioterapeuta terá como objetivo a manutenção das vias aéreas, o melhoramento da função respiratória e a prevenção de complicações pulmonares, por meio de técnicas de desobstrução brônquica, de técnicas de reexpansão pulmonar e de posicionamento.

A I Recomendação Brasileira de Fisioterapia Respiratória em Unidade de Terapia Intensiva Pediátrica e Neonatal preconiza que os recém-nascidos devem ser avaliados antes, durante e após a realização de qualquer das técnicas acima citadas, observando, por exemplo, frequência cardíaca, frequência respiratória, saturação de oxigênio, parâmetros ventilatórios, gasometria arterial (sempre que possível), entre outros.

INDICAÇÕES

- Recém-nascidos internados em unidades de terapia intensiva ou de cuidados intermediários neonatais com disfunção respiratória.
- RN com acúmulo de secreções nas vias aéreas superiores e traqueal.
- RN sob suporte ventilatório.
- Prevenção das complicações pulmonares relacionadas à ventilação mecânica prolongada.

Dentre as técnicas de desobstrução brônquica estão aumento de fluxo expiratório (AFE), vibração (VB), hiperinsuflação manual, percussões torácicas, drenagem postural (DP), aspiração de vias aéreas superiores e aspiração traqueal.

FLUXO EXPIRATÓRIO (AFE)

- Pode ser aplicada desde o nascimento, inclusive em prematuros. É realizada por meio de preensão bimanual, com uma mão envolvendo e comprimindo suavemente a parede anterolateral do tórax do recém-nascido durante a expiração, enquanto a outra exerce apoio estático no abdome.

VIBRAÇÃO (VB)

- Movimentos oscilatórios rápidos com as mãos durante o tempo expiratório, que pode ou não ser associado a compressões torácicas, denominada de vibrocompressão.

HIPERINSUFLAÇÃO MANUAL

- Consiste na utilização de uma bolsa de hiperinsuflação manual (Ambu®), que pode ser associada a manobras de vibrocompressão, chamada de *Bag Squeezing*, gerando um fluxo turbulento e, consequentemente, estimulando o mecanismo de tosse e facilitando o deslocamento da secreção pulmonar da periferia para vias aéreas de maior calibre para serem eliminadas.

PERCUSSÕES TORÁCICAS

- É o movimento de percutir com as mãos em forma de concha, alternada e ritmicamente, sobre a área pulmonar, com a ressalva de que podem ocasionar colapso alveolar em vias aéreas de pequeno calibre.

DRENAGEM POSTURAL (DP)

- Posicionamento do paciente em diferentes decúbitos, com base na anatomia das árvores brônquicas, facilitando o deslocamento das secreções brônquicas em direção à traqueia pela ação da gravidade. Sua duração pode variar de acordo com a tolerância do recém-nascido.

ASPIRAÇÃO

- Deve ser realizada após as técnicas de desobstrução brônquica, de forma asséptica, com sondas e luvas estéreis e descartáveis. Pode ser realizada de forma aberta ou fechada (*track care*), dependendo da gravidade do RN. É de extrema importância a escolha correta do tamanho da sonda de aspiração, pois pode acarretar trauma de mucosas.

Todas as técnicas descritas têm como objetivo deslocar e/ou remover secreções brônquicas.

Alguns cuidados são necessários durante a realização dessas técnicas, em RN com peso inferior a 1.500 g, devido a apresentarem maior labilidade, pois apresentam episódios de bradicardia associados a apneias, com maior frequência, nas primeiras 72 horas. Também se orienta manter a cabeça na linha média e atentar-se aos quadros de hipoxemia, plaquetopenia, hemorragia periventrivcular e instabilidade torácica.

REEXPANSÃO PULMONAR

As manobras de reexpansão pulmonar estimulam a elasticidade pulmonar, diminuem a resistência tissular e provocam uma homogeneidade do ar inspirado em sua distribuição intrapulmonar. As manobras geralmente são associadas ao posicionamento do RN, de modo a proporcionar adequada relação ventilação-perfusão e condições biomecânicas ideais à área onde se deseja aplicar a manobra de reexpansão.

INDICAÇÕES

As técnicas de reexpansão pulmonar são recomendadas para RN e lactentes em situações de doenças ou condições clínicas que predispõem a atelectasias pulmonares ou em situações clínicas com redução nos volumes pulmonares, com necessidade de aumento dos parâmetros ventilatórios e/ou deterioração dos gases sanguíneos.

Entre essas técnicas, as mais usadas em neonatologia são:

- **Bloqueio torácico**: indicado principalmente em casos de atelectasia ou em doenças que causem redução do volume pulmonar. Essa técnica compreende a aplicação de uma força na caixa torácica do RN pelas mãos do fisioterapeuta no final da expiração, em um dos hemitórax, fazendo com que o volume de ar colocado nas vias aéreas do RN ocupe o hemitórax contralateral ao bloqueio, permitindo, assim, a melhora da expansibilidade torácica.

- **Terapia expiratória manual passiva (TEMP):** consiste em deprimir a caixa torácica do RN, além do que ele consegue realizar ativamente, durante uma expiração normal ou forçada. O fisioterapeuta põe as mãos sobre as regiões paraesternais do RN, acompanhando os movimentos torácicos durante a respiração. Aplica-se uma pressão no fim da fase expiratória, que leva a um prolongamento dessa fase mediante uma pressão mais acentuada no gradil costal, nos sentidos para baixo (craniocaudal) e para fora (xifoide-crista ilíaca).

- **Pressão positiva nas vias aéreas:** realizada através de *prong* nasal ou máscara nasal, de tamanho adequado para o RN, predeterminando PEEP, fluxo e FiO_2 (Sat O_2 > 90%), visando à melhora da oxigenação e do padrão respiratório e reexpandindo áreas atelectasiadas. A pressão positiva pode ser associada a manobras manuais e ao posicionamento.

CONTRAINDICAÇÕES

São contraindicadas as técnicas de reexpansão pulmonar em RN de extremo baixo peso, plaquetopênicos (< 50.000 plaquetas), com osteopenia ou instabilidade clínica, com risco de hemorragia intraperiventricular e/ou aumento da pressão intracraniana, doença óssea metabólica, escape de ar pela cânula intratraqueal > 20%, hipertensão pulmonar persistente, síndrome da aspiração de mecônio grave, pós-operatório cardíaco imediato, instabilidade hemodinâmica, pneumotórax ou derrame pleural não drenado, pós-operatório de cirurgia toracoabdominal imediato.

POSICIONAMENTO

Dependendo da instabilidade hemodinâmica, da idade gestacional e do peso do RN, principalmente os prematuros extremos, as mudanças de decúbito devem ser realizadas pelo menos a cada 2 horas ou 4 horas durante a rotina na UTI neonatal.

Entre eles:

- **Decúbito dorsal ou supino:** melhor visualização da equipe, mas é o decúbito menos favorável para o RN, pois leva a uma assincronia toracoabdominal durante a respiração, dificultando o trabalho do diafragma. Facilita, quanto ao desenvolvimento neuropsicomotor, a desorganização do RN no leito e, consequentemente, prejudica o sono REM e aumenta a frequência do choro.

- **Decúbito ventral ou prono:** promove melhor sincronia toracoabdominal durante a respiração, permitindo ao RN menor esforço respiratório espontâneo e, consequentemente, menor gasto energético e melhora do padrão respiratório. Quanto ao desenvolvimento neuropsicomotor, o posicionamento em prono facilita uma postura mais flexora do RN, pela ação da gravidade, permanecendo mais tempo no sono REM e sem chorar com frequência.

- **Decúbito lateral:** auxilia o trabalho da musculatura intercostal do lado em que o paciente estiver apoiado, conseguindo melhora da expansão do lado oposto. Facilita a postura flexora, a simetria entre as cinturas escapular e pélvica, o contato com as mãos e a redução dos episódios de refluxo gastroesofágico.

OXIGENOTERAPIA

A prescrição dos níveis de oxigênio a serem ofertados aos pacientes se baseia, principalmente, na PaO_2, o que pode não refletir adequadamente o carreamento do oxigênio, nem sua utilização a nível celular. É de extrema relevância o conhecimento da causa da hipóxia, para, assim, determinar corretamente a terapia a ser aplicada, não podendo esquecer que sua oferta varia não só de acordo com a PaO_2, como já mencionado, mas também com o conteúdo de oxigênio arterial e com o débito cardíaco.

As indicações da oxigenoterapia em recém-nascidos são específicas, com necessidade de avaliação criteriosa para sua administração. A história clínica apresentada pelos RN é um fator de muita relevância para a equipe, tendo em vista a toxicidade, se a terapia for mal conduzida.

Os níveis seguros para sua utilização são alvo de interesse científico em todo o mundo. Para otimizar os estudos multicêntricos sobre o assunto, foi formado o grupo Neonatal Oxygen Prospective Meta Analysis. Estudos sugerem que a faixa de $SatO_2$ entre 91% e 95% é mais segura para os prematuros do que a faixa de 85% a 89%. Com isso, sugere-se evitar níveis de $SatO_2$ inferiores a 90% na prática clínica diária. É de grande relevância apontar as discussões acerca da terapêutica do oxigênio no manejo do RN também na sala de parto.

CLASSIFICAÇÃO DOS SISTEMAS PARA OXIGENOTERAPIA

Para administração de oxigênio, podemos classificar os sistemas em destinados a liberar concentrações baixas (< 35%), moderadas (35% a 60%) ou altas (> 60%). Sistemas que forneçam uma parte do gás inspirado sempre produzirão uma FiO_2 variável, de forma que, para se obter uma FiO_2 precisa, é necessário um sistema de alto fluxo ou com reservatório,

fazendo-se importante uma avaliação prévia, a fim de se eleger o sistema mais adequado. Esses sistemas vão variar, podendo ser de alto fluxo ou de baixo fluxo, aberto ou fechado, com diferentes interfaces de administração. Existem algumas possibilidades de ofertar oxigênio para os RN, de acordo com sua necessidade: *oxy-hoods*, capacetes ou halos, cateteres nasais de baixo e alto fluxo.

Cateter nasal de baixo fluxo

Fornece O_2 a baixos fluxos e em baixas concentrações, permitindo administrar de 2 L/min a 3 L/min de O_2 em uma concentração variável, de 24% a 30%, dependendo de diversos fatores, como fluxo de gás administrado, peso, volume-minuto e diâmetro nasal, assim como do volume corrente gerado. O cateter deve ser flexível e se adequar à narina do recém-nascido, para evitar traumatismo e alteração da resistência da via aérea, prejudicando o trabalho respiratório.

Cateter de alto fluxo

Na terapia com cânulas nasais de baixo fluxo, a liberação de FiO_2 está diretamente relacionada à taxa de fluxo. Para maior FiO_2, a taxa deve ser aumentada. A cânula nasal de baixo fluxo é um sistema aberto de suplementação com altos níveis de vazamento de ar ao redor da fonte de oxigênio. Dessa forma, a eficácia do tratamento para a cânula nasal de baixo fluxo é limitada. A terapia com cânulas nasais de alto fluxo (HFNC) é um sistema de fornecimento de oxigênio capaz de fornecer até 100% de oxigênio aquecido e umedecido a uma vazão de até 60 L/min. Todas as configurações são controladas independentemente, permitindo maior confiança na entrega de oxigênio suplementar, bem como melhores resultados quando usados. Além de maior controle sobre a oferta de FiO_2, há vários benefícios em usar uma cânula nasal de alto fluxo. Os componentes básicos incluem um gerador de fluxo que fornece vazões de gás de até 60 L/min, um misturador de ar e oxigênio que alcança o escalonamento de FIO_2 de 21% a 100%, independentemente das vazões, e um umidificador que satura a mistura de gases a uma temperatura de 31°C a 37°C. Para minimizar a condensação, o gás umidificado aquecido é fornecido através de tubulações aquecidas com um pino nasal de diâmetro largo. Atualmente, existem cinco mecanismos que se acredita serem responsáveis pela eficácia da cânula nasal de alto fluxo, os quais incluem: lavagem fisiológica do espaço morto de gases residuais, incluindo dióxido de carbono (CO_2); redução da resistência nasofaríngea à inspiração; pressão expiratória final positiva; maior recrutamento alveolar; umidificação aumentada das vias aéreas, levando a melhor tolerância da intervenção.

VENTILAÇÃO MECÂNICA NÃO INVASIVA (VMNI)

A ventilação não invasiva (VNI) tem sido bastante utilizada nas unidades de terapia intensiva neonatal (UTIN), na tentativa de evitar e/ou reduzir o uso de ventilação mecânica invasiva (VMI) após intubação orotraqueal (IOT), diminuindo, assim, as complicações associadas e a morbimortalidade. As principais modalidades de VNI utilizadas nas UTIN são a ventilação por pressão positiva contínua nas vias aéreas (NCPAP) e a ventilação nasal intermitente por pressão positiva (NIPPV). Podemos considerar algumas modalidades a serem utilizadas quando a escolha for NIPPV, como IMV, PSV, SIMV, entre outras.

A NCPAP é bastante conhecida, estudada, utilizada e recomendada na prática dessas unidades, além de ser eficaz e segura. Contudo, alguns RNPT não respondem satisfatoriamente a esse suporte, necessitando de VMI. Recentemente, a NIPPV surgiu como alternativa à NCPAP, provavelmente promovendo maior estabilidade da caixa torácica, maior aumento do volume corrente e do volume-minuto, melhor sincronia toracoabdominal, maior aumento da capacidade residual funcional, diminuição da resistência ao fluxo aéreo e maior recrutamento alveolar.

O suporte ventilatório não invasivo após a extubação pode favorecer a redução da incidência de falha e a necessidade de reintubação. A avaliação quanto à necessidade do suporte é determinante, assim como a elegibilidade do tipo de intervenção – NCPAP ou NIPPV. A equipe deverá adotar critérios específicos para a escolha, entre eles idade gestacional, estado clínico, condição nutricional/peso, exames gerais e de imagem e falhas anteriores de extubação.

VENTILAÇÃO MECÂNICA INVASIVA (VMI)

O fisioterapeuta auxiliará no ajuste de parâmetros, no desmame ventilatório, na extubação, na manutenção da prótese ventilatória, em seu correto ajuste e em sua fixação, no manejo ao respirador mecânico e nos demais critérios para otimização do quadro clínico e para alcance da estabilidade.

Concomitantemente ao avanço tecnológico, novas técnicas e novas modalidades ventilatórias foram instituídas. Uma ampla gama de novos modos de ventilação mecânica tornou-se disponível para o tratamento de recém-nascidos, como ventilação assistida ajustada neuralmente (NAVA), em que se utiliza a atividade elétrica do diafragma para controlar o ventilador mecânico; ventilação com liberação de pressão nas vias aéreas (APRV), a qual combina dois níveis de pressão positiva contínua nas vias aéreas, com a finalidade de aumentar a ventilação alveolar; e, finalmente, pressão regulada com volume controlado (PRVC), considerada um modo de duplo controle, pois permite garantir o volume corrente ao mesmo tempo em que o ventilador proporciona ciclos controlados por pressão.

A Unidade de Tratamento Intensivo Neonatal envolve um ambiente complexo, com uma série de procedimentos de diagnóstico e tratamento. O treinamento interdisciplinar, a comunicação efetiva e o desenvolvimento da equipe multiprofissional são fatores importantes na promoção de prognóstico positivo.

REFERÊNCIAS BIBLIOGRÁFICAS

1. João P, Davidson J. Assistência fisioterapêutica ao recém-nascido em unidade de terapia intensiva neonatal: revisão bibliográfica. 2014. p. 296-305.

2. Martins A, Segre C. Fisioterapia respiratória em neonatologia: importância e cuidados. 2012. p. 56-60. Vasconcelos G, Almeida R, Bezerra A. Repercussões da fisioterapia na unidade de terapia intensiva neonatal. Fisioter. Mov. 2011; 24(1): 65-73.

3. Nicolau CM, Falcão MC. Efeitos da fisioterapia respiratória em recém-nascidos: análise da literatura. Rev. Paulista de Pediatria. 2007; 25(1): 72-75.

4. Johnston C, Zanetti NM, Comaru T, Ribeiro SNS, Andrade LB, Santos SLL. I Recomendação brasileira de fisioterapia respiratória em unidade intensiva pediátrica e neonatal. Rev. Bras. Ter. Intensiva. 2012; 24(2): 119-129.

5. Antunes LCO, Silva EG, Bocardo P, Daher DR, Fagiotto RD, Rugolo LMSS. Efeitos da fisioterapia versus aumento do fluxo expiratório na saturação de O2, frequência cardíaca e frequência respiratória, em prematuros no período pós-extubação. Rev. Bras. Fisioter. 2006; 10(1): 97-103.

6. Martins AP, Segre CAM. Fisioterapia respiratória em neonatologia: importância e cuidados. Pediatria Moderna. 2010; 10(46): 2.

7. Cummings JJ, Polin RA, AAP the Committee on fetus and newborn. Noninvasive Respiratory Support. Pediatrics. 2016; 137(1): 2015-3758.

8. Sweet DG et al. European Consensus Guidelines on the Management of Neonatal Respiratory Distress Syndrome in Preterm Infants – 2013 Update. Neonatology. 2013; 103: 353-368. DOI: 10.1159/000349928.

9. Gizzi, C et al. Is synchronised NIPPV more effective than NIPPV and NCPAP in treating apnoea of prematurity (AOP). A randomised cross-over trial. Arch Dis Child Fetal Neonatal. 2015; 100: F17-23.

10. Cochrane Systematic Review – Intervention version published: 01 February 2017 see what's new. Nasal intermittent positive pressure ventilation (NIPPV) versus nasal continuous positive airway pressure (NCPAP) for preterm neonates after extubation.

11. AL-Hegelan M, Maclntyre NR. Novel modes of mechanical ventilation. Semin Respir Crit Care Med. 2013; 34(4): 499-507.

12. Daoud EG, Farag HL, Chatburn RL. Airway pressure release ventilation: what do we know? Respir Care. 2012; 57(2): 282-92.

13. Modrykamien A, Chattburn RL, Ashton RW. Airway pressure release ventilation: an alternative mode of mechanical ventilation in acute respiratory distress syndrome. Cleve Clin J Med. 2011; 78(2): 101-10.

14. Soll RF, Pfister RH. Evidence-based delivery room care of the very low-birth-weight infant. Neonatology. 2011; 99(4): 349-54.

61

Fisioterapia Motora em Neonatologia

- Karina Fontes Csibak
- Leandro Laureano de Souza

Com os avanços nas Ciências da Saúde, observa-se cada vez maior sobrevida de recém-nascidos pré-termo (RNPT), que pela imaturidade dos sistemas, podem apresentar diversas alterações no desenvolvimento neuropsicomotor (DNPM). Por esse motivo, estão mais suscetíveis a complicações no DNPM típico, bem como a dificuldades de aprendizagem e a baixa qualidade de vida.

A **estimulação precoce** é indicada para quaisquer pacientes com risco de alterações no DNPM, visando minimizar atrasos e complicações e maximizar as potencialidades, sendo direcionada ao DNPM de acordo com a idade. É importante atentar-se à idade gestacional, para garantir o cálculo da idade corrigida e o estímulo adequado a essa idade.

A principal vantagem de intervir no desenvolvimento neuropsicomotor logo no início da vida é a plasticidade cerebral nesse período, ocorrendo após a conclusão da migração neuronal, durante a qual os processos de crescimento dendrítico e a formação de sinapse são altamente ativos. Isso significa que a plasticidade elevada pode ser esperada entre 2 meses e 3 meses antes e, aproximadamente, 6 meses a 8 meses depois do nascimento.

As experiências influenciam e modelam o cérebro, levando a mudanças estruturais no número de sinapses que são desenvolvidas, na posição e no funcionamento, bem como na eliminação de sinapses desnecessárias. As habilidades motoras podem ser altamente influenciadas pela intervenção precoce, pois as vias motoras que formam os tratos córtico-espinhais já apresentam mielina madura no nascimento e estudos mostram que a mielinização pode ser atividade-dependente. Além disso, parte do cérebro ainda não desenvolvida para tarefas específicas pode ser reprogramada para outras finalidades, diferentes daquelas originalmente determinadas, dependendo dos estímulos recebidos por esse sistema nervoso imaturo.

Há muitos fatores no ambiente de UTI neonatal que afetam não só o neurodesenvolvimento do bebê, mas também o desenvolvimento da relação pais-bebê. Nesse ambiente, o recém-nascido é exposto a flutuações nos níveis de ruído, temperatura e iluminação, além de alto número de manipulações, avaliações e cuidados gerais. A criança pode vivenciar grande quantidade de estímulos nocivos e dolorosos, procedimentos e agentes farmacológicos podem causar instabilidade, alterando os ciclos de sono-vigília, assim como o seu desenvolvimento típico. Além disso, essas circunstâncias também fazem com que a ligação entre a família e o RNPT seja ameaçada. Durante a internação de uma criança hospitalizada em UTI neonatal, os pais estão suscetíveis a sentimentos, como ansiedade, desamparo, perda de controle, medo, incerteza e preocupação. Esses sentimentos podem impactar a interação pais-bebê e repercutir no desenvolvimento.

FISIOTERAPIA

O RN a termo apresenta como dominante a postura em flexão de extremidades. Esse tônus flexor fisiológico é resultado da maturação do sistema nervoso central durante a vida fetal. Os padrões motores dos prematuros, comparados aos dos lactentes nascidos a termo, são dominados por extensão devido à imaturidade neurológica e à exposição menos prolongada ao posicionamento flexor no ambiente intrauterino, o que resulta em hipotonia.

Na busca pela estabilidade postural no ambiente extrauterino, o prematuro fixa-se por meio de uma hiperextensão inicialmente de cervical, que atuará bloqueando o desenvolvimento da mobilidade dessa região. Essa estabilização postural anormal pode acarretar bloqueios sequenciais nas regiões do ombro, da pelve e dos quadris, determinando o atraso no desenvolvimento motor dos prematuros.

Possíveis danos cerebrais também podem influenciar as experiências motoras espontâneas da criança e o processo de desenvolvimento de estratégias motoras estáveis à medida que se desenvolvem. A função motora está relacionada ao desenvolvimento do controle postural, o qual é necessário para que a criança seja capaz de transferir e modificar a distribuição do peso corporal, permitindo o movimento funcional adequado, a comunicação e a interação social. O controle postural consiste em

ser capaz de manter uma posição corporal ao longo do tempo, de recuperar a estabilidade postural após perturbações, de gerenciar mudanças entre posturas diferentes e de integrar posturas em locomoção e exploração. Intervenções que otimizam o controle postural e o movimento seletivo em prematuros podem, portanto, ser importantes na redução do grau de atraso do desenvolvimento motor ou da gravidade da paralisia cerebral. Estudos mostraram que a intervenção fisioterapêutica em RNPT de baixo risco tem um efeito positivo significativo nas correlações eletrofisiológicas e de ressonância magnética do desenvolvimento cerebral.

Além de abordar as necessidades terapêuticas, o fisioterapeuta tem uma oportunidade única de colaborar com os pais por meio de orientações sobre manuseio, posicionamento infantil e atividades que favoreçam o desenvolvimento (por exemplo, permanência em posição ventral, alongamento, mobilização de extremidades e estímulos sensoriais). Instruir os pais sobre como posicionar e manipular seus filhos com habilidade e confiança é uma tarefa de extrema importância para toda a equipe da UTI neonatal.

ESTIMULAÇÃO SENSORIAL

Os bebês prematuros são privados precocemente da estimulação cutânea fornecida durante o desenvolvimento intrauterino, pelo contato da pele com o líquido amniótico e com as paredes uterinas. Essas sensações estão envolvidas no crescimento e no desenvolvimento neurológico do recém-nascido.

Além da privação precoce dessa estimulação cutânea, a prematuridade está associada a outros fatores que levam ao prejuízo da estimulação sensorial, como a ausência de contato contínuo entre pais e recém-nascido, devido à necessidade de permanência prolongada em unidades de terapia intensiva neonatal. Isso tem efeito adverso tanto no desenvolvimento psicológico e biológico da criança como no bem-estar dos pais.

Com o objetivo de minimizar esses efeitos adversos, diversos estímulos sensoriais podem ser utilizados na UTI neonatal. Esses estímulos podem variar entre estimulação com materiais da rotina de UTI (como algodão e gaze), estímulos proprioceptivos e aplicação de massagem terapêutica, sendo essa uma das intervenções mais comumente aplicadas para fornecer uma estimulação somática em prematuros.

A massagem terapêutica estimula várias modalidades de receptores sensoriais que cobrem pele, músculos, ossos e articulações. Ela pode ser definida como a aplicação de estímulo manual ao tecido superficial da pele, dos músculos, dos tendões, dos ligamentos e da fáscia. A técnica manual envolve a aplicação sistemática de variações do toque, aplicando fricção, vibração, percussão, compressão ou alongamentos passivos dentro da amplitude fisiológica do movimento.

ESTIMULAÇÃO VESTIBULAR

O espaço intrauterino permite que o feto se desenvolva promovendo um ambiente aconchegante, com temperatura constante e agradável, padrão de movimento contido, ausência de gravidade, estimulação sensorial suave e atenuação de sons externos. Com o nascimento precoce, essas condições são alteradas antecipadamente, alterando a oferta de estímulos. A estimulação vestibular pode tornar o ambiente semelhante ao intrauterino, diminuindo o estresse, promovendo a autorregulação e favorecendo o desenvolvimento.

Esses estímulos podem ser realizados por movimentos de balanço anteroposterior, com o neonato fora da incubadora, em contato ventral com a superfície ventral do terapeuta. O estímulo também pode ser dado dentro da incubadora, caso sua retirada seja inviável, pelo balanceio feito com o bebê suspenso em uma fralda ou em um lençol.

FACILITAÇÃO DE MOVIMENTOS DE EXTREMIDADES

O ganho de força muscular e a movimentação ativa podem ser estimulados por meio da facilitação de movimentos de extremidades do recém-nascido. Diversos movimentos experimentados intraútero enfrentam uma dificuldade muito mais importante no ambiente externo devido à ausência do líquido amniótico, à ação da gravidade, à ausência de referência sensorial, entre outros fatores.

Um exemplo de facilitação de movimentação de membros inferiores é sua movimentação simulando pedaladas, inicialmente executado com as mãos em torno do joelho, para proteção articular. O fisioterapeuta posiciona suas mãos na superfície plantar do pé e realiza a facilitação de movimento, dando, assim, referências tátil e proprioceptiva, enquanto o recém-nascido as chuta delicadamente. Isso fornece ao recém-nascido uma superfície contra a qual chutar, visando simular o que os lactentes nascidos a termo experimentam ao empurrar a parede intrauterina. Esse é um exemplo de movimento realizado livremente no útero, mas que se torna limitado pelas diferentes condições que ele encontra no ambiente extraútero, como a ação da gravidade. Além disso, os recém-nascidos prematuros não experimentam a resistência à movimentação gerada pelos fluidos do ambiente intraútero.

Esses movimentos de flexão e extensão de pernas favorecem a capacidade muscular, além de ajudarem a adequar o tônus e a moldarem as articulações. A oportunidade de o bebê empurrar suavemente a mão do terapeuta ou de seus pais pode ajudar a diminuir a desmineralização óssea, já havendo estudos que demonstraram que exercícios facilitados conseguem auxiliar a diminuição de osteopenia.

AUMENTO DO TEMPO DA POSIÇÃO ERETA

A tolerância do bebê ao posicionamento ereto é importante para o seu desenvolvimento. A sedestação é benéfica para o desenvolvimento do bebê porque (1) facilita o uso dos músculos extensores e rotadores do pescoço, que são essenciais para o desenvolvimento do controle cervical, e (2) promove o estado de alerta e estimula o comportamento visualmente orientado. Por isso, é essencial que o posicionamento seja vivenciado na fisioterapia e que seja orientado aos acompanhantes que o realizem, quando possível.

A sedestação estimula a sustentação do tronco e dá liberdade à movimentação. O recém-nascido se esforça para corrigir a posição da cabeça e do tronco no espaço, estimulando os movimentos exploratórios com extremidades. Conforme a tolerância, esses estímulos devem ter sua frequência e sua duração gradualmente[4] aumentadas.

O terapeuta pode ensinar aos pais e aos cuidadores a levantar o recém-nascido ou a passá-lo das posições supino ou prono para sentado, fornecendo estabilidade pélvica e alinhamento ao tronco, bem como a pausar o movimento e aguardar a rotação do pescoço do bebê ou a flexão lateral.

PROMOÇÃO DA POSIÇÃO SUPINO

Entre os RNPT, os movimentos antigravitacionais em supinação ocorrem tipicamente com mais controle nas extremidades de membros inferiores do que nas de membros superiores. Para que prematuros consigam chutar ou alcançar em posição supino, eles normalmente precisam de estabilização proximal de tronco e cinturas escapular e pélvica. Essa facilitação é necessária para favorecer movimentos de membros no plano vertical mais do que no plano horizontal.

O movimento antigravitacional de membro inferior pode ser incentivado estimulando os músculos abdominais e de cintura pélvica ao levantar a pelve em uma leve inclinação. De maneira parecida, o movimento antigravitacional do braço pode ser incentivado com facilitação dos músculos peitorais, colocando os ombros em posição mais vertical. Esses estímulos, associados à cocontração, estimulam a propriocepção e o controle proximal da musculatura do recém-nascido.

O fisioterapeuta pode orientar familiares ou acompanhantes, para que saibam identificar momentos adequados para que esse estímulo possa ser realizado com mais frequência. Conhecendo essas facilitações para sustentação proximal, os pais podem ajudar seu bebê a realizar uma quantidade maior de movimentos de extremidades mais funcionais ao longo do dia.

PROMOÇÃO DA POSIÇÃO PRONO

Movimentos antigravitacionais em pronação tipicamente incluem estimulação de rotação de pescoço e elevação da cabeça com graus crescentes de extensão da coluna torácica, conforme o bebê amadurece e ganha força. Esses estímulos podem ser fornecidos ao recém-nascido quando o fisioterapeuta o sustenta apoiado em sua caixa torácica, ao apoiá-lo em prono em ângulos variáveis no plano horizontal ou ao segurá-lo suspenso no espaço em um treino vestibular.

Tanto a estabilidade do tronco como o alinhamento da pelve são refletidos na qualidade e na duração do movimento de extensão de cervical, assim como nas respostas interativas nessa posição. A colocação de uma mão do fisioterapeuta firmemente sobre a pelve de recém-nascido pode fornecer estabilidade suficiente para incentivar a elevação da cabeça, assim como estímulos visuais e ângulo do posicionamento da criança.

A assistência adicional de estabilidade e alinhamento pode ser fornecida realizando descarga de peso nas últimas costelas em direção à pelve, ajudando a transferência do peso e a consequente extensão de tronco e cervical.

CONCLUSÃO

Com os avanços nas Ciências da Saúde e com a maior sobrevida dos RNPT, a imaturidade do SNC aumenta o risco de atrasos no DNPM e, por isso, faz-se necessário um acompanhamento multiprofissional e um tratamento específico para cada bebê, considerando-se suas especificidades.

A fisioterapia tem um papel importante na prevenção desses possíveis atrasos no DNPM, minimizando a influência dos estímulos nocivos recebidos na UTI neonatal, compensando o déficit de informações sensoriais que seriam vivenciadas no ambiente intrauterino, oferecendo orientações aos pais e estimulando a melhora do vínculo entre pais e bebê.

REFERÊNCIAS BIBLIOGRÁFICAS

1. Dusing SC, Tripathi T, Marcinowski EC, Thacker LR, Brown LF, Hendricks-Muñoz KD. Supporting play exploration and early developmental intervention versus usual care to enhance development outcomes during the transition from the neonatal intensive care unit to home: a pilot randomized controlled trial. BMC Pediatrics. 2018; 18: 46.

2. Blauw-Hospers CH, Hadders-Algra M. A systematic review of the effects of early intervention on motor development. Developmental Medicine & Child Neurology. 2005; 47: 421-432.

3. Øberg GK, Campbell SK, Girolami GL, Ustad T, Jørgensen L, Kaaresen PI. Study protocol: an early intervention program to improve motor outcome in preterm infants: a randomized controlled trial and a qualitative study of physiotherapy performance and parental experiences. BMC Pediatrics. 2012; 12: 15.

4. Byrne E, Garber J. Physical Therapy Intervention in the Neonatal Intensive Care Unit. Physical & Occupational Therapy in Pediatrics. 2013; 33(1): 75-110.

5. Byrne E, Campbell SK. Physical Therapy Observation and Assessment in the Neonatal Intensive Care Unit. Physical & Occupational Therapy in Pediatrics. 2013; 33(1): 39-74.

6. Nwabara O, Rogers C, Inder T, Pineda R. Early Therapy Services Following Neonatal Intensive Care Unit Discharge. Physical & Occupational Therapy in Pediatrics. 2016; 37(4): 414-424.

7. Álvarez MJ, Fernández D, Gómez-Salgado J, Rodríguez-González D, Rosón M, Lapeña S. The effects of massage therapy in hospitalized preterm neonates: A systematic review. International Journal of Nursing Studies. 2017; 69: 119-136.

8. Jesus AJS, David MMC, Moran CA. Estimulação Vestibular na Unidade de Terapia Neonatal. 2015; 51: 343-348.

9. Hawkins E, Jones A. What is the role of the physiotherapist in paediatric intensive care units? A systematic review of the evidence for respiratory and rehabilitation interventions for mechanically ventilated patients. Physiotherapy. 2015;101(4):303-309.

10. Ross K, Heiny E, Conner S, Spener P, Pineda R. Occupational therapy, physical therapy and speech-language pathology in the neonatal intensive care unit: Patterns of therapy usage in a level IV NICU. Research in Developmental Disabilities. 2017;64:108-117.

62

O Fonoaudiólogo na Unidade Neonatal

- Tatiana Paula de Souza Pereira

A Neonatologia, a partir da década de 1960, recebe seu reconhecimento como especialidade dentro da Pediatria. Houve, então, grandes modificações nos cuidados com os RN. Com os avanços tecnológicos, observamos maior sobrevida de um número crescente de bebês. Diante desses avanços, com crescente preocupação no que diz respeito ao desenvolvimento desses bebês, a unidade neonatal, neste momento, passa a contar com uma equipe multiprofissional, como fisioterapeutas, terapeutas ocupacionais, psicólogos, nutricionistas e fonoaudiólogos, que passam a atuar não somente em nível ambulatorial, mas também durante a internação hospitalar, visando a um ambiente mais adequado.

A presença do **fonoaudiólogo** ainda é relativamente recente na unidade neonatal, mas vem conquistando seu espaço junto à equipe multiprofissional. É importante que os profissionais que a integram saibam quais são suas atribuições e quando sua avaliação pode e deve ser solicitada.

O fonoaudiólogo, na unidade neonatal, atua em basicamente três frentes:

- Realização de triagem auditiva neonatal (emissões otoacústicas evocadas) – teste da orelhinha, obrigatório e gratuito em hospitais e maternidades, pela Lei nº 12.303, de agosto de 2010.
- Realização do teste da linguinha – Lei nº 13.002/14 –, exame padronizado que possibilita diagnosticar e indicar o tratamento precoce das limitações dos movimentos da língua, que podem comprometer suas funções: sugar, engolir, mastigar e falar. No entanto, na maioria das unidades, esse teste é realizado pelo pediatra, como parte da rotina do exame físico do RN.
- Acompanhamento na área de atuação oromotora, na alimentação e na deglutição.

Este capítulo será mais específico na área de atuação oromotora, na alimentação e na deglutição.

O acompanhamento fonoaudiológico neonatal, nesse caso, visa promover a capacidade do RN prematuro ou de alto risco de se alimentar de forma segura, eficaz e prazerosa.

Sempre que houver um RN internado com possibilidade de iniciar transição de alimentação por sonda para alimentação via oral, é importante que o fonoaudiólogo seja chamado para fazer uma avaliação mais detalhada.

Consideramos que um RN tem possibilidade de iniciar transição sonda-via oral quando se encontra:

- Clinicamente estável.
- Preferencialmente, respirando espontaneamente.
- Com curva de peso ascendente, conforme a possibilidade de cada caso.

Teoricamente, iniciamos o acompanhamento com RN acima de 34 semanas, quando já apresenta condições de coordenar sucção, deglutição e respiração, e acima de 1.500 g, quando já há mais estabilidade clínica.

Porém, atualmente, podemos iniciar os atendimentos em RN acima de 1.200 g e com idade gestacional corrigida em torno de 32 semanas, quando já observamos ação efetiva de treino motor oral (TMO). Porém, esses dados podem variar, sendo necessário analisar cada caso, como uso de oxigenoterapia, peso inicial um pouco menor, idade gestacional variavelmente mais baixa – sempre de acordo com sua estabilidade clínica. Nesses casos, avalia-se o RN, buscando sua aproximação da mãe o quanto antes, com o objetivo de viabilizar o aleitamento materno.

Por apresentar uma respiração exclusivamente nasal, o RN aparenta ficar mais confortável com o uso da sonda orogástrica (SOG), pois, dessa forma, suas narinas ficam totalmente desobstruídas, possibilitando a permeabilidade normal das vias aéreas superiores.

Após iniciar o acompanhamento fonoaudiológico, o uso da sonda nasogástrica (SNG) se faz mais adequado, uma vez que diminui o estímulo intraoral constante, possibilita melhor vedamento labial e favorece melhor espaço intraoral para realização de intervenções e adequação de utensílios. No entanto, na literatura, esse assunto é controverso e ainda faltam pesquisas nessa área. A verdade é que se observa que os bebês internados evoluem tanto com a SOG quanto com a SNG, cabendo ao fonoaudiólogo estar atento às dificuldades e,

juntamente com a equipe **multiprofissional**, discutir outras possibilidades.

A avaliação **fonoaudiológica** consiste, inicialmente, em um levantamento de dados no prontuário, para coleta de informações sobre o paciente. Em seguida, deve estender-se a um contato com a equipe, para saber mais detalhes sobre o RN e sobre a sua evolução durante o período de internação, bem como a um contato com a família, para apresentar-se e para falar sobre o acompanhamento que será realizado, o que também é adequado e importante para o processo.

Após todos os dados levantados, realiza-se o exame físico do RN, que envolve:

- Padrão corporal.
- Estado geral.
- Estado de consciência.
- Tono.
- Reflexos orais em:
  - Sucção não nutritiva (SNN): inicialmente.
  - Sucção nutritiva (SN): posteriormente, quando o RN estiver apto a iniciá-la.

São avaliados reflexos orais de:

- Defesa: GAG e mordida.
- Alimentação: procura; captação; vedamento labial; postura de língua (canolamento, protrusão, posteriorização, tremores); sucção (ritmo e força); deglutição; coordenação sucção/respiração/deglutição.

São avaliados, também, sinais de fadiga, como soluços, engasgos, palidez, cianose, queda de saturação, batimento de asa de nariz, choro, retração de fúrcula, tiragem intercostal e mudança do padrão respiratório.

Para avaliar o RN, pode-se utilizar chupeta ou dedo enluvado embebido em leite. A checagem com dedo enluvado embebido em leite ajuda a evitar a recusa e permite verificar força, padrão de sucção, postura e movimentação de língua. É possível, também, verificar a integridade das estruturas intraorais, como gengivas, freios labiais e lingual, palato e úvula.

A partir desse momento, de acordo com a prontidão do RN e os dados observados, determinamos a oferta de alimento e a avaliação da SN (seio materno, preferencialmente, ou mamadeira) ou a manutenção de SNN para verificar a evolução do padrão motor e a deglutição de saliva.

A SNN inicia-se após a avaliação fonoaudiológica, observando os mesmos critérios, quando constatada a possibilidade de o RN receber o TMO.

A SNN é importante, pois proporciona uma organização motora oral e global ao RN, além de privilegiar o desenvolvimento de funções fisiológicas, psicológicas e de crescimento, favorecendo seu ganho ponderal, desde que iniciada observando os critérios adequados. A SNN traz vários benefícios para o bebê, entre eles adequação da musculatura oral; associação da sucção com a saciedade; facilitação da digestão; alteração dos estados de vigília; maior oxigenação durante a mamada e depois dela; importante associação ao momento da mamada; maior ganho ponderal; maior rapidez e facilidade na transição da alimentação sonda-VO e, consequentemente, antecipação da alta hospitalar.

Se a mãe estiver presente, o RN já pode ser levado ao SM, esvaziado previamente, para realização de SNN. Nessa situação, aproveitamos o contato pele a pele com a mãe e todos os benefícios que essa relação propicia.

Quando se trata de um RN prematuro, o acompanhamento segue o protocolo, de acordo com o qual é inicialmente viabilizado o treino de SNN e, somente quando estiver apto, o bebê é passado para o treino de SN, no qual receberá dieta em pequenos volumes para treino de **deglutição**, com evolução gradual de volume.

Em SM, a evolução ocorre de forma diferenciada. A presença constante da mãe se faz essencial o maior tempo possível. Inicialmente, a oferta pode ser feita com SM esvaziado previamente, dependendo da produção láctea materna. O tempo de liberação da oferta de SM é feito conforme o RN esteja apto a permanecer sugando efetivamente, sem alterações em seu padrão respiratório e em seu estado geral.

Em aleitamento materno, é importante verificar o ganho ponderal do bebê, para saber se a oferta está sendo efetiva. Caso a oferta em SM exclusivo não esteja sendo efetiva, algumas orientações são pertinentes, como as referentes à alimentação materna e à ingestão abundante de líquidos. É possível a prescrição médica de medicações que favoreçam o aumento da produção láctea. Caso nada surta efeito positivo, é possível lançar mão do uso de complemento de fórmulas lácteas associadas ao aleitamento materno, sempre reforçando para a mãe a importância de manter a oferta de seu leite antes do complemento.

Quando o RN está com a dieta plenamente estabelecida e exclusivamente por VO, em SM e/ou mamadeira, de forma segura e eficaz, coordenando sucção/deglutição/respiração e ganhando peso satisfatoriamente, já é possível a alta fonoaudiológica. É muito importante, nesse momento, a segurança do cuidador em levar o RN para casa e assumir seus cuidados. É papel fundamental do fonoaudiólogo esclarecer suas dúvidas referentes à alimentação e deixá-lo seguro para assumir esses cuidados.

Os profissionais dentro da UTIN jamais podem deixar de prestar assistência à díade mãe/bebê. Desde o início, a formação desse vínculo se faz fundamental para a recuperação física e para a evolução do quadro geral do RN.

Quanto mais tempo a mãe estiver com seu bebê, maiores serão as chances de fortalecimento do vínculo. Sendo assim, maior será a possibilidade de se iniciar o aleitamento materno ou de dar continuidade a ele.

Apesar de seguir um protocolo de atendimento para acompanhar a evolução do RN, não devemos deixar de acompanhar o RN em sua singularidade, considerando também as especificidades de seu núcleo familiar.

É importante enfatizar que o acolhimento e o cuidado com o RN na Unidade Neonatal contribuirão para seu desenvolvimento e para sua evolução.

REFERÊNCIAS BIBLIOGRÁFICAS

1. Hernandez AM. Atuação fonoaudiológica com recém-nascidos e lactentes disfágicos. In: Hernandez AM, Marchezan I. Atuação fonoaudiológica no ambiente hospitalar. Rio de Janeiro: Revinter, 2001. p. 1-37.

2. Hernandez AM. Atuação fonoaudiológica com o sistema estomatognático e a função de alimentação. In: Hernandez AM. Conhecimentos essenciais para atender bem o neonato. São José do Campos: Pulso editorial, 2003. p. 47-78.

3. Madureira D, Barros C. Intervenção fonoaudiológica em Unidade Neonatal. In: Normas e condutas em Neonatologia. São Paulo: Atheneu, 2009.Xavier C. Trabalho fonoaudiológico em unidade neonatal. In: Novo tratado de Fonoaudiologia. Barueri, SP: Manole, 2013. p. 569-586.

63

Cuidados Paliativos e de Fim de Vida em Unidade de Terapia Intensiva Neonatal

- Angela M. Ikeda
- Pôla Francine Cassiano Morais Silva

INTRODUÇÃO

Os avanços tecnológicos têm contribuído para o desenvolvimento de técnicas capazes de diagnosticar de forma precisa e precoce determinadas doenças, assim como as controlar, aumentando as taxas de sobrevivência de recém-nascidos (RN) prematuros extremos e/ou portadores de patologias graves nas unidades de terapia intensiva neonatais. Apesar disso, algumas patologias permanecem sem possibilidade de cura, o que não isenta unidades de saúde da necessidade de assistência no período pré-natal, no parto e no período pós-natal.[1-4]

Os cuidados intensivos têm aumentado a sobrevida das crianças com incapacidade severa, com diminuição da mortalidade infantil, bem como de deficiências físicas e mentais, mas sem diminuição da incidência de sequelas graves.[5]

Assim, cabe aos pediatras, de maneira geral, a responsabilidade técnica sobre a assistência médica adequada, respeitando os princípios bioéticos de beneficência, não maleficência, justiça e autonomia, além da responsabilidade ética de preservar a qualidade de vida de seus pacientes em qualquer fase. Uma grande dificuldade clínica é identificar a futilidade terapêutica, mantendo claro o limite entre o que é uma abordagem cientificamente adequada e ética frente ao que se considera como procedimentos diagnósticos e terapêuticos inúteis, obstinados e desproporcionais. A decisão sobre o que é um tratamento fútil e a indicação de cuidados paliativos (CP) exigem a participação ativa da equipe multidisciplinar e dos familiares envolvidos no cuidado à criança.[6]

DEFINIÇÃO DE CUIDADOS PALIATIVOS PEDIÁTRICOS

Segundo a Organização Mundial da Saúde (OMS), cuidados paliativos pediátricos (CPP) são o cuidado ativo total do corpo, da mente e do espírito da criança, envolvendo, também, apoio à família. Inicia-se quando a doença é diagnosticada e continua, independentemente de haver ou não tratamento dirigido a ela. Os profissionais de saúde devem avaliar e aliviar o sofrimento físico, psicológico e social da criança e de sua família, tendo sempre foco no cuidado. Segundo esse conceito, os cuidados curativo e paliativo não são excludentes e incompatíveis, mas complementares, prolongando-se no processo de morte e após, no processo de luto.[7-9]

GESTAÇÃO E CUIDADOS PALIATIVOS PERINATAIS

A gestação é um momento, durante o ciclo reprodutivo da mulher, de grandes mudanças corporais, emocionais e sociais. Nesse período, o casal e seus familiares desenvolvem expectativas sobre a criança, entre elas a expectativa de um filho saudável, que pode não ser correspondida em algumas situações, particularmente quando existe algum diagnóstico que coloca em risco a gestação ou o filho.

Qualquer que seja a gravidade da doença, o diagnóstico de malformação fetal impacta a gestante e seus familiares, sendo recorrentes alterações emocionais. Existem malformações fetais de baixa gravidade, malformações que cursam com alta mortalidade e aquelas para as quais pode não haver a possibilidade de tratamento curativo, que vão resultar em óbito durante o pré-natal, após o parto ou com uma sobrevida curta após o nascimento. Nessa situação, a utilização de conceitos de cuidados paliativos já no período antenatal pode propiciar a integração do cuidado, a possibilidade de preparo para o parto e o menor impacto emocional tardio, quando houver necessidade de seguimento mais longo e risco de morte no período perinatal ou neonatal.[2,4]

Assim, a utilização do cuidado paliativo no pré-natal, no acompanhamento de um feto com alguma malformação, da gestante e de seus familiares possibilita planejamento adequado durante toda a gestação, no parto e após o parto. Isso inclui desde a interrupção da gestação (aborto) até o acompanhamento durante toda a gestação e o estabelecimento de um plano de parto que inclui definição de ressuscitação ou não, dependendo da gravidade da condição do feto e da discussão prévia com os pais.[4,10]

INDICAÇÕES DE CP NEONATAL[8]

Os cuidados prestados aos RN deverão ser planejados de acordo com o seu quadro clínico e as perspectivas de sobrevida, individualizando-se cada caso, pois alguns nem permitirão alta hospitalar, enquanto outros se tornarão pacientes cronicamente enfermos. Por isso, toda a atenção é voltada ao indivíduo, não à doença.

Indicações de CP Neonatais
1. RN no limite da viabilidade, com extremo baixo peso e IG muito prematura, como os < de 24 sem ou 500 g, se não houver retardo de crescimento, e aqueles com peso < 750 g ou IG < 27semanas, que desenvolveram complicações sérias, que limitem a vida com o passar do tempo.
2. Malformações congênitas múltiplas, que impliquem limitação da vida.
3. Problemas genéticos, como as trissomias do 13, do 15 e do 18 ou a *osteogenesis imperfecta* e, ainda, erros inatos do metabolismo, cuja evolução seja desfavorável, mesmo quando há terapia disponível.
4. Problemas renais, como síndrome de Potter, agenesia ou hipoplasia renal bilateral importante, insuficiência renal grave e alguns casos de rins policísticos, com necessidade de diálise.
5. Alterações do sistema nervoso central, como anencefalia, acrania, holoprosencefalia, encefalocele gigante, hidroanencefalia ou doença neurodegenerativa que exija ventilação mecânica.
6. Malformações cardíacas, como a acardia ou cardiopatias complexas inoperáveis.
7. RN que não respondam ao tratamento, apesar de todos os esforços para ajudá-los a se recuperar: sobreviventes de paradas cardiorrespiratória (PCR) de repetição; injúrias cerebrais severas, como a hemorragia intracraniana grave com leucomalácia; asfixia perinatal severa com encefalopatia hipóxico-isquêmica; disfunção de múltiplos órgãos; enterocolite necrosante ou volvo com perda de grandes extensões do intestino.

Catlin A, Carter B. Creation of neonatal end-of-life palliative care protocol. J. Perinatol. 2002; 22(3): 184-95.

OS PAIS EM CUIDADOS PALIATIVOS

Os pais são um dos elementos centrais nos cuidados paliativos neonatais e merecem atenção da equipe, principalmente quanto a suas necessidades emocionais e psicológicas.

Os profissionais têm a obrigação moral de respeitar a autonomia dos pais e permitir que eles exerçam seu papel. Para isso, é necessário que os profissionais estejam atentos a suas expectativas e a seus desejos, fornecendo informações de morbimortalidade e estatísticas concisas, quando solicitadas pelos pais.[5]

A abordagem deve caracterizar-se pelo bom senso, pela sensibilidade e pelo respeito à unidade familiar, à sua cultura, à sua etnia e à sua religião.

A comunicação de notícias difíceis deve ser sempre bem planejada pela equipe, com discussões prévias.

Os pais devem estar envolvidos na deliberação, junto com a equipe, determinando o melhor interesse de sua criança, construindo, conforme a evolução dela, tanto um projeto de vida para ela, como um projeto de fim de vida.

PLANEJAMENTO DO CUIDADO

Após o diagnóstico da doença, é importante que a equipe médica estabeleça um plano de cuidado dinâmico. Para isso, é necessário apresentar:

1. Conhecimento e entendimento amplo da doença, do tratamento disponível e de suas possíveis limitações.
2. Definições dos objetivos gerais e das intervenções médicas.
3. Estabelecimento de necessidades individualizadas.
4. Planejamento de fim de vida.

OBJETIVOS DOS CUIDADOS PALIATIVOS

O objetivo principal é o cuidado do doente em sua totalidade e, também, de sua família, sendo necessário:

- Controlar sintomas (analgesia, sedação, anticonvulsivantes e antibioticoterapia, quando for preciso).
- Validar as emoções dos familiares e da equipe multiprofissional (com apoio e acompanhamento psicológico).

- Reforçar a consciência do prognóstico para a equipe e para os pais.
- Discutir e planejar o cuidado durante a internação e os prováveis desfechos.

TRATAMENTO DA DOR
ANALGESIA

Os recém-nascidos internados em unidade de terapia intensiva neonatal (UTIN) estão expostos diariamente a numerosos procedimentos invasivos e dolorosos, também com a possibilidade de terem, ao longo de sua vida extrauterina, complicações que causam desconforto.[11]

Para a avaliação da necessidade de tratamento da dor e a eficácia do tratamento instituído, é necessária a utilização sistemática de escalas de avaliação de dor, de acordo com a padronização de cada instituição.[12]

TRATAMENTOS[13]
TRATAMENTO NÃO MEDICAMENTOSO

- Sacarose: eficaz para reduzir a dor em punção de calcanhar, punção venosa e injeção intramuscular em recém-nascidos.
- Dose sugerida: 0,2 mL/kg a 0,5 mL/kg de sacarose a 25%, dois minutos antes do procedimento doloroso.
- Contato pele a pele (Método Canguru): também parece ser seguro e eficaz na melhora dos indicadores fisiológicos e comportamentais relacionadas à dor, mas ainda não há critério preestabelecido quanto à duração necessária do contato para obtenção de resultado.
- Massagem terapêutica: massagem no membro ipsilateral, dois minutos antes do procedimento.
- Sucção ao seio: em alguns estudos, observou-se que a sucção ao seio foi tão efetiva no controle da dor em procedimentos únicos em neonatos quanto o uso de sacarose.

TRATAMENTO MEDICAMENTOSO

- Dipirona: 10 mg/kg a 15 mg/kg, a cada 6h.

Fentanil

a) intermitente: 1 mcg/kg a 4 mcg/kg, por via endovenosa (EV), a cada 2 horas a 4 horas, em infusão lenta (30 minutos).
b) infusão contínua:
  - RN a termo: 0,5 mcg/kg/h a 1 mcg/kg/h.
  - Prematuros: 0,5 mcg/kg/h.

Lidocaína

- Dose: 5 mg/kg, em infiltração local.
- Tempo de ação: 30 minutos a 60 minutos.

Morfina

a) Intermitente, endovenosa: 0,05 mg/kg a 0,20 mg/kg, a cada 4h a 6h (infusão lenta – 30 minutos).
b) Intermitente, por via oral: 0,30 mg/kg a 0,60 mg/kg.
c) Infusão contínua endovenosa:
  - RN termo: 0,005 mg/kg/h a 0,010 mg/kg/h.
  - Prematuros: 0,002 mg/kg/h a 0,005 mg/kg/h.

Paracetamol

- RN a termo: 10 mg/kg a 15 mg/kg, a cada 6h.
- Prematuros: 10 mg/kg, a cada 6h.

Tramadol

- 0,1 mg/kg a 1 mg/kg, endovenoso (EV) ou via oral, a cada 4h a 6h, em infusão lenta.

SEDAÇÃO

Quando os sintomas não respondem a outros tratamentos sintomáticos, introduzimos a sedação paliativa.

- Midazolam: 0,03 mg/kg/h a 0,1 mg/kg/h, endovenoso, contínuo.

CUIDADOS GERAIS

1. Aquecimento do modo mais natural possível, com manutenção de temperatura adequada. Quando possível, colocar roupas próprias da criança e deixá-la no berço comum.
2. Alimentação via oral, se a condição clínica da criança permitir. Caso contrário, alimentação enteral (via sonda ou por gastrostomia), com acompanhamento em conjunto com fonoaudióloga e nutricionista.
3. Hidratação endovenosa, por via periférica ou umbilical.
4. Acompanhamento também com a equipe de reabilitação, com o objetivo de conforto:
  - Fisioterapia respiratória e motora.
  - Terapia ocupacional.

ADEQUAÇÃO TERAPÊUTICA/ LIMITAÇÃO TERAPÊUTICA

Nos últimos anos, vem sendo discutida a futilidade de alguns procedimentos e a necessidade de criação de parâmetros adequados para limitação terapêutica de sustentação de vida.

Quando as crianças criticamente doentes têm condições de limite de vida (por exemplo, trissomias, anencefalia, prematuridade extrema, hipoplasia de ventrículo esquerdo, hipoplasia pulmonar, hemorragia de sistema nervoso central grau IV, desordens genéticas e falência múltipla de órgãos) ou quando os esforços curativos não são mais eficazes, é necessário proporcionar apenas tratamentos para alívio de sintomas e conforto, limitando o tratamento intensivo e adotando cuidados paliativos exclusivos.

As discussões de fim de vida devem ser éticas e compassivas[14], envolvendo:

a) Decisão Médica: discussão em equipe, para uma abordagem única e consensual.
b) Deliberação: o direito de autonomia do paciente em Neonatologia é delegado aos pais, sempre com base no melhor interesse da criança. Por isso, as informações passadas a eles devem sempre ser claras e objetivas. Cada discussão de fim de vida com os pais deve ser individualizada e personalizada, pois cada doente e cada família são únicos.
c) Efetivação da decisão: é uma fase em que a participação e o envolvimento dos pais é fundamental. A esperança dos pais deve ser trabalhada, no sentido de reformulá-la, passando da esperança de cura para a esperança de que a criança e a família terão seu sofrimento aliviado.[15]

Os elementos da deliberação (opinião dos pais, resultados de diálogos com a equipe multiprofissional e com os pais), os termos de decisão e as razões em que se basearam devem ser documentados no prontuário médico.

QUALIDADE DE VIDA[5]

Muitas discussões de limitação de tratamento consideram o critério de qualidade de vida (QV). A maioria dos estudos concorda que a QV futura desempenha um papel na decisão pelo tratamento.

O Conselho de Bioética de Nuffield sugeriu critérios úteis para julgar a QV previsível:
1. A criança será capaz de sobreviver fora do hospital?
2. A criança será capaz de estabelecer relações com os outros?
3. A criança será capaz de ter prazer?

A qualidade de vida pobre foi estimada com base em sofrimento e perspectiva de incapacidade de comunicação verbal e não verbal.

PACIENTES ELEGÍVEIS À LIMITAÇÃO DO TRATAMENTO[5]

Algumas diretrizes consideram a limitação do tratamento adequada, seja por não iniciar o suporte de vida, seja por retirá-lo nas seguintes situações:
- Estado vegetativo permanente: lesão cerebral grave.
- Situações "sem chance": quando a criança apresenta uma doença tão grave que o tratamento não promove alívio do sofrimento, apenas retarda a morte.
- Situações "sem propósito": quando a sobrevida da criança implica deficiência física ou mental tão grave que seria irracional fazê-la suportar essa situação.
- Situações "insuportáveis": quando a família sente que, em face da doença progressiva e irreversível, tratamentos adicionais não são suportados.

CUIDADOS COM OS PAIS E COM OS FAMILIARES AO LONGO DA INTERNAÇÃO E NO FIM DE VIDA DA CRIANÇA

Para o cuidado com a família, as rotinas dos serviços devem dar atenção especial aos seguintes aspectos:
1. Fornecimento de informações sobre o estado e a evolução do RN, de forma clara e objetiva, com a frequência variável de acordo com cada caso.
2. Assegurar comunicação rápida com os pais em caso de piora súbita e/ou morte do bebê.
3. Liberar horários de visitas para os familiares, inclusive irmãos menores.
4. Assegurar a permanência da família pelo maior tempo possível, estimulando contato físico (inclusive segurar no colo).
5. Aguardar a chegada dos pais, se não estiverem presentes no momento do

óbito, pelo máximo de tempo possível, antes de encaminhar a criança ao setor de óbito, para que possam se despedir dela, quando possível.

6. Assegurar privacidade aos familiares após o óbito, em espaço reservado, para que eles possam fazer seus rituais de despedida.

7. Disponibilizar uma "caixa de memórias" com lembranças significativas, como pulseiras de identificação, "clamp" umbilical, mecha de cabelo, cartão com carimbo do pezinho e dados da criança, fotos, orações e desenhos encaminhados durante a internação.

8. Disponibilizar apoio espiritual, de acordo com a opção religiosa dos pais e com seu consentimento.

9. Oferecer orientações sobre rotina e procedimentos na ocasião do óbito, encaminhando os pais aos serviços competentes, para sua regularização.

ACOLHIMENTO AO ÓBITO EM UTI NEONATAL

Para que seja possível o cuidado paliativo neonatal, é essencial o cuidado com o RN e com sua família durante o processo de vida e de morte, lembrando que a importância maior é dar vida aos dias, qualidade de vida, diminuição e controle de sintomas, não dias a mais, sem se preocupar com o resultado final. Esse processo pode causar sofrimento não apenas para o paciente, mas também para a família e para os profissionais de saúde envolvidos, quando não se tem um plano antecipado de cuidados. O processo de luto dos familiares é favorecido quando há envolvimento dos pais nesse processo de decisão compartilhada de limite terapêutico, pois permite maior esclarecimento da doença e dos cuidados com o filho.[16]

Os cuidados paliativos permitem a elaboração do processo de morrer como um ato humano, algo que faz parte da vida, assim como nascer ou viver. Esse enfoque reforça que, no processo de morrer, não há antecipação do óbito ou prolongamento da vida dessa criança, mas um espaço para despedidas entre a criança e sua família, a preparação de seus pais e de seus familiares, a atenção e o cuidado com as necessidades de todos.[17]

Por isso, curar algumas vezes, aliviar quase sempre, consolar sempre...

REFERÊNCIAS BIBLIOGRÁFICAS

1. Andrade LSBC. Grupo de apoio integral a gestantes e familiares de fetos com malformação: utilização de conceitos de cuidados paliativos no atendimento em medicina fetal. 2017. Tese (Livre Docência em Medicina). São Paulo, Faculdade de Medicina, Universidade de São Paulo, 2017.

2. Bolibio R, Jesus RCA, Oliveira FF, Gibelli MABC, Benute GRG, Gomes AL, Nascimento NBO, Barbosa TVA, Zugaib M, Francisco RPV, Bernardes LS. Cuidados paliativos em medicina fetal / Palliative care in fetal medicine. Ver Med. 2018; 97(2): 208-15.

3. Balaguer A, Martín-Ancel A, Ortigoza-Escobar D, Escribano J, Argemi J. The model of palliative care in the perinatal setting: a review of the literature. BMC Pediatrics. 2012; 12:25.

4. Kenner C, Press J, Ryan D. Recommendations for palliative and bereavement care in the NICU: a Family-centered integrative approach. J. Perinatol. 2015; 35: S19-S23.

5. Warrick C, Perera L, Murdoch E, Nicholl RM. Guidance for withdrawal and withholding of intensive care as part of neonatal ed-of-life care. Br Med Bull. 2011; 98: 99-113.

6. Iglesias SOB, Krebs VLJ. Recomendações: Atualização de Condutas em Pediatria. Departamento de Bioética. Sociedade de Pediatria de São Paulo. Gestão 2010-2012. Disponível em: http:www.spsp.org.br/site/asp/recomendações/Rec_53_CuidPaliatNeo.pdf

7. WHO Definition of Palliative Care for Children. Disponível em: http://www.who.int/cancer/palliative/definition/en/.

8. Catlin A, Carter B. Creation of neonatal end-of--life palliative care protocol. J. Perinatol. 2002; 22(3): 184-95.

9. Association for Children's Palliative Care (ACT). A Guide to the Development of Children's Palliative Care Services: Report of the Joint Working Party. 3rd ed. Bristol: ACT/ RCPCH, 2009.

10. Arzuaga BH, Wraight CL, Cummings CL, Mao W, Miedema D, Brodsky DD. Do-not-resuscitate Ordes in the Neonatal ICU: Experiences and Beliefs Among Staff. Pediatr Crit Care Med. 2018; 19(7): 635-642.

11. Anand KJ, Aranda JV, Berde CB, Buckman S, Capparelli EV, Carlo W et al. Summary proceedings from the neonatal pain-control group. Pediatrics. 2006; 117(3Pt2): S9-S22.

12. Carter BS, Brunkhorst J. Neonatal pain management. Semin Perinat. 2017; 41(2): 11-116.

13. Rubio AV, Souza JL. Cuidado Paliativo Pediátrico e Perinatal. 2019; Cap. 27: 302-304.

14. Carter BS. End of life decisions for newborns: an ethical and compassionate process? Arch Dis Child Fetal Neonatal Ed. 2016; 101(2): F92-3.

15. Catlin A. Transition from curative efforts to purely palliative care for neonates. Adv Neonatal Care. 2011; 11(3): 216-22.

16. Soares C, Rodrigues M, Rocha G, Martins A, Guimarães H. Fim de vida em neonatologia: integração dos cuidados paliativos. Acta Med Port. 2013; 26(4): 318-26.

17. Kóvacs MJ. Educação para a Morte. Psicol cienc prof. 2005; 25(3): 484-497.

Seção 2

O RECÉM-NASCIDO E CONDIÇÕES ESPECIAIS
Parte 9 – Alta e Seguimento

64

Critérios e Preparo de Alta do Prematuro

- Adriana Nishimoto Kinoshita
- Paulo Roberto Pachi

A alta deve ser planejada para que haja sucesso na transição do paciente do hospital para casa. Orientar para sinais de risco de morte, bem como indicar serviço de pronto atendimento em caso de necessidade. Importante a conscientização da família sobre a necessidade de seguimento com a mesma equipe que prestou os cuidados na Unidade Neonatal.

Critérios para alta do prematuro
Capacidade de manter a temperatura corpórea em berço comum
Se alimentar de maneira adequada, independentemente do suporte hospitalar
Ganho ponderal consistente
Peso $\geq$ 1.800 g
Cuidador capaz de assegurar a continuidade dos cuidados necessários à segurança do paciente

Antes da alta
Triagem metabólica do RN (teste do pezinho)
Adequar vacinação
Triagem auditiva/BERA
Ultrassonografia cerebral
Exame oftalmológico (fundoscopia)
Avaliação de anemia e reserva de ferro (dosagem de ferritina) e da doença óssea metabólica da prematuridade

Cuidados gerais
Avaliar interação mãe-filho, capacidade de maternagem, possibilidade de acompanhamento
Responder a todas as dúvidas dos pais
Fazer um resumo de alta com todos os dados importantes da internação
Agendar retorno ambulatorial para 1 semana após a alta hospitalar
Encaminhar para especialidades conforme necessário: fisioterapia, fonoterapia, otorrinolaringologia, etc.

Orientações
Amamentação e/ou fórmulas lácteas, sempre com ênfase na importância do aleitamento materno
Medicações prescritas: sempre vitamina D (600 UI), ácido fólico (0,05 mg/dia ou 0,1 mg 2 ×/semana) e por vezes ferro (dependendo do peso de nascimento, de 2 a 4 mg/kg/dia) e cálcio + fósforo (ver capítulo de seguimento ambulatorial de PT)
Vacinação, com especial atenção à administração de palivizumabe, quando indicado
Ambiência
Estimulação, posição de dormir, evitar a divisão da cama com os pais (risco aumentado de síndrome da morte súbita)
Programar retirada do resultado do teste do pezinho
Orientar o transporte seguro para casa e nos deslocamentos que se fizerem necessários

REFERÊNCIAS BIBLIOGRÁFICAS

1. American Academy of Pediatrics, Committee on Fetus and Newborn. Hospital discharge of the high-risk neonate: proposed guidelines. Pediatrics. 1998;102(2):411–7.
2. Davies, D.P.; Herbert, S.; Haxby, V. et al. When should pre-term babies be sent home from neonatal units? Lancet 1979; 1:914–915.
3. Smith V.C., Hwang S.S., Durkhovny D. et al. Neonatal intensive care unit discharge preparation, family readiness and infant outcomes: connecting the dots. J Perinatol. 2013 Jun;33(6):415-21.
4. Zecca E.; Corsello M.; Priolo F. et al. Early Weaning From Incubator and Early Discharge of Preterm Infants: Randomized Clinical Trial Pediatrics Vol. 126 No. 3 September 1, 2010 pp. e651-56.

65

Protocolo de Seguimento Ambulatorial do Prematuro

- Paulo Roberto Pachi
- Ana Luiza Fogo Pereira

Prevendo-se a alta hospitalar, faz-se necessário trabalhar com a família e o prematuro, preparando-os para uma série de cuidados, devido ao risco de sequelas motoras e neurossensoriais, como paralisia cerebral, deficiência visual e deficiência auditiva. Esses aspectos do desenvolvimento devem ser enfatizados e compreendidos pelos pais quando se planeja o seguimento do RNPT.

Avaliações de peso, estatura, perímetro cefálico, pressão arterial (a partir dos 2 anos de idade cronológica), uso de medicamentos, inquérito alimentar, padrão de sono, vacinações e dúvidas dos pais devem sempre constar da anamnese em todas as consultas, desde a primeira, além, é claro, de exame físico detalhado e de exames complementares que se entendam necessários.

FREQUÊNCIA DAS CONSULTAS

- Primeira consulta: 7 dias a 10 dias após a alta.
- Revisões mensais até 6 meses de idade corrigida.
- Revisões bimestrais ou trimestrais, de 6 meses a 12 meses de idade corrigida.
- Revisões trimestrais de 13 meses a 24 meses.
- Revisões semestrais de 2 anos a 4 anos.
- Revisões anuais de 4 anos a 18 anos.
- Os retornos deverão ser antecipados em caso de baixo ganho ponderal, atraso no desenvolvimento, ocorrências clínicas que exijam revisões, condutas inadequadas de cuidadores, necessidade de internações hospitalares e/ou outras alterações que exijam maior atenção, como deve ser para qualquer criança.

IDADE CORRIGIDA × IDADE CRONOLÓGICA

- Idade corrigida (IC) é a idade cronológica, menos o tempo entre o nascimento até o termo.

> Por exemplo: recém-nascido com 32 semanas de idade gestacional, aos 5 meses de idade cronológica, terá idade corrigida = 40-32 = 8 semanas (2 meses), 5 meses – 2 meses = 3 meses de idade corrigida.

COMO UTILIZAR?

- Crescimento: é aceitável, para a estatura, que se use a IC até 5 anos. Porém, por volta dos 2 anos, a grande maioria dos prematuros já apresenta *catch-up* adequado em relação ao peso e à estatura, sendo necessária a avaliação da necessidade de hormônio de crescimento (GH), pois alguns prematuros, e isso deve fazer parte das preocupações de quem faz o acompanhamento, podem não recuperar a estatura que seu potencial familial entrega e, aos 2 anos, já se deve estar atento a essa recuperação.

- Neurodesenvolvimento: utilizar IC até 3 anos. Após, utilizar idade cronológica.
- Vacinação: idade cronológica.
- Introdução alimentar: a alimentação complementar deve ser introduzida após 16 semanas de idade cronológica, com o lactente pesando pelo menos 5 kg e estando com habilidade de ingerir sólidos.

-

CRESCIMENTO

- Para peso, perímetro cefálico (PC) e estatura, utilizar as curvas de crescimento pós-natal do Intergrowth 21th, que posteriormente (após 40 semanas completas) se adequam às curvas da Organização Mundial de Saúde (OMS).
- Para pacientes com idade gestacional menor que 33 semanas, utilizar a curva de Fenton até 40 semanas completas.
- *Catch-up*: inicia-se com o perímetro cefálico, que alcança a homeorrexe por volta dos *6 a 12 meses de idade corrigida*, com posterior recuperação do peso e do comprimento, geralmente nessa ordem. Por volta dos *2 anos de idade corrigida*, geralmente o pré-termo já se encontra na curva em que (na maioria das vezes) vai permanecer.
- Atenção ao crescimento do PC, pois está relacionado fortemente ao prognóstico neurológico.

NEURODESENVOLVIMENTO

- É importante ressaltar a importância do reconhecimento precoce de alterações do neurodesenvolvimento, visando à intervenção precoce, em um momento em que a plasticidade cerebral ainda é grande.
- Observe em todas as consultas: persistência de reflexos arcaicos, pois não devem mais estar presentes aos 3 meses de idade corrigida, descrição dos ganhos de desenvolvimento neuropsicomotor descritos pelo responsável e exame neurológico, lembrando que o exame neurológico e as informações descritas pelo responsável são informações distintas e ambas devem constar em prontuário. A avaliação desses pontos é imprescindível desde a primeira consulta, para uma vigilância neurológica adequada.

PONTOS IMPORTANTES

- Por volta dos *3 meses de vida*, os reflexos arcaicos devem estar ausentes. A presença deles, associada à hipotonia cervical aos 3 meses, é importante preditivo de comprometimento neurológico.
- Ao longo do *primeiro ano de vida, especialmente após 8 meses de vida*, a avaliação motora deve focar nos seguintes pontos: tônus, postura, mobilidade ativa e força muscular. Anormalidades transitórias na postura, habilidades motoras grosseira e fina, coordenação e distonias: hipertonia ou hipotonia são frequentes e podem desaparecer até o segundo ano de vida, **porém, precisam de acompanhamento e intervenções com equipe multidisciplinar.**
- *Após 18 meses de vida*, é possível detectar cerca de 1/3 dos problemas de neurodesenvolvimento, geralmente os mais graves. Com essa idade, devem ser feitas avaliações mais específicas e sistematizadas, por meio de testes do desenvolvimento, como o teste de Bayley II.
- *No segundo ano de vida*, a acurácia no diagnóstico de paralisia cerebral é maior, quando desaparecem as distonias

transitórias. **A maioria dos problemas neurológicos ou se resolve ou se torna permanente durante o segundo ano de vida**. Nesse momento, os efeitos ambientais começam a influenciar no desenvolvimento cognitivo dos pacientes. Testes de desenvolvimento, como o Bayley II, corroboram o diagnóstico e auxiliam no seguimento e na identificação de áreas do desenvolvimento que precisam de maior atenção. Usualmente, essa escala é aplicada aos 12 meses e aos 18 meses de IC.

- *Entre 4 anos e 6 anos de idade*, manifestações comportamentais de risco para anormalidades observadas na idade adulta já podem ser detectadas pelas informações dadas pela família e pela escola (relatórios da escola podem ajudar na compreensão do paciente). O Transtorno do Déficit de Atenção e Concentração é evento frequente nessa população e as triagens devem ser feitas nessa fase. Aproximadamente 1/3 dos prematuros, aos 20 anos, terá ao menos um problema crônico, na esfera psiquiátrica ou na clínica.

NUTRIÇÃO

- Necessidades básicas do pré-termo: oferta hídrica de 150 mL/kg/dia a 180 mL/kg/dia; calórica de 110 cal/kg/dia a 135 cal/dia; proteica de 3,0 g/kg/dia a 4,5 g/ kg/dia; lipídica de 4,8 g/kg/dia a 6,6 g/kg/dia; e carboidratos de 10,5 g/100 kcal a 12 g/100 kcal, até que atinja 40 semanas de idade gestacional. Atenção especial à oferta proteica, visando a uma porcentagem de gordura corporal adequada e a um neurodesenvolvimento igualmente adequado.
- Reforçar aleitamento materno exclusivo: o leite materno é sempre a primeira escolha para a nutrição pós-alta e, em sua ausência, as fórmulas pós-alta, também conhecidas como fórmulas de transição, devem ser empregadas até que se atinjam 54 semanas de IC. Após esse período, usar fórmulas de 1º semestre. Leite de vaca deve ser proscrito.

- Crianças nascidas prematuras que recebem suplementação de fórmulas com DHA (ácido docosaexanoico) e AA (ácido araquidônico) no primeiro ano de vida, aos 12 meses de idade corrigida, apresentam mais massa magra e menos massa gorda, o que condiciona melhor prognóstico de saúde cardiovascular na idade adulta. A administração desses ácidos graxos de cadeia longa (ômega-3, principalmente) também apresenta melhor desenvolvimento neurológico, visual e comportamental.
- Lactentes portadores de cardiopatias congênitas, displasia broncopulmonar, desnutrição secundária a infecções neonatais e fibrose cística necessitam de atenção nutricional individualizada, pois são crianças com risco nutricional iminente, por apresentarem maior taxa metabólica basal e menores reservas corpóreas. Otimizar oferta calórica e proteica, mantendo certa restrição hídrica, é o desafio também no pós-alta.

SUPLEMENTAÇÃO DE VITAMINAS

- Ferro elementar profilático:
  - Recém-nascidos pré-termo com peso entre 2.500 g e 1.500 g: 2 mg/kg de peso/dia, a partir de 30 dias, durante um ano. Após esse prazo, 1 mg/kg/dia, por mais um ano.
  - Recém-nascidos pré-termo com peso entre 1.500 g e 1.000 g: 3 mg/kg de peso/dia, a partir de 30 dias, durante um ano. Após esse período, 1 mg/kg/dia, por mais um ano.
  - Recém-nascidos pré-termo com peso inferior a 1.000 g: 4 mg/kg de peso/dia, a partir de 30 dias, durante um ano. Após esse período, 1 mg/kg/dia, por mais um ano.

- Atenção a pacientes politransfundidos e com diagnóstico de anemia da prematuridade. Aguardar dosagem de ferritina para introdução de ferro.
- Zinco: 0,5 mg/kg/dia a 1 mg/kg/dia, desde 36 semanas até 6 meses de idade corrigida.
- Vitamina D: 600 UI/dia, até 1 ano de vida. De 1 ano a 12 anos de idade, mínimo de 600 UI/dia.
- Ácido fólico: 0,05 mg/dia ou 0,1 mg, 2 vezes por semana, até 1 ano.

EXAMES COMPLEMENTARES

- Ultrassom transfontanela: avaliar exames realizados durante a internação, mas deve ser solicitado para todos ao iniciarem o seguimento, idealmente na primeira consulta. A necessidade de outros exames deve ser ponderada conforme os achados do exame inicial. É prudente que seja repetido, a critério do neuropediatra, que deve estar acompanhando os casos com anormalidades, mas, para todos, aproveitando a existência da janela acústica, fazer novamente com 12 meses de IC.
- Fundo de olho: deve ser realizado durante a internação e repetido em torno de 1 ano de idade ou, a critério do oftalmologista, antes.
- BERA: o teste pode detectar o mau funcionamento na orelha interna, no nervo acústico e nas vias auditivas do tronco encefálico associado à audição. A audição deve ser avaliada entre 12 e 24 meses, pois a perda auditiva pode manifestar-se tardiamente.
- Laboratoriais: todos os pacientes devem ser triados para anemia da prematuridade e doença metabólica óssea.

VACINAÇÃO

- A vacinação do prematuro, com exceção da BCG, deve ser planejada de acordo com a idade cronológica. Recomenda-se, também, uma quarta dose da vacina contra Hepatite B para prematuros nascidos com menos de 34 semanas ao nascer (0, 1, 2, 6 meses).
- Atualizar calendário vacinal com especial destaque para a prevenção da bronquiolite por vírus sincicial respiratório, com anticorpo monoclonal (palivizumabe), que deve ser administrado durante a maior circulação do vírus (que, no Brasil, varia conforme a região) e em cinco doses, idealmente, que já devem ter sido iniciada durante a internação na Unidade Neonatal.
- Critérios de inclusão:
  - Crianças com menos de 1 ano de idade que nasceram prematuras com idade gestacional menor ou igual a 28 + 6/7 semanas. Crianças com até 2 anos de idade com doença pulmonar crônica ou doença cardíaca congênita com repercussão hemodinâmica demonstrada.
  - Na Tabela 65.1, consta o roteiro adotado no Ambulatório de Prematuros da Santa Casa de São Paulo.

GUIA DE BOLSO DE NEONATOLOGIA | CAPÍTULO 65

TABELA 65.1 – ORGANOGRAMA DE ACOMPANHAMENTO DO PREMATURO NOS PRIMEIROS 6 ANOS DE VIDA

Idade	Peso × estatura × PC	Alimentação	Dúvidas	Medicamentos vacinas	Exame físico	Visão	Audição	DNPM	HB/HT/ RET Ferritina	Fosfatase alcalina/ cálcio/ fósforo
1 semana	X	X	X	X	X	X	X	X		
1 mês	X	X	X	Ferro profilático	X	FO	BERA	X	X	X
2 meses	X	X	X	X	X	X	X	X		
3-6 meses	X	6 meses: avaliar introdução alimentar	X	Quarta dose Hepatite B	X	X	X	Atenção à permanência de reflexos arcaicos		
8-12 meses	Atenção à adequação de PC	X	X	X	X	FO		Screening* Transtornos do Espectro Autista	X	X
15 meses	X	X	X	X	X	X	Realizar BERA entre 12-24 meses	PC		
18 meses	X	X	X	X	X	X		Bayley		
2 anos	Avaliar ganho ponderal excessivo ou lento	X	X	X	X	X		X		
3 anos	Estatura	X	X	X	X	X	X	TDAC?		
6 anos	Estatura	X	X	X	X	X	X	X		

*M-CHAT
Fonte: Criada pelos autores.

REFERÊNCIAS BIBLIOGRÁFICAS

1. Fanaroff AA, Martin RJ, Walsh MC, editors. Medicina Neonatal e Perinatal: Doenças do Feto e do Neonato. 10th. ed. São Paulo: Elsevier, 2017.
2. Vohr BR. Follow-up of Extremely Preterm Infants: the Long and the Short of It. Pediatrics. 2017; 139(6).
3. Villar J, Giuliani F, Barros F et al. Monitoring the Postnatal Growth of Preterm Infants: A Paradigm Change. Pediatrics. 2018; 141(2).
4. Stewart DL, Barfield WD, AAP Committee on Fetus and Newborn. Updates on an At-Risk Population: Late-Preterm and Early-Term Infants. Pediatrics. 2019; 144(5).
5. Lopes JMA, Departamento Científico de Neonatologia – Sociedade Brasileira de Pediatria. Monitoramento do crescimento de RN pré-termos. 2017.Lederman VRG et al. Rastreamento de sinais sugestivos de TEA em prematuros com muito baixo peso ao nascer. Revista Psicologia: Teoria e Prática, 2018; 20(3): 72-85.

66

Rotinas do Alojamento Conjunto

- Mauricio Magalhães
- Francisco Paulo Martins Rodrigues

CRITÉRIOS DE INCLUSÃO NO ALOJAMENTO CONJUNTO

TODOS OS RECÉM-NASCIDOS

- IG ≥ 35 semanas.
- Peso ≥ 2.200 g.
- Mãe em condições clínicas de cuidar de seu recém-nascido.
- Recém-nascido estável do ponto de vista respiratório e cardiovascular.

ALEITAMENTO MATERNO

INTRODUÇÃO

- Recomendação OMS/SBP/AAP: livre demanda.
- Menor custo.
- Prevenção de diarreia, desnutrição e infecções respiratórias nas idades pré-escolar e escolar.
- Menor risco de atopia na infância.
- Maior vínculo afetivo mãe-filho.

CONTRAINDICAÇÕES

- HTLV1-2.
- HIV.
- Uso de medicamentos incompatíveis com amamentação (Ministério da Saúde).
- Abuso de drogas.

TABELA 66.1 – RECOMENDAÇÃO QUANTO AO TEMPO DE INTERRUPÇÃO DO ALEITAMENTO MATERNO APÓS CONSUMO DE DROGAS DE ABUSO

Droga	Período recomendado de interrupção de amamentação
Anfetamina, *ecstasy*	24-36 horas
Barbitúricos	48 horas
Cocaína, *crack*	24 horas
Etanol	1 hora por dose ou até estar sóbria
Heroína, morfina	24 horas
LSD	48 horas
Maconha	24 horas
Fenciclidina	1-2 semanas

Fonte: Hale e Hall, 2005.

SITUAÇÕES ESPECIAIS

- Herpes: manter aleitamento materno na mama sadia se houver lesão herpética ativa.
- Tuberculose: orientar uso de máscara N95 se a mãe não tiver realizado tratamento ou se tratamento tiver ocorrido há menos de 2 semanas (bacilífera).
- Abscesso mamário: manter aleitamento na mama sadia até drenagem cirúrgica do abscesso.

- Hepatite C: orientar mãe quanto aos riscos e aos benefícios do aleitamento materno – decisão materna.
- Varicela: se a mãe apresentar vesículas cinco dias antes do parto ou até dois dias após o parto, recomendam-se isolamento materno, até que as lesões adquiram forma de crosta, e administração de imunoglobulina humana antivaricela zoster no recém-nascido até 96 horas do nascimento.
- Escabiose: não há contraindicação ao aleitamento materno, devendo-se ter cuidado com os medicamentos administrados à nutriz.

INDICAÇÕES DE COMPLEMENTO
- Contraindicação ao aleitamento materno.
- Hipoglicemia refratária após seio materno.
- Perda ponderal excessiva, após avaliada e orientada técnica correta de amamentação e excluídas outras causas de perda ponderal.

HIPOGLICEMIA NEONATAL
DEFINIÇÃO
- Glicemia plasmática:
  - Nas primeiras 4 horas de vida, inferior a 25 mg/dL (fase de adaptação do RN).
  - Entre 4 horas e 24 horas de vida com Dextro < 35 mg/dL.
  - Nos filhos de mãe diabética e nos sintomáticos, considerar hipoglicemia quando Dextro < 40 mg/dL.
  - Dextro ideal nas 24 primeiras horas de vida é acima de 45 mg/dL e após 24h é acima de 50 mg/dL.
- Aleitamento materno o mais precocemente possível, de preferência na primeira hora de vida.

MANIFESTAÇÕES CLÍNICAS
- Apneia.
- Taquipneia, taquicardia.
- Tremores.
- Hipotonia, letargia, estupor.
- Sucção débil.
- Hipotermia.
- Irritabilidade.
- Crises de cianose.
- Choro débil.
- Convulsões.
- Apatia.
- Sudorese.

MONITORIZAÇÃO RN RISCO
- RN de mãe diabética e GIG:
  - 1ª hora de vida, 3ª hora, 6ª hora e, após, 8/8h pré-mamadas.
  - Manter controle por 12h, se Dx > 50 mg/dL.
  - Manter controle por mais de 12h, se Dx < 50 mg/dL.
- PIG, pré-termo tardio, mãe com uso de betabloqueador:
  - 3ª hora de vida, 6ª hora e, após, de 8/8h pré-mamadas.
  - Manter controle por:
    - 24h, nos filhos de mãe com uso de betabloqueador.
    - 48h, nos PIG.
  - Avaliar mamadas no PT tardio para suspender controle de Dx.

RN SINTOMÁTICOS
- Considerar hipoglicemia quando Dextro < 40 mg/dL.
- Encaminhar RN à UTI neonatal.
- Realizar *push* de glicose (SG10% 2 mL/kg em *bolus*) e iniciar infusão contínua de glicose (VIG 6 mg/kg/min a 8 mg/kg/min).
- Checar glicemia capilar após 1h; se persistir sintomático, repetir *bolus* e aumentar VIG de 2 mg/kg/min em 2 mg/kg/min.
- Após estabilização, manter controles de glicemia a cada 8 horas.

RN FILHO DE MÃE COM DMG

- Considerar hipoglicemia quando Dextro < 40 mg/dL.
- Estimular aleitamento materno e oferecer complemento, se não corrigir com leite materno.
- Repetir Dx em 1h.
- Encaminhar RN à UTI neonatal se mantiver Dx < 40 mg/dL.
- Iniciar infusão de glicose endovenosa (VIG 6 mg/kg/min a 8 mg/kg/min).
- Realizar controle de glicemia após 1h; se Dextro < 40 mg/dL, aumentar VIG de 2 mg/kg/min em 2 mg/kg/min.
- Após estabilização, manter controles de glicemia a cada 8 horas.

RN ASSINTOMÁTICO

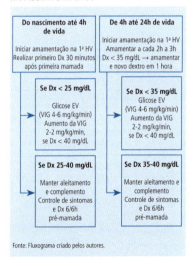

Fonte: Fluxograma criado pelos autores.

ICTERÍCIA NEONATAL
Ver capítulo específico.

RISCOS INFECCIOSOS NO ALOJAMENTO CONJUNTO

FATORES DE RISCO PARA SEPSE PRECOCE

- BR > 18 horas.
- Trabalho de Parto Prematuro (TPP).
- Corioamnionite clínica: febre materna, dor e hipotonia uterina, fisometria, taquicardia materna e fetal, leucocitose materna (acima de 13.000 leucócitos).
- Sintomas isolados da corioamnionite.
- ITU: suspeita ou comprovada no último mês, sem tratamento, ou atual, com tratamento há menos de 72h.
- RN prévio com infecção por SGB.
- Cultura positiva em *swab* para SGB sem profilaxia adequada (mesmo em cesárea com bolsa íntegra).
- SGB (+) (ver capítulo específico).

FLUXOGRAMA

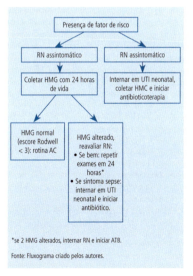

*se 2 HMG alterados, internar RN e iniciar ATB.

Fonte: Fluxograma criado pelos autores.

STREPTOCOCCUS DO GRUPO B
INTRODUÇÃO
- Colonização materna por SGB:
  - Importante fator de risco para sepse precoce.
  - Presente em aproximadamente 20% das mulheres em idade fértil.
  - Principal forma de transmissão da infecção para o RN é durante o trabalho de parto e o parto.
- Risco de infecção aumenta:
  - 6× na associação com BR > 18h.
  - 4× na associação com a febre materna.
  - 7× na associação com a prematuridade.

INDICAÇÕES DE PROFILAXIA INTRAPARTO

Culturas de swab vaginal e retal com 35 a 37 semanas gestacionais de TODAS as gestantes (a menos que tenha tido bacteriúria por EGB durante a gestação atual ou um filho anterior com doença invasiva por EGB)

Profilaxia intraparto indicada	Profilaxia intraparto não indicada
• RN anterior com doença invasiva por EGB • Bacteriúria por EGB • Cultura positiva durante a gestação atual (ao menos que o parto seja cesáreo eletivo, na ausência de trabalho de parto ou ruptura de membranas amnióticas) • Cultura desconhecida para o EGB (não realizada, incompleta ou desconhecida) e qualquer uma das situações a seguir: – Parto < 37 semanas – Ruptura de membranas por tempo igual ou superior a 18 horas – Temperatura intraparto ≥ 38°C	• Gestação anterior com cultura positiva para EGB (a menos que a cultura seja também positiva nessa gestação) • Parto cesáreo eletivo realizado na ausência de ruptura de membranas amnióticas e antes do início do trabalho de parto (independentemente do estado materno de portadora do EGB) • Cultura retal e vaginal com 35 a 37 semanas (ou até 5 semanas antes do parto) negativa para EGB durante a gestação atual, independentemente da presença de fatores de risco intraparto

Fonte: Fluxograma criado pelos autores.

ALGORITMO PARA PREVENÇÃO DE INFECÇÃO NEONATAL PRECOCE PELO EGB

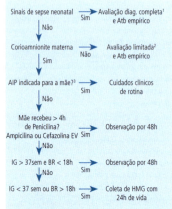

1. Avaliação diagnóstica completa: HMC, HMG, PCR, RX tórax e LCR.
2. Avaliação diagnóstica limitada: HMC, HMG e PCR
3. AIP na gestante: cultura positiva para EGB até 5 sem antes do parto, presença de fatores de risco: IG < 37 sem, T > 38°C, BR > 18h, bacteriúria por EGB na gestação e história de RN prévio com doença invasiva por EGB.

Atb empírico: Penicilina cristalina + Gentamicina.

Fonte: Fluxograma criado pelos autores

ALTERAÇÕES ORTOPÉDICAS
DISPLASIA DO DESENVOLVIMENTO DO QUADRIL
- 10 a cada 1.000 nascidos vivos.
- Fatores de risco:
  - Sexo feminino.
  - Apresentação pélvica.
- Avaliação: exame físico – manobras de Barlow e Ortolani diariamente.
- Barlow/Ortolani POSITIVO:
  - RX de quadril, US de quadril e avaliação do ortopedista ainda internado.
- Presença de fatores de risco e/ou "click" em quadril:
  - Encaminhar ao ambulatório de Ortopedia.

FRATURA DE CLAVÍCULA

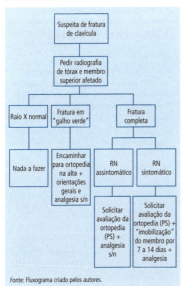

Fonte: Fluxograma criado pelos autores.

OUTRAS FRATURAS

- Realizar RX para confirmação diagnóstica.
- Avaliação do ortopedista ainda internado – URGÊNCIA.

PÉ TORTO CONGÊNITO

- 1-2 a cada 1.000 nascidos vivos.
- Sexo masculino.
- Acometimento bilateral.
- Pé torto congênito × Pé torto postural.
- Avaliação ortopedista.

COLEÇÕES SEROSSANGUINOLENTAS

BOSSA SEROSSANGUINOLENTA

- Lesão frequente, caracterizada por uma área de edema com acúmulo seroso ou sanguíneo, mal delimitada, na região cefálica do RN.
- Espessura de poucos milímetros.
- Pode estar associada a petéquias, púrpuras e equimoses no couro cabeludo.
- Localização externa ao periósteo, podendo frequentemente ultrapassar a linha média do crânio e, também, as linhas de sutura.
- Nenhum tratamento é indicado. Usualmente, a BSS se resolve espontaneamente em alguns dias.

CEFALEMATOMA

- Incidência: 0,5% a 2% em nascidos vivos.
- Acúmulo de sangue entre o osso e seu periósteo.
- Parietal > Frontal > Occipital.
- 5,4% estão associados a fraturas.
- Complicações:
  - Anemia.
  - Icterícia.
  - Hemorragia intracraniana.
  - Infecção.
  - Calcificação.

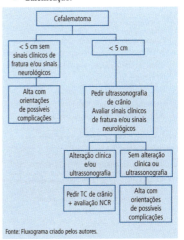

Fonte: Fluxograma criado pelos autores.

TRIAGEM AUDITIVA NEONATAL

INTRODUÇÃO

- Audição é fundamental para aquisição e desenvolvimento da fala e da linguagem.
- Elevada prevalência de deficiência auditiva:
  - 1 a 6 de cada 1.000 recém-nascidos normais.
  - 1 a 4 para 100 recém-nascidos atendidos em UTI Neonatal.
  - Realização da triagem auditiva neonatal (TAN) de rotina é a única estratégia capaz de detectar precocemente alterações auditivas.
- Lei Federal, desde 2010:
  - Emissões otoacústicas nas crianças nascidas na maternidade.
  - Diagnóstico de perda auditiva até 3 meses.
  - Intervenção e monitoramento auditivo até 6 meses.

EMISSÕES OTOACÚSTICAS (EOA)

- Registros da energia gerada pelas células da cóclea, em resposta a sons emitidos no conduto auditivo externo do RN.
- A resposta desaparece quando existe qualquer anormalidade funcional no ouvido interno.
- Método rápido, não invasivo.
- Indicada para todos os recém-nascidos antes da alta ou até 30 dias de vida.

POTENCIAL EVOCADO AUDITIVO DE TRONCO ENCEFÁLICO (PEATE OU BERA)

- Avalia a condução eletrofisiológica do estímulo auditivo da porção periférica até o tronco encefálico.

- Demonstra a integridade neural das vias auditivas até o tronco cerebral.
- Indicado em RN com fator de risco para surdez.

INDICADORES DE RISCO PARA REALIZAR BERA (JCIH, 2009)

- Suspeita familiar de atraso no desenvolvimento de linguagem, fala ou audição.
- História familiar de perda auditiva permanente na infância.
- Cuidados intensivos em UTI Neonatal por mais de 5 dias ou qualquer um dos motivos seguintes, independentemente da duração da estada:
  - ECMO, ventilação assistida, exposição a medicações ototóxicas (gentamicina e tobramicina) ou diuréticos de alça (furosemida), RN MBP (< 1,5 kg), PT < 35 sem, PIG < p 5, Apgar 1º minuto < 4, asfixia perinatal grave e hiperbilirrubinemia em níveis de exsanguineotransfusão
- Infecções intraútero: CMV, herpes, rubéola, sífilis e toxoplasmose.
- Anomalias craniofaciais, incluindo as de pavilhão e conduto auditivo (verruga e pinta) e as de osso temporal.
- Síndromes associadas à perda auditiva progressiva ou de manifestação tardia: neurofibromatose, osteopetroses, síndrome de Usher, Waardenburg, Alport, Pendred, Jervell e Lange-Nielson.
- Desordens neurodegenerativas (síndrome de Hunter) ou neuropatias sensório-motoras (ataxia de Friedreich e síndrome Charcot-Marie).
- Infecções pós-natais, com cultura positiva, associadas a perda auditiva sensório-neural, incluindo meningites bacterianas e viral (especialmente por herpes e varicela).

PROTOCOLO DE TRIAGEM AUDITIVA NEONATAL

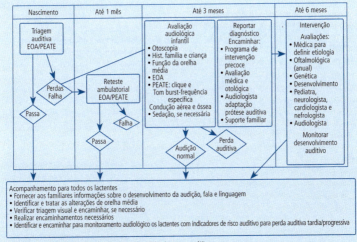

EOA = emissões otoacústicas; PEATE = potencial evocado auditivo de tronco encefálico.
Adaptado: Algorithm for Hearing Screening. Disponível em: http://www.medicalhomeinfo.org/screening/Screen%20Materials/Algorithm.pdf

TRIAGEM OFTALMOLÓGICA

- Teste do reflexo vermelho – deve ser realizado em todos os recém-nascidos do alojamento conjunto. Em casos suspeitos ou duvidosos, solicitar avaliação do oftalmologista.

TRIAGEM CARDÍACA

TESTE DO CORAÇÃOZINHO

- 8 a cada 10 recém-nascidos apresentam cardiopatia, sendo 1/4 delas cardiopatias críticas.
- A mortalidade por essas cardiopatias atinge 30% e muitos deles recebem alta sem o diagnóstico.
- São consideradas cardiopatias congênitas críticas aquelas em que a apresentação clínica decorre do fechamento ou da restrição do canal arterial (cardiopatias canal-dependentes).
  - Atresia pulmonar e similares.
- Cardiopatias com fluxo sistêmico dependente do canal arterial: síndrome de hipoplasia do coração esquerdo, coarctação de aorta crítica e similares.
- Cardiopatias com circulação em paralelo: transposição das grandes artérias.

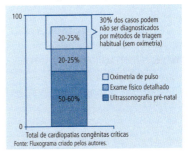

Total de cardiopatias congênitas críticas
Fonte: Fluxograma criado pelos autores.

O RECÉM-NASCIDO E CONDIÇÕES ESPECIAIS | SEÇÃO 2

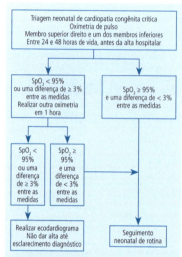

***Se alteração confirmada no teste do coração, independentemente do valor da SatO₂.
Transferir RN a UTI neonatal para continuar investigação.

Fonte: Fluxograma criado pelos autores.

SOPROS CARDÍACOS

- Sopros cardíacos são o principal motivo de encaminhamento de recém-nascidos a cardiopediatras. Entretanto, a maior parte dos sopros não tem significado clínico.
- Avaliação:
  - Anamnese detalhada (histórico obstétrico materno, antecedentes familiares de cardiopatias e morte súbita, checagem da existência de ultrassonografia e ECO fetal sugestivos de cardiopatias congênitas).
  - Exame físico detalhado: cianose, pulsos e medidas de PA nos quatro membros e oximetria de pulso; solicitar radiografia de tórax e eletrocardiograma em todos os casos.
- Caso o sopro seja suave, o restante do exame físico não apresente alterações e RX tórax, ECG e oximetria de pulso estejam normais, deve-se encaminhar o paciente para avaliação da cardiopediatria na alta hospitalar.
- Caso as características do sopro sejam muito intensas ou um sopro rude, as alterações físicas sejam compatíveis com cardiopatia e/ou oximetria de pulso, RX tórax ou ECG alterados, solicitar ecocardiograma e avaliação da cardiopediatria e considerar transferência para unidade de terapia intensiva neonatal.

BRADICARDIA

- Os distúrbios de ritmo são eventos frequentes no período neonatal, geralmente benignos, apesar de poderem revelar gravidade em alguns casos, sendo obrigatória a identificação e a terapêutica adequadas nessas situações.
- Bradicardia intermitente, sem sinais de baixo débito:
  - Avaliação clínica minuciosa.
  - ECG: ritmo sinusal – seguimento em alojamento conjunto.
- Bradicardia persistente, sem resposta à estimulação, com FC < 80 bpm: transferir para a UTI Neonatal para monitorização e investigação diagnóstica.

TESTE DA LINGUINHA
INTRODUÇÃO

- Língua presa (anquiloglossia):
  - Alteração comum, muitas vezes ignorada.
  - Está presente desde o nascimento.
  - Ocorre quando uma pequena porção de tecido, que deveria ter desaparecido durante o desenvolvimento do RN na gravidez, permanece na parte de baixo da língua, limitando seus movimentos em alguns casos.

- Teste da linguinha:
  - Exame padronizado, que possibilita diagnosticar e indicar o tratamento precoce das limitações dos movimentos da língua causadas pela língua presa, as quais podem comprometer as funções exercidas pela língua: sugar, engolir, mastigar e falar.

AVALIAÇÃO DO FRÊNULO LINGUAL

- Parte da rotina do exame físico do RN.
- Realizado pelo pediatra antes da alta hospitalar.
- Nessa avaliação anatomofuncional, o pediatra deverá observar:
  - Recém-nascido sugando e chorando.
  - Amamentação ao seio materno.
  - Presença de frênulo lingual que atrapalhe a amamentação.
- Qualquer alteração percebida nessa avaliação primária na maternidade deverá ser acompanhada ambulatorialmente pelo pediatra e pelo fonoaudiólogo; se necessário, realizar frenectomia posteriormente.

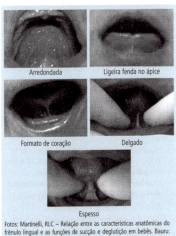

Fotos: Martinelli, RLC – Relação entre as características anatômicas do frênulo lingual e as funções de sucção e deglutição em bebês. Bauru: Faculdade de Odontologia de Bauru, Universidade de São Paulo, 2013.

FLUXOGRAMA DO TESTE DA LINGUINHA

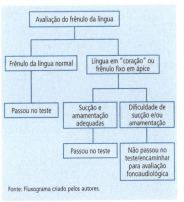

Fonte: Fluxograma criado pelos autores.

MÃE COM LES

- 1 RN a cada 86, filhos de mãe com LES, apresentam síndrome do lúpus neonatal (SLN).
- 82-100% das mães com filhos com SLN possuem Anti-SSA/Ro.
- Mais prevalente em RN do sexo feminino.
- Manifestações clínicas têm início a partir da 20ª semana de gestação ou até à 6ª semana após o parto
  - Cutâneas: placas eritemato-descamativas, fotossensíveis nas regiões mais expostas à luz solar.
    - outras: teleangectasias e atrofias (*cutis marmorata* telangectásica congênita).
  - Cardíacas: bloqueio atrioventricular de 3º grau (BAV total) é a manifestação cardíaca mais comum.
    - Anatomicamente, coração normal.
    - 25% cursam com PCA.
    - Pelo menos 1/3 necessitará de marca-passo.
  - Hematológicas: hemocitopenias

- 10%-20% dos casos de SLN cursam com plaquetopenia.
- Hepáticas: hepatomegalia por congestão.
  - 9% dos casos de SLN apresentam alterações hepatobiliares.
  - 80% dos casos estão associados a alterações cardíacas e/ou cutâneas.
- Outras: pneumonite, meningite asséptica, *miastenia gravis*; vasculhe SNC.
- Monitorização fetal:
  - monitorização cardíaca a partir da 16ª semana de gestação.
  - Ecocardiograma fetal.
- Monitorização neonatal:
  - Monitorização cardíaca.
  - ECG.
  - RX tórax.
  - Ecocardiograma.
  - Monitorar sinais de baixo débito: diurese, oxigenação, gasometria arterial.
  - Hemograma completo.
  - Enzimas hepáticas.
  - Pesquisa Anti-SSA/Ro e Anti-SSA/La.

ALTA HOSPITALAR

A partir de 48 horas de vida, se em condições clínicas adequadas e após realização dos testes obrigatórios, além do teste do pezinho. Encaminhamento e agendamento da primeira consulta pediátrica de puericultura e com especialistas, se for o caso.

REFERÊNCIAS BIBLIOGRÁFICAS

1. Pinhata MMM. Infecção por Streptococcus B: prevenção e conduta.Revista ProRN. 2003; 1(2): 41-85.
2. Sepse Neonatal Precoce - Atenção à saúde do recém nascido – Guia para profissionais de saúde; volume 2; cap14; pag.79-93; 2ªed, 2013.
3. Revista Brasileira de Terapia Intensiva- Neonatal sepsis and septic shock: concepts update and review.
4. Costa HPF. Prevenção da doença perinatal pelo estreptococo do Grupo B. 2011. Disponível em: www.sbp.com.br.
5. Baker CJ. Neonatal group B streptococcal disease: Prevention. UpToDate. 2014. Disponível em: www.uptodate.com.
6. Grupo de Apoio a Triagem Auditiva Neonatal Universal - Gatanu – Disponível em http://www.gatanu.org.br
7. Lei Federal 12.303 de agosto de 2010 – Disponível em http://www.planalto.gov.br/ccivil_03/_Ato2007-2010/2010/Lei/L12303.htm
8. Joint Committee on Infant Hearing – JCIH -Year 2007 Position Statement: Principles and Guidelines for Early Hearing Detection and Interventio Programs. Pediatrics, 2007; 120: 898 - 921. Disponível em http://www.jcih.org/posstatemts.htm.
9. National Center for Hearing Assessment and Management– NCHAM - Utah State University.2003.Disponível em http://www.infanthearing.org .
10. David H, Adamkin MD. Clinical report: Postnatal glucose homeostasis in late-preterm and term infants. Pediatrics. 2011; 127(3).
11. Harris DL, Weston PJ et al. Incidence of neonatal hypoglycemia in babies identified as at risk. The Journal of Pediatrics. 2012; 161(5): 787-791.
12. Diretrizes da sobre Hipoglicemia – Sociedade Brasileira de Pediatria Departamento de Neonatologia; www.sbp.com.br; 2010
13. Agostini OS. Cartilha do teste da Linguinha: para mamar, falar e viver melhor. São José dos Campos: Pulso Editorial, 2014.
14. Martinelli RLC. Relação entre as características anatômicas do frênulo lingual e as funções de sucção e deglutição em bebês. Bauru: Faculdade de Odontologia de Bauru, Universidade de São Paulo,; 2013.
15. Berry J, Griffiths M, Westcott C. A double-blind, randomized, controlled trial of tongue-tie division and its immediate effect on breastfeeding; Breast Med. 2011; 0: 1-5.

Índice Remissivo

Obs.: números em *itálico* indicam figuras e números em **negrito** indicam quadros e tabelas.

A

Aborto, 3

Abstinência neonatal
  guia para uso do sistema modificado Finnegan de classificação de, *270*
  sistema modificado Finnegan de classificação de, *269,*

Ácido fólico, 200

Acidose
  metabólica, erros inatos do metabolismo associados à, 38
  respiratória, 40

Acolhimento, 297

Adenovírus, 157

Adiponecrose, **21**

Adrenalina, 17

Aedes aegypti, 159

AEEG, ver Eletroencefalograma de amplitude integrada

Albumina, 214

Alcalose
  metabólica, 39
  respiratória, 40

Aleitamento materno, 339
  contraindicações, 339
  dez passos para o sucesso, 25
  indicações de complemento, 340
  situações especiais, 339
  tempo de interrupção após consumo de drogas de abuso, **339**
  vacinação e, 289

Alimentação enteral
  mínima, benefícios, 48
  no recém-nascido pré-termo e termo, 47

Alojamento conjunto
  aleitamento materno, 339
  alta hospitalar, 348
  alterações ortopédicas, 342
  coleções serossanguinolentas, 343
  critérios de inclusão, 339
  hipoglicemia neonatal, 340
  icterícia neonatal, 341
  mães com LES, 347
  riscos infecciosos no, 341
  rotinas do, 339
  Streptococcus do grupo B , 342
  triagem cardíaca, 345
  triagem oftalmológica, 345
  triagem auditiva neonatal, 344

Alta do prematuro, critérios e preparo de,

331-332

Alterações plaquetárias, 209

Amamentação
aspectos psicológicos que interferem na, 302
drogas de abuso e tempo recomendado de interrupção da, 55

Aminofilina, 108

Amônia, níveis nas primeiras semanas de vida, **276**

Analgesia no recém-nascido, indicação, 262

Analgésico(s), 263
compatível e possivelmente compatível com amamentação, **52**
opioides
compatível e possivelmente compatível com amamentação, **52**
perigoso e possivelmente perigoso durante a amamentação, **52**

Anemia
da prematuridade, 199
terapêutica, 199
no período neonatal, 193

Anestésicos locais, 264

Ânion *gap*, 38

Anomalia(s)
anorretal, 233
de Ebstein, quadro clínico, ECG, manejo, **174**
renal, 234
vertebrais, 233

Anquiloglossia, 346

Antagonista do receptor de histamina H2, 239

Antiarrítmico(s)
compatível e possivelmente compatível com amamentação, **54**
perigoso e possivelmente perigoso durante amamentação, **54**

Antibiótico(s)
compatível e possivelmente compatível com a amamentação, **52-53**
perigoso e possivelmente perigoso durante a amamentação, **52**

Antifúngico(s)
compatível e possivelmente compatível com a amamentação, **53**
perigoso e possivelmente perigoso durante a amamentação, **53**
profilático, protocolo de uso do, 135

Antígeno irregular, 225

Anti-helmínticos
compatível e possivelmente compatível com amamentação, **54**
perigoso e possivelmente perigoso durante amamentação, **54**

Anti-hipertensivo
compatível e possivelmente compatível com amamentação, **54**
perigoso e possivelmente perigoso durante amamentação, **54**

Anti-hipertensivo
compatível e possivelmente compatível com amamentação, **54**
perigoso e possivelmente perigoso durante amamentação, **54**

Anti-histamínico
compatível e possivelmente compatível com amamentação, **52**
perigoso e possivelmente compatível com amamentação, **52**

Antimalárico
compatível e possivelmente compatível com amamentação, **54**
perigoso e possivelmente perigoso durante amamentação, **54**

Antimicrobianos utilizados em neonatologia, **255-257**

Antiviral
compatível e possivelmente compatível com amamentação, **53**
perigoso e possivelmente perigoso durante a amamentação, **53**

Apneia
classificação, **107**
da permaturidade, 107
classificação, 107
diagnóstico, 107

terapia farmacológica, 108
Asfixia perinatal, 12, 61, 65
  avaliação das repercussões sistêmicas, 62
  causas, 61
  critérios diagnósticos, 61
  indicadores de mau prognóstico, 63
  tratamento, 62
Aspiração, 307
Atesia de esôfago, 232
  diagnóstico, 233
  tratamento, 233
Atividade elétrica cerebral de base
  classificação por reconhecimento de
    padrões, 73
  padrão
    contínuo, *74*
    contínuo de baixa voltagem, *74*
    descontínuo, *74*
    isoelétrico, *75*
    surto-supressão, *74*

B

Bacteremia, tratamento com antibióticos
  intravenosos, recomendação de, **127**
Bag Squeezing, 306
Balanço hídrico no recém-nascido, 29
Batimento de asa nasal, **95**
BCG ID, 287
BERA, 336, 344
  indicadores de risco para realizar, 344
Bevacizumab, 247
Bicarbonato de sódio, 18
  complicações do uso de, 39
Bilirrubina
  sérica, correlação de níveis de acordo com
    as zonas de Kramer, **221**
  total
    níveis em percentis de acordo com
      o tempo de vida para RN > 35
      semanas, normograma preditivo,
      222-223
  total sérica, 219
  transcutânea, dias de vida de RN em

aleitamento materno exclusivo,
  gráfico, *220*
Bloqueio torácico, 306
Boletim
  de Apgar, 20
  de Silverman Andersen, **95**
Bossa, **22**
  serossanguinolenta, 343
Bradicardia, 346
Broncodisplasia, **118**
  pulmonar, 117
    definição, 118
    fatores desencadeantes da, *117*
    patogênese, 117
    quadros clínico e radiológico, 117
    tratamento, 118
      profilaxia para vírus sincicial
        respiratório, 120
    tratamento, 118
      cafeína, 119
      corticoide, 119
      manejo hídrico, 119
      manejo respiratório, 119
      nutrição, 118
      profilaxia para vírus sincicial
        respiratório, 120
      uso de diuréticos, 119

C

Cafeína, 108, 119
  protocolo uso da, 108
  uso de, **108**
Cálcio
  intracelular, 65
  sérico, 228
Calendário vacinal do prematuro, **290**
Canal arterial, 187
  com repercussão hemodinâmica em
    prematuros, 187
  intraútero, patência do, 187
  persistência do, 187
Candida
  albicans, 135

não *albicans*, 135
parapsilosis, 135
Capacidade
inspiratória, 109
pulmonar total, 109
residual funcional, 109
vital, 109
Capurro somático, 4, **10**
Cardiopatias, 234
congênitas, 173
Cardiovasculares utiizados em
neonatologia, **257-258**
Cateter
central de inserção periférica, 293
acesso de escolha em membros
superiores, 294
cuidados de enfermagem na
manutenção do, 294
inserido em veia basílica
esquerda, *293*
locais de posicionamento de ponto
de, *295*
migração da ponta do, 294
sucesso na inserção, 294
vantagens e desvantagens do, **294**
de alto fluxo, 308
inserção pela distância ombro-umbigo,
verificar, 250
nasal de baixo fluxo, 308
Cateterismo umbilical, 250
Cefalematoma, **343**
Céfalo-hematoma, **22**
Choque
neonatal, 177
classificação fisiopatológica, 177
diagnóstico, 178
drogas vasoativas, 178, **179**
tipos, 177
séptico, 178
Ciclo sono-vigília, *75*
Cintilografia gastroesofágica, 238
Cirurgia vitreoretiniana, 247
Cisto broncogênico, 232

Citomegalovirose congênita, 140
diagnóstico, 141
precauções, 141
quadro clínico, 140
rastreamento, 141
recomendações de aleitamento
materno, 141
sorologia, 141
transmissão, 140
tratamento, 141
Citrato de fentanil, 263
CIVD, 209
Classificação de Papile, 85
Clearance de creatinina estimado, 243
Cloreto de cálcio a 10%, **229**
Coagulação, fases de, 205
Coagulograma, valores em RN
a termo no primeiro mês de vida, **274**
pré-termo no primeiro mês de vida, **274**
CoAo, quadro clínico, RX, manejo, **175**
Coeficiente de mortalidade infantil, 3
Coleções serossanguinolentas, 343
Comunicação entre pais e equipes, **302**
Concentrado
de glóbulos vermelhos, 213
de hemáceas lavadas, 213
Conflitos familiares, **302**
Constante de tempo, 109
Contactantes, vacinação de, 289
Contato pele a pele, 323
benefícios do, 26
condição essencial para realização do, 26
facilitadores para, 26
precoce, 25
recém-nascidos elegíveis para, 26
Contenção leve, 263
Convulsão neonatal, 79
crises refratárias aos anticonvulsivantes, 83
diagnóstico e investigação etiológica, 79
etiologia, 79
tratamento, 80
Cordão umbilical, clampeamento do, 15
Corticoides utilizados em neonatologia, **260**

Corticosteroide
    compatível e possivelmente compatível
       com amamentação, **52**
    perigoso e possivelmente perigoso
       durante a amamentação, **52**
COVID-19, recomendações assistenciais ao
    RN, 163
    internação, alojamento conjunto, 164
    internação, unidade neonatal, 165
CPAP
    desmame do, 111
    falha de retirada do, critérios de, 111
Creatinina sérica em RN e a termo e pré-
    termo, valores normais de, **242**
CRIES, avaliação pós-operatória, **262**
Crioprecipitado, 214
Crioterapia, 247
Crise(s)
    convulsiva(s)
       estados patológicos em RN
          considerados de alto risco para, **80**
       neonatais, 79
       no período neonatal, causas, **79**
    epilépticas, 75
       evidenciadas pela elevação das
          amplitudes mínimas e máximas ao
          AEEG, 76
    refratárias aos anticonvulsivantes,
       sugestão de tratamento e investigação
       para, 83
Critérios NICHD, revisão com base nas
    concentrações de O_2, **118**
Cuidado(s)
    de fim de vida em unidade de terapia
       intensiva neonatal, 321
    paliativos
       em unidade de terapia intensiva
          neonatal, 321
       neonatais, indicações, **322**
       objetivos, 323
       pais em, 322
       pediátricos, 321
       perinatais, 322
Cuidadores, vacinas em, 289
Curva do INTERGROWTH, 159

D

Defeito da parede abdominal, 234
Deficiência
    congênita dos fatores de coagulação, 209
    de G6PD, 220
    dos fatores de coagulação dependentes de
       vitamina K, 208
Déficit de água, 37
Dexmedetomidina, 264
Dextrose gel 40%, 32
Diazóxido, 31
Dipirona, 263, 324
Disfunção
    diastólica, 178
    sistólica, 178
Displasia broncopulmonar, **102**
Distúrbio(s)
    do equilíbrio ácido-base
       acidose metabólica, 38
       acidose respiratória, 40
       alcalose metabólica, 39
       alcalose respiratória, 40
    respiratório no período neonatal, 95
       boletim de Silverman Andersen, 95
       diagnóstico diferencial, **96**
       displasia broncopulmonar, **102**
       hemorragia pulmonar, **98**
       hipertensão pulmonar persistente
          neonatal, **98**
       pneumonia congênita, **99**
       síndrome de aspiração meconial, **97**
       síndrome de escape de ar, **100-101**
       síndrome do desconforto
          respiratório, **96**
       taquipneia transitória do recém-
          nascido, **97**
Diuréticos utilizados em neonatalogia, **259**
Doença(s)
    do refluxo gastroesofágico no período
       neonatal, 237
    diagnóstico, 237
    fatores de risco, 237
    manifestações clínicas, 237

medidas farmacológicas, 238
  tratamento, 238
  tratamento cirúrgico, 239
hemorrágica do RN, 208, **208**
maternas, repercussões fetais e neonatais
  de, 11
  distúrbios da tireoide, 12
  hipertensão arterial, 11
  lúpus eritematoso sistêmico, 13
  recém-nascido de mãe diabética, 12
metabólica óssea, 227
  fatores de risco, 227
  marcadores séricos, 227
  profilaxia e tratamento, 228
  triagem e seguimento, 227
perinatal
  causada pelo Estreptococo do grupo B
    prevenção e tratamento, 123
    profilaxia antimicrobiana
      intraparto para prevenção
      da, **124**
    estratégias para prevenção, 123
  plus, 246
  pré-*plus*, 246
Dor, 261
  do recém-nascido
    analgésicos locais, 264
    analgésicos não opioides, 263
    analgésicos opioides, 263
    prevenção, 263
    tratamento, 263
  tratamento da, 323
    analgesia, 323
    medicamentoso, 323
    sedação, 324
Drenagem
  do tórax, 253
  postural, 306
Droga(s)
  de abuso, 55
    tempo recomendado de interrupção
    da amamentação e, **55**
  respiratórias utilizadas em
    neonatologia, **260**

utilizadas em neontologia, 255
  antimicrobianos, **255-257**
  cardiovasculares, **257-258**
  corticoides, **260**
  duréticos, **259**
  respiratórias, **260**
DSAV, quadro clínico, RX, ECG, manejo, **175**

E

Ecocardiografia funcional, 181
  indicações, 181
Eletroencefalograma de amplitude integrada
  avaliação do, 73
  crises epilépticas, 75
  indicações de monitoramento com, **77**
  protocolo institucional para
    monitoramento com, 76
  uso na prática clínica, 76
Eletrólito(s)
  concentrações dos, **41**
  potássio, 30
  sódio, 29
  valores normais em RN pré-termo, **275**
  valores normais em RN termo, **275**
Emissões otoacústicas, 279, 344
  evocadas, 317
EMLA, 264
Encefalopatia
  bilirrubínica, quadro clínico de acordo
    com as fases de desenvolvimento
    de, **226**
  hipóxico-isquêmica, avaliação dos
    critérios para, 66
Endoscopia digestiva alta com biópsia, 238
Enfisema
  intersticial pulmonar, **100**
  lobar congênito, 232
Enfrentamento, recursos de, **302**
Enterocolite necrosante, 137
  estadiamento clínico-radiológico, **138**
  fatores de risco, **137**
  manifestações clínicas, **137**
  prevenção, 137

GUIA DE BOLSO DE NEONATOLOGIA | ÍNDICE REMISSIVO

tratamento cirúrgico, 138
Eritropoetina recombinante humana, 200
Erros inatos do metabolismo, 38
  associados à acidose metabólica, 38
  avaliação dos, 38
Escala
  de Sarnat e Sarnat, **67**
  NIPS, **262**
Escore
  CRIB II, 283
    sexo feminino, **284**
    sexo masculino, **283**
  de Finnegan modificado, 266
  de KOO, 228
  de maturidade, 9
  de Rodwell, 130, 131
  SNAPPE II, 285, 286
    correlação com a mortalidade, **286**
Espaço morto fisiológico, 109
Espectroscopia de infravermelho, 89
Esquema DART (*Dexamethasone: A
  Randomized Trial*), 119
Estimulação
  precoce, 311
  sensorial, 312
  vestibular, 313
Estreptococo
  do grupo B, 123
    algoritmo para pesquisa da
      colonização pelo, *125*
Exsanguineotransfusão, 224, 251
  parcial, fórmula para cálculo, 203

F

Fármaco(s)
  para tratamento de enxaqueca
    compatível e possivelmente
      compatível com amamentação, **52**
    perigoso e possivelmente perigoso
      durante a amamentação, **52**
  que estimulam a produção de leite, 54
Febre amarela, vacina contra, 288

Fenitoína no tratamento das crises
  convulsivas, 80
Fenobarbital no tratamento das crises
  convulsivas, 80
Fentanil, 324
Fim de vida da crança, cuidados com os pais
  e com os familiares no, 325
Fisioterapia
  motora em neonatologia, 311
  respiratória na UTI neonatal, 305
Fístula traqueoesofágica, 234
Fluxo, 110
  expiratório, 305
Fluxo/débito, cálculo, 184
Fonoaudiólogo na unidade neonatal, 317
Fórmula(s)
  comuns em 100 mL, composição
    nutricional de, **48-49**
  de Winter's, 38
  infantis, composição de cálcio e fósforo
    em, **229**
  láctea, indicações, 47
Fosfatase alcalina, 227
Fosfato ácido de potássio, **229**
Fósforo
  orgânico, **229**
  sérico, 227
Fototerapia, 221, 224
  cuidados durante o uso de, 224
  maximizar a, 224
Fração
  inspirada de oxigênio, 110
  tecidual de extração de oxigênio,
    fórmula, 90
Fraturas, **23**
Frênulo lingual
  avaliação do, 347
  relação entre as características e as
    funções de sucção e deglutição em
    bebês, *347*
Frequência respiratória, 110
Fundo de olho
  divisão esquemática do, 245
  exame, 336

Fundoplicatura, 239
G
G6PD, deficiência de, 220
Galactogogos, 54
Gamaglobulina intravenosa, 225
Gastrosquise, **234**
Gemido expiratório, **95**
Gestação, 322
Gestante(s)
    com hepatite C, 153
    e puérperas, vacinação em, 289
Glicemia capilar, controle, 45
Glicosúria, 32
Glucagon, 31
Gluconato de cálcio a 10%, **229**
Gráfico de Fenton para o seguimento do
    crescimento prematuro
    meninas, *8*
    meninos, *7*
Grupos de pais, 302

H

Haemophilus influenzae tipo B, 288
Hematoma, **21**
Hemivértebras, 233
Hemoderivado(s)
    indicações, 213
    irradiados, 213
Hemoglobina, concentração
    no primeiro dia de vida de acordo com a
      idade gestacional, *194*
    nos RNPT de 29 a 34 semanas, *194*
    nos RNPT de 35 a 42 semanas, *195*
Hemorragia
    intracraniana, 85
      após uso de surfactante, 104
    peri-intraventricular, 85
      classificação e prognóstico da, **85**
      complicações comuns, 86
      seguimento por exame de imagem da
        população de risco de acordo com
        o peso de nascimento, **86**
    pulmonar, **98**

subgaleal, **22**
Hemostasia, valores normais e coagulação no
    período neonatal, **207**
Hepatite
    B, 151
      conduta, 152
      crônica, 151
      diagnóstico, 152
      manifestação clínica, 152
      vacina contra, 287
    C, 153
      conduta, 153
      gestantes com, 153
Hérnia diafragmática, 231
    gravidade, 232
Herpes simples, 142
    diagnóstico, 143
    prevenção, 143
    quadro clínico, 142
    tratamento, 143
Hidratação no décimo dia de vida,
    esquema, **30**
Hidrato de cloral, 265
Hipercalcemia, 33
    etiologias, 33
    quadro clínico, 33
    tratamento, 33
Hipercalemia, 34
    tratamento, **34**
Hiperfosfatemia, 37
Hiperglicemia neonatal, 324
Hiperinsuflação manual, 306
Hipermagnesemia, 35
Hipernatremia, 36
    complicações, 37
    fatores de risco, 36
    tratamento, 37
Hipertensão
    arterial materna
      manifestações tardias, 11
      repercussões fetais e neonatais, 11
    pulmonar persistente neonatal, **98**, 169
      diagnóstico, 169
      manejo, 170, *171*

GUIA DE BOLSO DE NEONATOLOGIA | ÍNDICE REMISSIVO

tratamento, 170
pulmonar por persistência do padrão
fetal, 169
Hipertireoidismo
central neonatal, 13
repercussões fetais e neonatais, 13
Hipertrofia do septo ventricular, 12
Hipocalcemia, 12, 32
manifestações clínicas, 33
Hipocalemia, 34
tratamento, 35
Hipofosfatemia, 37
Hipoglicemia, 12
neonatal, 30, 340
recém-nascidos assintomáticos, 30
tratamento, *31*
recém-nascidos sintomáticos, 31
persistente, 31
Hipomagnesemia, 12, 35
Hiponatremia, 36
no recém-nascido, diagnóstico diferencial
de, 36
Hipotermia
neuroprotetora
para recém-nascidos com
encefalopatia hipóxico isquêmica,
65
indicações de suspensão do
protocolo de hipotermia
terapêutica, 70
período do reaquecimento, 70
possíveis intercorrências, 69
seleção dos pacientes na sala de
parto elegíveis para avaliação,
66
terapêutica
fluxograma para indicação de, *67*
indicações de suspensão do protocolo
de, 70
sugestão para coleta de exames
laboratoriais, **68**
Hipotireoidismo
neonatal, 13
repercussões fetais e neonatais, 12

Hipovolemia
por diminuição do retorno venoso, 178
real, 178
HIV, 147
criança exposta conforme idade
gestacional e risco de exposição,
antirretroviral na profilaxia de, **148**
cuidados na sala de parto e no pós-parto
imediato, 147
exposição ao, classificação de risco
de, **148**
infecções pelo, 147
RN exposto ao, profilaxia antirretroviral
no, 148
seguimento laboratorial da criança
exposta, 149
Hormônios tireoidianos
valores de normalidade de T4 livre para
termos, **277**
valores de normalidade de T4 livre para
pré-termos, **276**
valores de normalidade de TSH e T4 total
para RN termos, **276**
Humanização, 297
na unidade neonatal, 297
sala de parto, 25

I

Ibuprofeno, 188
Icterícia
causada por baixa ingesta na
amamentação, 219
do leite materno, 219
fisiológica, 219
neonatal, 219, 341
causas mais frequentes, 219
exame físico, 221
indicação de fototerapia, 221
tratamento, 221
por doença Rh, 220
tardia do leite materno, 219
triagem, 221
Idade gestacional, 3

avaliação da, 4
Impedância intraluminal esofágica associada à pHmetria, 238
Imunoglobulina, 214
   humana antitetânica, 288
   humana antivaricela zoster, 288
Incompatibilidade ABO, 220
Incubadora
   protocolo de umidificação em, 57
   umidificação da, 29
Índice prognóstico em UTI neonatal, 283
   escore SAPPE II, 285, 286
   escore CRIB II, 283
Indometacina, 188
Infecção(ões)
   congênitas, 139
      citomegalovirose congênita, 140
      rubéola congênita, 139
      sífilis congênita, 143
      toxoplasmose congênita, 141
      varicela-zóster, 139
   fúngica invasiva, 135
   pelo novo coronavírus, 163
   pelo vírus sincicial respiratório
      prevenção da, 157
   virais, 134
Influenza, vacina contra, 288
Inibidor
   COX, 188
   da bomba de prótons, 238
Insuficiência
   renal aguda, 241
      critérios KDIGO-2012, **241**
   neonatal, 241
Intubação traqueal, 16
Íons hidrogênio, perdas de, 40
Isoimunização RH, 225

J

Janelas ecocardiográficas, 181
   apical 4, 183
   paraesternal eixos curto e longo, 182
   subcostal, 184
   supraesternal, 183

K

Kernicterus, 225

L

Lacerações, **21**
Lactobacillus, 136
Lactoferrina, 136
Laser, 247
Leite materno, aditivos para, **229**
Lesão(ões)
   da face, **22**
   de partes moles, **21**
   extracranianas, **22**
   intra-abdominais, **23**
   intracranianas, **22**
   neurológicas, **23**
   renal, 241
Leucócitos, contagem e diferencial durante as primeiras semanas de vida, **274**
Leucomalácia periventricular, classificação por método ultrassonográfico, **86**
Levetiracetam no tratamento das crises convulsivas, 81
Lidocaína, 264, 324
   no tratamento das crises convulsivas, 82
      protocolo sugerido de infusão de, **82**
Língua presa, 346
Líquido cefalorraquidiano, valores normais em termos e prematuros, **276, 277**
LISA, 104
Lúpus
   eritematoso sistêmico materno, repercussões fetais e neonatais, 13
   neonatais, 13
Luto
   pelo bebê idealizado, 301
   processos na UTI neonatal, 301

M

Macrossomia, 12
Malformação(ões)
   adenomatoide cística, 232

adenomatosa cística e sequestro
pulmonar, diferenças entre, **232**
das vias aéreas pulmonares
congênitas, 232
de membros, 234
pulmonares, 232
Manifestações congênitas, 12
Manipulação mínima, 87
Massagem
cardíaca, 16
coordenada à ventilação, 17
terapêutica, 313, 323
Maturação neuromuscular, 4
Maturidade
escore de, 9, **10**
física, **9**
Medida ao nascimento, padrão internacional
meninas, 6
meninos, 5
Meningite
bacteriana, **134**
tratamento com antibióticos intravenosos,
recomendação de, **127**
Meningocócicas B, vacinas, 288
Metadona, 264
Metapneumovírus, 157
Metilxantinas, 108
Método Canguru, 263, 297, 323
etapas, **298**
Microcefalia, 159
diagnóstico, 159
recém-nascido com, investigação inicial,
159
severa, 159
Midazolam, 265
no tratamento das crises convulsivas, 82
Mielomeningocele, 235
Miocardiopatia hipertrófica, 12
MIST, 104
Morfina, 263, 324
Mortalidade
infantil, coeficiente de, 3
neonatal
precoce, 3

tardia, 3
pós-neonatal, 3
Movimentos de extremidades, facilitação
de, 313

N

Naloxone, 18
Nascido vivo, 3
Natimorto, 3
Near Infrared Spectroscopy, monitor de,
representação, 89
Neonato
sistema respiratório do, características
anatômicas e funcionais do, **110**
ventilação mecânica no, 109
Neonatologia
drogas utilizadas em, 255
fisioterapia motora em, 311
procedimentos em, 249
ventilação mecânica em, 109
Neutrofilia, **131**
Neutropenia, **131,** 212
avaliação, 212
causas, 212
NIRS (*Near Infrared Spectroscopy*), uso em
neonatalogia, 89
algoritmo de ação, 91, *91*
indicações de monitoramento, **91**
sítios de monitoramento, 90
valores de referência, 90
Novo escore de Ballard, 4
Novo método de Ballard, **9**
Nutrição parenteral prolongada, 43
complicações relacionadas com os
nutrientes, 45
controle de glicemia capilar, 45
indicações absolutas, 43
manejo nutricional, 43
necessidades hídricas, 43
suspensão, momento ideal para, 45
Nutrientes, fatores de correlação de
alguns, **45**

O

Óbito
em UTI neonatal, acolhimento ao, 326
fetal, 3
Octreotide, 31
Onfalocele, **234**
Opioide em neonatos, abordagem da rotação de, **264**
Óxido nítrico inalatório, 169
Oxigenoterapia, 308
sistemas para, classificação dos, 308
Oximetria de pulso, 16
Oxy-hoods, 308

P

Palivizumabe, 120
administração e dose, 157
indicações, 157
Paracetamol, 188, 263, 324
Parainfluenza, 157
Parentalidade, construção de, 301
Patologias cirúrgicas no período neonatal, 231
anomalia anorretal, 233
atresia de esôfago, 232
hérnia diafragmática, 231
malformações pulmonares, 232
mielomeningocele, 235
VACTER(L), 233
Pé torto congênito, 343
PEATE, 344
Percussões torácicas, 306
Perda
auditiva na infância, indicadores de risco associados à, **281**
hídrica insensível, 29
fatores que aumentam, 29
fatores que diminuem, 29
Pericardiocentese, 251
Período neonatal, distúrbios respiratórios no, 95
Persistência do canal arterial (PCA), 187
com repercussão, 187
diagnóstico, 187

fatores de risco, 188
quadro clínico, 187
sinais com repercussão hemodinâmica, 184
tratamento, 188
cirúrgico, 188
famacológico, 188
Peso de nascimento, 3
Petéquias, **21**
PIPP (Perfil de dor do prematuro), **262**
Plaquetas, 213
valores durante as duas primeiras semanas de vida, **274**
Plasma fresco congelado, 213
volume para deficiência do fator IX, cálculo, 214
Pneumocystis jiroveci, pneumonia por, profilaxia primária para, 149
Pneumomediastino, **101**
Pneumonia
congênita, **99**
por *Pneumocystis jiroveci,* profilaxia primária para a, 149
Pneumopericárdio, **101**
Pneumotórax, **100**
Policitemia
causas, *201*
neonatal, 201
diagnóstico, 201
quadro clínico, 201
tratamento, 202
sintomas na, **202**
Polidrâmnio, 234
Poliomielite, 288
Política
de Atenção Humanizada ao Recém-Nascido de Baixo Peso, 297
Nacional de Humanização, 297
Posição
Canguru, 298
ereta, aumento do tempo da, 314
prono, promoção da, 314
supino, promoção da, 314
Potássio, 30

Potencial evocado auditivo de tronco
encefálico, 279, 344
Prematuro
acompanhamento nos primeiros 6 anos
de vida, **337**
critérios e preparo de alta do, 331
vacinação do, 287
Pressão
expiratória, 110
inspiratória, 110
média de vias respiratórias, 111
positiva nas vias aéreas, 307
sistólica da AP, estimativa da, 184
Probióticos, 136
Procedimentos em neonatologia, 249
cateterismo umbilical, 250
drenagem do tórax, 253
exsanguineotransfusão, 251
pericardiocentese, 251
punção arterial, 249
punção de Marfan, 251
punção liquórica, 252
punção pleural, 253
punção suprapúbica, 253
punção venosa periférica em dorso da
mão, 249
Profilaxia
do VSR, 287
intraparto
de gestantes em trabalho de parto,
algoritmo, *125*
para gestantes com rotura prematura
de membranas, uso de, *125*
Profissionais de saúde, vacinas em, 289
Programa de Reanimação Neonatal, 15
Protocolo
de hipotermia terapêutica, indicações de
suspensão do, 70
de manipulação mínima na UTI
neonatal, 87
cuidados, 87
indicação e contraindicação, 87
de seguimento ambulatorial do
prematuro, 333

como utilizar, 333
crescimento, 334
exames complementares, 336
frequência das consultas, 333
idade corrigida × idade cronológica, 333
neurodesenvolvimento, 334
nutrição, 335
suplementação de vitaminas, 335
vacinação, 336
de surfactante em respiração
espontânea, 104
critérios de indicação e de exclusão, 104
exames, 105
indicação de intubação, 104
método, 104
de triagem auditiva neonatal, **345**
de umidificação em incubadora, 57
de uso do antifúngico profilático, 135
fatores de risco, 135
patogenicidade, 135
sugestão de, 136
institucional para monitoramento com
AEEG, 76
Psicologia na UTI neonatal, 301
Punção
arterial, 249
de Marfan, 251
liquórica, 252
pleural, 253
suprapúbica, 253
venosa periférica em dorso da mão, 249

Q

Quadril, displasia do desenvolvimento do, 342
Qualidade de vida, 325

R

Radiografia EED, 237
Reanimação
neonatal, 15
aspectos éticos da assistência ao RN
na sala de parto, 18
avaliação do RN, 15

boletim de Apgar, 20
clampeamento do cordão umbilical, 15
conduta no RN com líquido
    meconial, 16
em sala de parto, *19*
    medicações para, **20**
intubação traqueal, 16
manutenção da temperatura
    corporal, 15
massagem cardíaca, 16
medicações, 17
oxigênio na ventilação, 16
transporte do recém-nascido pré-
    termo da sala de parto para a
    unidade neonatal, 17
ventilação, 16
prolongada, quando interromper, 18
Recém-nascido
adequado para idade gestacional, 4
classificação do, 3
com líquido meconial, conduta, 16
COVID-19, recomendações ao, 163
de mãe com suspeita ou COVID-19
    confirmado, normas de atendimento
    ao, *164*
de mãe diabética, repercussões fetais e
    neonatais, 12
elegíveis para o contato pele a pele, 26
exposto ao HIV, profilaxia antirretroviral
    no, 148
filho de mãe com sífilis congênita,
    fluxograma de investigação e
    tratamento no, *145*
grande para idade gestacional, 4
hospitalizado, vacinas em, 289
na sala de parto, aspectos éticos da
    assistência ao, 18
pequeno para idade gestacional, 4
    assimétrico, 4
    simétrico, 4
pós-termo, 3
prematuro, necessidades de nutrientes
    no, **48**
pré-termo, 3

proteínas e frações eletroforéticas em, **275**
sedação no, 265
síndromes hemorrágicas do, 205
    etiologias, 208
    roteiro diagnóstico, 205
sintomático ou com suspeita de sepse,
    conduta no, 133
termo, 3
valores de neutrófilos em, **131**
ventilação mecânica convencional, 112
Reexpansão pulmonar, 306
    contraindicações, 307
    indicações, 306
    posicionamento, 307
Refluxo gastroesofágico, 237
Relação inspiração-expiração, 110
Relaxante muscular
    compatível e possivelmente compatível
        com amamentação, **52**
    perigoso e possivelmente perigoso
        durante a amamentação, **52**
Retina imadura, 246, 247
Retinopatia da prematuridade, 245
    agressiva, 246
    classificação, 245, **246**
    diagnóstico, 246
    fatores de risco, 245
    prevenção, 247
    prognóstico, 246
    tratamento, 247
Retração
    intercostal, **95**
    xifoide, 95
Rinovírus, 157, 288
Rubéola congênita, 139

S

Sacarose, 323
Sala de parto, humanização na, 25
Sangramento no neonato, relação sobre o uso
    de medicamentos pela mãe e, **206**
Sangue total, 213
Sars-CoV-2, 163

Saturação regional cerebral
faixa de normalidade para o período neonatal, 90
zonas alvo dos valores de referência de, *90*
Sedação no recém-nascido, 265
Sensibilidade, 111
Sepse
neonatal, 129
coleta de exames com 24 horas de vida, indicações de, 130
conduta em RN > 34 semanas, com risco infeccioso associado, *132*
diagnóstico, 130
etiologia, **130**
exames laboratoriais,130
fatores de risco, 129
manifestações clínicas, 130
precoce, 132
tardia, 133
tratamento, 132
precoce
fatores de riscos para, 341
em bebês nascidos com ≥ 35 semanas de gestação, algoritmo de risco de, *126*
Sequestro brocopulmonar, 232
Série vermelha, valores normais em recém-nascidos, **273**
SHCE, quadro clínico, ECG, manejo, **175**
Sífilis
congênita, 143
diagnóstico e tratamento, 144
criança com, fluxograma para avaliação e manejo da, *144*
fluxograma de investigação e tratamento de recém-nascido filho de mãe com, *145*
precoce, **143**
tardia, manifestações da, **143**
criança exposta a, fluxograma para avaliação e manejo da, *144*
Síndrome(s)
congênita por zika vírus, notificação, 160
de abstinência neonatal, 265

algoritmo de tratamento, 266, *268*
amamentação materna, 267
sedativos no manejo da, 266
fisiopatologia, 265
monitorização, 266
sintomas, 266
de aspiração meconial, **97**
de escape de ar, **100-101**
do desconforto respiratório, 12, **96**
hemorrágicas do recém-nascido, 205
neonatal comportamental, 265
Sistema de codificação da atividade facial neonatal, **261**
Sódio, 29, 30
Soluções manipuladas de cálcio e fósforo, composição das, **229**
Somatostatina, 31
Sopros cardíacos, 346
Streptococcus
agalactiae, 123
do grupo B, 342
prevenção de infecção neonatal pelo, algoritmo, **342**
Sufarctante, protocolo do uso em respiração espontânea, 104
Suporte familiar, **302**
Surfactante
exógena, uso de, 103
tipos, **104**

T

T4f, quadro clínico, RX, manejo, **174**
Taquipneia
compensatória, 38
transitória, 12
transitória do recém-nascido, **97**
Temperatura corporal, manutenção da, 15
Tempo
expiratório, 110
inspiratório, 110
Terapia
com ferro, 200
expiratória manual passiva, 307

Teste
    da linguinha, 317, 346, 347
    da orelhinha, 160, 279, *280,* 317
    de Apt e Downey, 208
    de coagulação no décimo dia de vida de
        RNPT extremos, **207**
    de Coombs, 193
    do coraçãozinho, 345
    do pezinho, 38
TGA, quadro clínico, RX, manejo, **174**
Tocotraumatismo, 21
    classificação quanto à gravidade, **21**
    fraturas, **23**
    lesão(ões)
        de partes moles, **21**
        extracranianas, **22**
        intra-abdominais, **23**
        intracranianas, **22**
        neurológicas, **23**
Toxoplasma gondii, 141
Toxoplasmose congênita, 141
    diagnóstico, 142
    quadro clínico, 141
    tratamento, 142
Track care, 306
Tramadol, 264, 324
Transfusão
    para RNT, critérios de, **196**
    plaquetária, indicações, **213**
    sanguínea, 193
    em RNPT, critérios, **199**
Transporte do recém-nascido pré-termo da
    sala de parto à unidade neonatal, 17
Triagem
    auditiva neonatal, 279, 344
        emissões otoacústicas, 279
        potencial evocado auditivo de tronco
            encefálico, 279
        procedimentos, 279
        protocolo, 280
    cardíaca, 345
    oftalmológica, 345
Tríplice bacteriana, 288
Trombocitopenia, 209

aloimune, 210
autoimune, 210
fetal e neonatal, **210**
Trombose, 211
Tuberculose, 155
    bacilífera, critérios quando mãe com, **155**
    diagnóstico, 155
    no recém-nascido, 155
Tuberculostático
    compatível e possivelmente compatível a
        amamentação, **54**
    perigoso e possivelmente perigoso
        durante amamentação, **54**

U

Ultrassom
    quantitativo, 228
    transfontanela, 336
Umidificação
    em incubadora, protocolo de, 57
    recomendação de acordo com a idade
        gestacional e o tempo de vida, **58**
Unidade
    neonatal
        fonoaudiólogo na, 317
        humanização na, 297
USG esofagogástrica, 238
UTI neonatal
    cuidados paliativos e de fim de vida em,
        321
    fisioterapia respiratória na, 305
    índice prognóstico em, 283
    óbito em, acolhimento ao, 326
    protocolo de manipulação mínima na, 87
    psicologia na, 301
        intervenções psicológicas, **302**

V

Vacina
    BCG ID, 287
    contra a hepatite B, 287
    contra influenza, 288
    contra o *Haemophilus influenzae* tipo B, 288

contra o rotavírus, 288
contra poliomielite, 288
meningocócicas B, 288
pneumocócica conjugada, 288
tríplice bacteriana, 288
Vacinação
aleitamento materno e, 289
de contactantes, 289
do prematuro, 287-289
condições especiais, 288
do prematuro, 336
VACTER(L), 233
Valor(es)
de neutrófilos em recém-nascidos, **131**
de referência
de saturação regional cerebral, zonas
alvo dos, 90
para testes de coagulação em RNPT
saudáveis, **206**
para testes de coagulação no feto e
RNT, **207**
hematológicos normais em RNT e PT no
primeiro dia de vida, **193**
laboratoriais
amônia, **276**
bioquímica, 275
coagulograma, **274**
eritrócito, 273
hormônios tireoidianos, **276**
LCR em termos e prematuros, **277**
leucócitos, **274**
líquido ceralorraquidiano, **276**
plaquetas, **274**
proteínas totais e frações, **275**
normais de creatinina sérica em RN a
termo e pré-termo, **242**
Varicela
materna no primeiro e no segundo
semestre, 139
no periparto, 140
Varicela-zóster, 139
Vasodilatação, 177
Vasopressores, 18
Velocidade de infusão de glicose, fórmula
para o cálculo, 32

Ventilação
a pressão e a volume, comparação, 113
alveolar, 109
assincrônica, 112
assistida, 113
controlada, 112
neuralmente ajustada, 113
com pressão de suporte, 113
de alta frequência, 114
parâmetros ventilatórios na, 114
mandatória intermitente, 112
mecânica
em neonatologia, 109
fisiologia da ventilação
pulmonar, 109
parâmetros de ajustes no
ventilador, 110
ventilação mecânica no
neonato, 109
ventilação não invasiva, 111
invasiva, 309
não invasiva, 309
no neonato, 109
não invasiva, 111
pressão controlada, 112
pulmonar, fisiologia da, 109
sincronizada, 112
sincronizada mandatória e intermitente, 112
volume alvo, 113
Vértebra
em borboleta, 233
em cunha, 233
Vibração, 306
Vínculo mãe-bebê, 297
Vírus
influenza A e B, 157
sincicial respiratório, profilaxia para, 120
Visitas multiprofissionais, 302
Volemia, estimada pela VCI, 184
Volume
corrente, 109
de reserva expiratório, 109
de reserva inspiratório, 109
minuto, 109

Z
Zika vírus, 159
Zona
cinzenta, 18
de Kramer, correlação de níveis de
bilirrubina sérica de acordo com
as, **221**